これで完璧！
看護国試
必修
完全攻略集

看護国試専門予備校
さわ研究所編

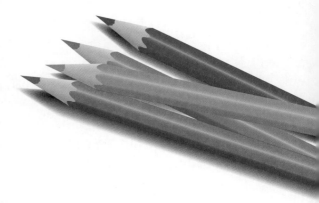

啓明書房

目次 & 出題基準 252 項目一覧

※各項目下段の赤数字は出題された回、🐾マークは未出題をあらわします。

第 93 回から第 112 回までの必修過去問題を掲載したさわ研究所の『看護師国家試験必修過去問全問解説集（通称：青本）』が発売中です。詳細はさわ研究所ホームページをご覧ください。

🐾 本書の特色・利用方法 🐾

本書は令和4年（2022年）3月に改定された、看護師国家試験「必修問題」の出題基準に基づいて作成しています。

ポイントを押えた簡潔な文章と図表を多数使って、誌面講義のスタイルで解説を進めています。読むだけで、問題の解答と理解、知識の修得につながります。また、必修問題が導入された第93回から最新第112回までの出題を分析。出題基準に対応した過去問題を精選して、各項目の解説内に掲載しました。

必修問題の出題基準は252項目。令和4年の改定により、旧項目と新項目の入れ替え、項目の統合・分割が行われ、全体の項目数としては減少（17項目）しました。

出題基準の見直しは今回を含めて過去4回行われていますが、継続して取り上げられている項目の中には一度も出題されたことのない項目がある一方で、何度も出題された項目があります。看護師を目指す受験生たちに必ず修めて欲しい知識が「必修」ですが、頻繁に出題される項目は特に修めて欲しい知識であるとも言えます。

正答率8割以上に設定されている必修問題は、「受験生のほとんどが8割以上正答できるやさしい問題」と考える方がいます。それは誤りで、決してやさしい問題ということではなく、先にも書きましたとおり必ず修めて欲しい知識を問うのが必修問題です。

プール制（過去の問題を繰り返し出題）を取り入れる看護師国家試験では、頻繁に出題される項目を知り、過去問を解くことは勉強をする上でとても大切なことです。

予選（必修問題）をクリアしなければ決勝（一般・状況設定問題）を評価されない看護師国家試験。その先にある優勝（合格）へ、本書を活用されたみなさんが到達できることを心から願っております。

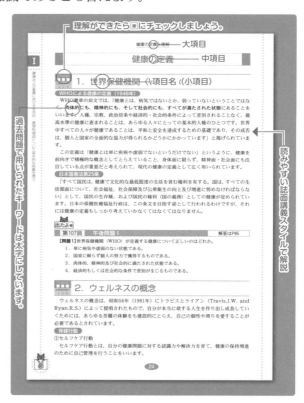

ページ下の 🐾 ✌️ 🖐️ コーナー

「今日の勉強はもうやめようかな」と思ったとき、心の中で🐾 ✌️ 🖐️のいずれかを思い浮かべてみて下さい。本を閉じて、パッと開いたページに勝ったら今日の勉強はそこまで。負けたらもう1問やってから終わりましょう。🐱は当たり。**Good Luck！** 🐱

第112回必修問題一覧

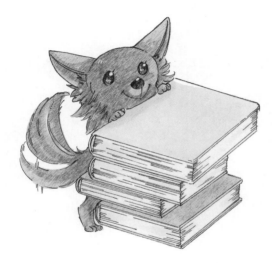

◎第112回必修問題一覧◎

【解答はP22を参照】

第93回から第112回までの必修過去問題を掲載したさわ研究所の『看護師国家試験必修過去問全問解説集（通称：青本）』が発売中です。詳細はさわ研究所ホームページをご覧ください。
〈さわ研究所ホームページアドレス https://www.sawa-kenkyujo.com/〉

午前問題

【問題１】 令和２年（2020年）の人口動態統計における妻の平均初婚年齢はどれか。
1. 19.4歳
2. 24.4歳
3. 29.4歳
4. 34.4歳

【問題２】 令和元年（2019年）の国民生活基礎調査における女性の有訴者の自覚症状で最も多いのはどれか。
1. 頭　痛
2. 肩こり
3. 体がだるい
4. 目のかすみ

【問題３】 喫煙指数（Brinkman〈ブリンクマン〉指数）を算出するために、喫煙年数のほかに必要なのはどれか。
1. 喫煙開始年齢
2. 受動喫煙年数
3. 家庭内の喫煙者数
4. １日の平均喫煙本数

【問題４】 休憩時間を除いた１週間の労働時間で、超えてはならないと労働基準法で定められているのはどれか。
1. 30時間
2. 35時間
3. 40時間
4. 45時間

[問題5] 介護保険法における要支援および要介護認定の状態区分の数はどれか。

    1．4

    2．5

    3．6

    4．7

[問題6] 緩和ケアの目標で正しいのはどれか。

    1．疾病の治癒

    2．余命の延長

    3．QOLの向上

    4．在院日数の短縮

[問題7] 運動機能の発達で3歳以降に獲得するのはどれか。

    1．階段を昇る。

    2．ひとりで立つ。

    3．ボールを蹴る。

    4．けんけん〈片足跳び〉をする。

[問題8] ハヴィガースト,R.J.が提唱する成人期の発達課題はどれか。
Havighust,R.J.

    1．経済的に自立する。

    2．身体的衰退を自覚する。

    3．正、不正の区別がつく。

    4．読み、書き、計算ができる。

[問題9] 令和2年（2020年）の衛生行政報告例における看護師の就業場所で、医療機関（病院、診療所）の次に多いのはどれか。

    1．事業所

    2．市町村

    3．保健所

    4．訪問看護ステーション

[問題10] 体性感覚はどれか。

    1．視　覚

    2．触　覚

    3．聴　覚

    4．平衡覚

[問題11] 健康な成人の白血球の中に占める割合が高いのはどれか。

1．単　球

2．好酸球

3．好中球

4．リンパ球

[問題12] 体温変化をとらえ、体温調節の指令を出すのはどれか。

1．橋

2．小　脳

3．視床下部

4．大脳皮質

[問題13] 下血がみられる疾患はどれか。

1．肝嚢胞
liver cyst

2．大腸癌
colon cancer

3．子宮体癌
uterine corpus cancer

4．腎細胞癌
renal cell carcinoma

[問題14] 糖尿病の急性合併症はどれか。
diabetes mellitus

1．足壊疽
foot gangrene

2．脳血管疾患
cerebrovascular disease

3．糖尿病網膜症
diabetic retinopathy

4．ケトアシドーシス昏睡

[問題15] メタボリックシンドロームの診断基準において男性の腹囲〈ウエスト周囲径〉で正し
metabolic syndrome
いのはどれか。

1．80cm以上

2．85cm以上

3．90cm以上

4．95cm以上

[問題16] 炎症マーカーはどれか。

1．CA19-9

2．抗核抗体

3．C反応性蛋白質〈CRP〉

4．リウマトイド因子〈RF〉

[問題17] 薬物動態で肝臓が関与するのはどれか。

1．吸 収
2．分 布
3．代 謝
4．蓄 積

[問題18] 胃から食道への逆流を防ぐために、成人が食後30分から1時間程度とるとよい体位はどれか。

1．座 位
2．仰臥位
3．右側臥位
4．半側臥位

[問題19] 全身清拭時に皮膚に触れるタオルの温度で適切なのはどれか。

1．20～22℃
2．30～32℃
3．40～42℃
4．50～52℃

[問題20] 個人防護具の脱衣手順で最初に外すのはどれか。

1．手 袋
2．ガウン
3．サージカルマスク
4．フェイスシールド

[問題21] オートクレーブによる滅菌法はどれか。

1．酸化エチレンガス滅菌
2．高圧蒸気滅菌
3．放射線滅菌
4．乾熱滅菌

[問題22] 薬物の吸収速度が最も速いのはどれか。

1．経口投与
2．筋肉内注射
3．静脈内注射
4．直腸内投与

[問題23] 室内空気下での呼吸で、成人の一般的な酸素療法の適応の基準はどれか。

1．動脈血酸素分圧 〈PaO_2〉　60Torr以上
2．動脈血酸素分圧 〈PaO_2〉　60Torr未満
3．動脈血二酸化炭素分圧 〈$PaCO_2$〉　60Torr以上
4．動脈血二酸化炭素分圧 〈$PaCO_2$〉　60Torr未満

[問題24] CO_2ナルコーシスの症状で正しいのはどれか。

1．咳　嗽
2．徐　脈
3．浮　腫
4．意識障害

[問題25] 母乳栄養の児に不足しやすいのはどれか。〈正答率99.4％〉

1．ビタミンA
2．ビタミンB
3．ビタミンC
4．ビタミンE
5．ビタミンK

午後問題

[問題1] 令和元年（2019年）の0歳男児の平均余命はどれか。

1. 78.4年
2. 81.4年
3. 84.4年
4. 87.4年

[問題2] 健康日本21（第二次）における1日の塩分摂取量の目標値で正しいのはどれか。

1. 6.0g
2. 8.0g
3. 10.0g
4. 12.0g

[問題3] 循環式浴槽の水質汚染で発症するのはどれか。

1. コレラ
   cholera
2. A型肝炎
   hepatitis A
3. レジオネラ肺炎
   legionella pneumonia
4. 後天性免疫不全症候群〈AIDS〉
   acquired immunodeficiency syndrome

[問題4] 国民健康保険に加入している自営業者（40歳）の医療費の一部負担金の割合はどれか。

1. 1 割
2. 2 割
3. 3 割
4. 4 割

[問題5] 看護師は正当な理由がなく、その業務上知り得た人の秘密を漏らしてはならないと規定している法律はどれか。

1. 刑 法
2. 医療法
3. 保健師助産師看護師法
4. 看護師等の人材確保の促進に関する法律

[問題6] 大泉門が閉鎖する時期に最も近いのはどれか。

1. 6か月
2. 1歳6か月
3. 2歳6か月
4. 3歳6か月

[問題 7] 正期産の新生児が生理的体重減少によって最低体重になるのはどれか。

1．生後 3 〜 5 日
2．生後 8 〜10日
3．生後13〜15日
4．生後18〜20日

[問題 8] エリクソンが提唱する発達理論において、学童期に達成すべき心理社会的課題はどれか。
Erikson,E.H.

1．親密　対　孤立
2．自律性　対　恥・疑惑
3．勤勉性　対　劣等感
4．自我同一性〈アイデンティティ〉の確立　対　自我同一性〈アイデンティティ〉の拡散

[問題 9] 家族成員の最少人数はどれか。

1．4　人
2．3　人
3．2　人
4．1　人

[問題10] 地域保健法に規定されている市町村保健センターの業務はどれか。

1．病気の治療
2．住民の健康診査
3．看護師免許申請の受理
4．専門的で広域的な健康課題への対応

[問題11] 副交感神経の作用で正しいのはどれか。

1．瞳孔散大
2．気管支拡張
3．心拍数の増加
4．消化液分泌の促進

[問題12] 心臓の刺激伝導系で最初の興奮部位はどれか。

1．洞房結節
2．房室結節
3．His〈ヒス〉束
4．Purkinje〈プルキンエ〉線維

[問題13] 成人の正常な赤血球の説明で正しいのはどれか。

1．球状の細胞である。
2．腎臓で破壊される。
3．寿命は約60日である。
4．酸素の輸送を担っている。

[問題14] チアノーゼとは（　）の絶対量が増加して 5 g/dL 以上になり、皮膚や粘膜が紫から青紫色を示す状態のことをいう。

（　）に入るのはどれか。

1．ビリルビン
2．ヘモグロビン
3．ヘモグロビンA1c〈HbA1c〉
4．脱酸素化ヘモグロビン〈還元ヘモグロビン〉

[問題15] 飛沫感染するのはどれか。

1．疥　癬
　　scabies
2．破傷風
　　tetanus
3．デング熱
　　dengue fever
4．インフルエンザ
　　influenza

[問題16] モルヒネの副作用（有害事象）はどれか。

1．出　血
2．難　聴
3．便　秘
4．骨髄抑制

[問題17] 上腕動脈で行う聴診法による血圧測定で適切なのはどれか。

1．成人では 9〜10cm 幅のマンシェットを用いる。
2．マンシェットの下端と肘窩が重なるように巻く。
3．マンシェットの装着部位と心臓が同じ高さになるようにする。
4．マンシェットと腕の間に指が3、4本入る程度の強さで巻く。

[問題18] グリセリン浣腸を準備する際の浣腸液の温度で適切なのはどれか。

1．20℃
2．30℃
3．40℃
4．50℃

[問題19] 不活動状態が持続することで生じるのはどれか。

1．廃用症候群
　　disuse syndrome
2．緊張病症候群
　　catatonia syndrome
3．慢性疲労症候群
　　chronic fatigue syndrome
4．シックハウス症候群
　　sick house syndrome

[問題20] 入浴の援助で正しいのはどれか。

1．入浴前後は水分制限をする。
2．入浴時の湯温は45℃とする。
3．脱衣室と浴室の温度差を小さくする。
4．浴室に入り、始めに浴槽に浸かるように促す。

[問題21] 成人の気道の異物除去を目的とするのはどれか。

1．胸骨圧迫
2．人工呼吸
3．頭部後屈顎先挙上法
4．腹部圧迫法〈Heimlich〈ハイムリック〉法〉

[問題22] 看護師が行う処置で滅菌手袋を使用すべきなのはどれか。

1．筋肉内注射
2．口腔内吸引
3．ストーマパウチの交換
4．尿道カテーテルの挿入

[問題23] 静脈血採血の穿刺時の皮膚に対する針の適切な刺入角度はどれか。

1．15〜20度
2．35〜40度
3．55〜60度
4．75〜80度

[問題24] 成人の一次救命処置〈BLS〉における胸骨圧迫の速さ（回数）で正しいのはどれか。

1．　40〜　60回/分
2．　70〜　90回/分
3．100〜120回/分
4．130〜150回/分

[問題25] 腹部前面を図に示す。

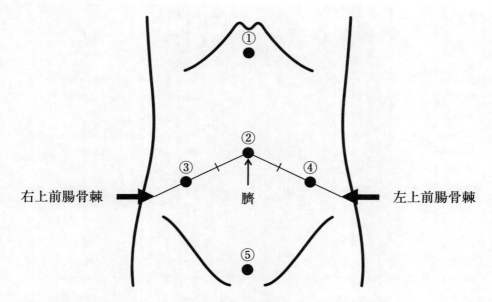

McBurney 〈マックバーニー〉 圧痛点はどれか。

1. ①
2. ②
3. ③
4. ④
5. ⑤

第 112 回　必修問題正解一覧

〈午前問題〉

問題1	3	問題14	4
問題2	2	問題15	2
問題3	4	問題16	3
問題4	3	問題17	3
問題5	4	問題18	1
問題6	3	問題19	3
問題7	4	問題20	1
問題8	1	問題21	2
問題9	4	問題22	3
問題10	2	問題23	2
問題11	3	問題24	4
問題12	3	問題25	5
問題13	2		

〈午後問題〉

問題1	2	問題14	4
問題2	2	問題15	4
問題3	3	問題16	3
問題4	3	問題17	3
問題5	3	問題18	3
問題6	2	問題19	1
問題7	1	問題20	3
問題8	3	問題21	4
問題9	3	問題22	4
問題10	2	問題23	1
問題11	4	問題24	3
問題12	1	問題25	3
問題13	4		

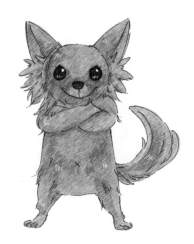

I章　健康および看護における社会的・倫理的側面について基本的な知識を問う

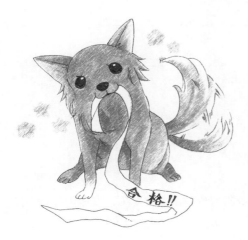

健康の定義

Check! 出題基準番号 I-1-A　1. 世界保健機関〈WHO〉の定義

WHOによる健康の定義（1946年）

　WHO憲章の前文では、「健康とは、病気ではないとか、弱っていないということではなく、**肉体的にも**、**精神的にも**、**そして社会的にも**、**すべてが満たされた状態にあることを**いいます。人種、宗教、政治信条や経済的・社会的条件によって差別されることなく、最高水準の健康に恵まれることは、あらゆる人々にとっての基本的人権のひとつです。世界中すべての人々が健康であることは、平和と安全を達成するための基礎であり、その成否は、個人と国家の全面的な協力が得られるかどうかにかかっています」と掲げられています。

　この定義は「健康とは単に疾病や虚弱でないというだけでない」というように、健康を前向きで積極的な概念としてとらえていること、身体面に限らず、精神面・社会面にも注目している点が重要だと考えられて、現代の健康の定義として広く用いられています。

日本国憲法第25条

　「すべて国民は、健康で文化的な最低限度の生活を営む権利を有する。国は、すべての生活部面について、社会福祉、社会保障及び公衆衛生の向上及び増進に努めなければならない」として、国民の生存権、および国民の権利（国の義務）としての健康が定められています。日本の保健医療福祉行政は、この条文を目指す姿として行われるわけですが、それには健康の定義もしっかり考えていかなくてはなくてはなりません。

出たよ

第107回	午後問題1	解答はP85

　［問題1］世界保健機関〈WHO〉が定義する健康について正しいのはどれか。
　　1. 単に病気や虚弱のない状態である。
　　2. 国家に頼らず個人の努力で獲得するものである。
　　3. 肉体的、精神的及び社会的に満たされた状態である。
　　4. 経済的もしくは社会的な条件で差別が生じるものである。

Check! 出題基準番号 I-1-A　2. ウェルネスの概念

　ウェルネスの概念は、昭和56年（1981年）にトラビスとライアン（Travis.J.W. and Ryan.R.S.）によって提唱されたもので、自分が本当に欲する人生を作り出し成長していくためには、あらゆる苦難の体験をも建設的にとらえ、自己の個性や周りを愛することが必要であるとされています。

保健行動

①セルフケア行動

　セルフケア行動とは、自分の健康問題に対する認識力や解決力を育て、健康の保持増進のために自己管理を行うことをいいます。

②コンプライアンス（遵守）行動

　コンプライアンス（遵守）行動とは、専門家が健康のために必要であるとして出した指示に、患者が応じてそれを遵守しようとする行動のことです。

　このふたつの健康行動は、病気や死、あるいはそれに伴う不安や恐れへの対処行動になります。

③ウェルネス行動

　ウェルネス行動は、「健康（wellness）」を目指した行動です。ここでいう健康とは「人間の生活の質（quality of life：QOL）」を重視するもので、たとえ病気や障害があってもそれをひとつの個性ととらえ、与えられた環境の中で、運動や栄養摂取、呼吸や排泄、感情活動、コミュニケーション、仕事、余暇、生きる意味の追及など、さまざまな活動を通じて自己の可能性を個性的に実現しようとするものです。

　このように、ウェルネス行動は、心の成長があって初めて実現すると言われていることから、援助者には対象者の自己成長を支援する技術が求められることになります。

健康に関する指標

3. 総人口

　令和3年（2021年）10月1日時点の日本の総人口は**1億2,550万2千人**（男性6,101万9千人、女性6,488万3千人）でした。人口増減率をみてみますと、令和2年の総人口は昨年度と比較して若干の増加はあるものの、長期的には、平成23年（2011年）以降は減少傾向が続いています。

出たよ

第110回	午前問題1	解答はP85

[問題2] 平成30年（2018年）の日本の総人口に最も近いのはどれか。
　1．1億人　　2．1億600万人　　3．1億2,600万人　　4．1億4,600万人

4. 年齢別人口

　日本では年齢を3つに区切って統計を出しています。イメージとしては、子どもと大人と高齢者といった感じです。正確には**0歳から14歳を年少、15歳から64歳を生産年齢、65歳以上を老年**としています。

わが国の人口ピラミッド

令和３年（'21）10月１日現在

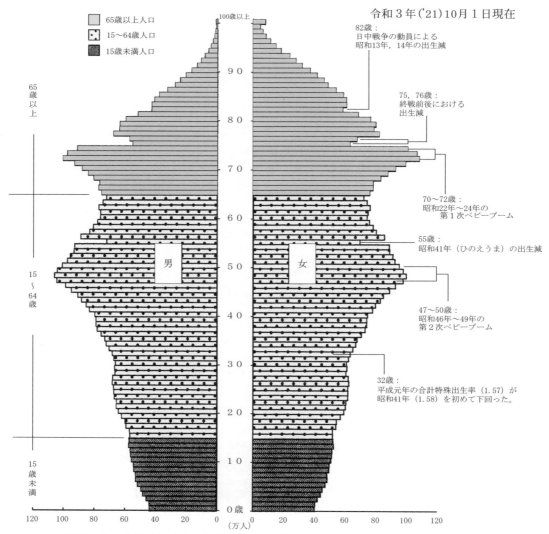

82歳：
日中戦争の動員による
昭和13年，14年の出生減

75, 76歳：
終戦前後における
出生減

70～72歳：
昭和22年～24年の
第１次ベビーブーム

55歳：
昭和41年（ひのえうま）の出生減

47～50歳：
昭和46年～49年の
第２次ベビーブーム

32歳：
平成元年の合計特殊出生率（1.57）が
昭和41年（1.58）を初めて下回った。

資料　総務省統計局「人口推計（2021年（令和３年）10月１日現在）」

（出典）厚生労働統計協会編「国民衛生の動向 2022/2023」Ｐ40,
厚生労働統計協会，2022年

　日本の人口を歴史的にみますと、終戦後の昭和22年（1947年）から昭和24年（1949年）に第１次ベビーブームと呼ばれる時代がありました。そして、その人達が親になって子どもを生むようになった昭和46年（1971年）から昭和49年（1974年）に、第２次ベビーブームがありました。その後は少子化が続いているため、グラフに表すと、その２回のベビーブームのところが膨らみ、その後は少しずつ人口が減少し、すそ野が狭まってきています。**２つの膨らみを持つつぼ型**がこのグラフの特徴です。

　総人口に対して**年少人口**の占める割合は**11.8％**で、**減少傾向**が続くと思われます。また**生産年齢**人口は**59.4％**で、こちらも**少子化のため、減少傾向が続く**と思われます。そして**老年人口は28.9％で今後も増加していく**と予想されます。なお、全人口に対する老年人口の割合を高齢化率ともいいます。

３区分の構成割合

		平成19年	平成29年	平成30年	令和元年	令和２年	令和３年
年少人口	０～14歳	13.5%	12.3%	12.2%	12.1%	11.9%	11.8%
生産年齢人口	15～64歳	65.0%	60.0%	59.7%	59.5%	59.5%	59.4%
老年人口	65歳以上	21.5%	27.7%	28.1%	28.4%	28.6%	28.9%

第109回	午後問題９	解答はP85

[問題３]平成29年（2017年）の日本の人口推計で10年前より増加しているのはどれか。

1．総人口　　2．年少人口　　3．老年人口　　4．生産年齢人口

５．労働人口

労働力人口は、次のような公式で表されます。

労働力人口 ＝ 就業者数 ＋ 完全失業者数

令和３年（2021年）の**労働力人口は平均6,860万人**で前年からは８万人の減少となっています。男女別にみてみると、男性は3,803万人、女性は3,057万人で前年に比較して男性は20万人減、女性は13万人増となっています。労働力人口のうち、就業者数は平均6,667万人で前年より９万人減少しています。

一方、完全失業者数は平均２万人増の193万人となっています。

第111回	午前問題１	解答はP85

[問題４]労働力調査による労働力人口の令和元年（2019年）平均に最も近いのはどれか。

1．4,800万人　　2．5,800万人　　3．6,800万人　　4．7,800万人

６．将来推計人口

国立社会保障・人口問題研究所が平成29年（2017年）に「日本の人口は今後、長期にわたって減り続け、令和37年（2055年）には１億人を割って**9,744万人**、令和47年（2065年）には**8,808万人**となる」と推計しています。

人口の年齢構成推計では、今後ますます**少子・高齢化**が進むと予想され、令和47年の時点で、**年少人口は10.2％に減少**、**老年人口（65歳以上）は38.4％にまで増加**するものと予想されています。

将来推計人口

	年少人口	老年人口
2025年（令和7年）	11.5%	30.0%
2035年（令和17年）	10.8%	32.8%
2045年（令和27年）	10.7%	36.8%
2055年（令和37年）	10.4%	38.0%
2065年（令和47年）	10.2%	38.4%

第111回	午後問題1	解答はP85

[問題5] 平成29年（2017年）推計による日本の将来推計人口で令和47年（2065年）の将来推計人口に最も近いのはどれか。

1．6,800万人　　2．8,800万人　　3．1億800万人　　4．1億2,800万人

7. 世帯数

Check!
出題基準番号
I-1-B

　世帯とは、住居と生計を共にする人の集まり、または独立して住居を維持しているか、独立して生計を営む単身者のことをいいます。**単身**とは一人暮らしのことです。そして**世帯主**とは、年齢や所得にかかわらず、世帯の中心となって物事をとりはかる人として、世帯側から申告された人のことをいい、**世帯員**とは、世帯を構成する各人をいいます。

　調査日に一時的に不在の人はその世帯の世帯員としていますが、単身赴任している人や、留学中の人、社会福祉施設に入所している人などは世帯員から除いています。 つまり、子どもは当然家族の一員ですが、海外に留学していて一緒に暮らしていない場合は、世帯の構成員から外れることになります。一方、家族でなくても、同居している人は世帯の構成員になります。このように**家族と世帯は必ずしも一致するとは限りません**。

　国勢調査の世帯統計では、親族世帯のうち「**夫婦のみの世帯**」「**夫婦と未婚の子よりなる世帯**」「**父子世帯**」「**母子世帯**」の四類型を合計して**核家族世帯**、すなわち統計上の核家族と定義しています。

　令和元年（2019年）の世帯数は5178万5千世帯で、**核家族、中でも単独世帯が最も多く、1世帯当たりの平均世帯人員は2.39人**でした。近年では単独世帯や夫婦のみの世帯の増加傾向が続き、平成26年（2014年）以降両者の合計は世帯総数の半数を超えています。また**65歳以上の者のいる世帯**は全世帯の49.4%に達しています。65歳以上の者のいる世帯だけをみたときの内訳は、夫婦だけの世帯が最も多く、約3割を占めています。

世帯構造別にみた世帯数の推移

	総数	単独世帯	核家族世帯				三世代世帯	その他の世帯	平均世帯人員
			総数	夫婦のみの世帯	夫婦と未婚の子のみの世帯	ひとり親と未婚の子のみの世帯			
			推	計	数	（千世帯）			
平成4年(1992)	41 210	8 974	24 317	7 071	15 247	1 998	5 390	2 529	2.99
7 （'95）	40 770	9 213	23 997	7 488	14 398	2 112	5 082	2 478	2.91
10 （'98）	44 496	10 627	26 096	8 781	14 951	2 364	5 125	2 648	2.81
13 (2001)	45 664	11 017	26 894	9 403	14 872	2 618	4 844	2 909	2.75
16 （'04）	46 323	10 817	28 061	10 161	15 125	2 774	4 512	2 934	2.72
19 （'07）	48 023	11 983	28 658	10 636	15 015	3 006	4 045	3 337	2.63
22 （'10）	48 638	12 386	29 097	10 994	14 922	3 180	3 835	3 320	2.59
25 （'13）	50 112	13 285	30 164	11 644	14 899	3 621	3 329	3 334	2.51
28 （'16）	49 945	13 434	30 234	11 850	14 744	3 640	2 947	3 330	2.47
令和元 （'19）	51 785	14 907	30 973	12 639	14 718	3 616	2 627	3 278	2.39
			構	成	割 合	（%）			
平成4年(1992)	100.0	21.8	59.0	17.2	37.0	4.8	13.1	6.1	・
7 （'95）	100.0	22.6	58.9	18.4	35.3	5.2	12.5	6.1	・
10 （'98）	100.0	23.9	58.6	19.7	33.6	5.3	11.5	6.0	・
13 (2001)	100.0	24.1	58.9	20.6	32.6	5.7	10.6	6.4	・
16 （'04）	100.0	23.4	60.6	21.9	32.7	6.0	9.7	6.3	・
19 （'07）	100.0	25.0	59.7	22.1	31.3	6.3	8.4	6.9	・
22 （'10）	100.0	25.5	59.8	22.6	30.7	6.5	7.9	6.8	・
25 （'13）	100.0	26.5	60.2	23.2	29.7	7.2	6.6	6.7	・
28 （'16）	100.0	26.9	60.5	23.7	29.5	7.3	5.9	6.7	・
令和元 （'19）	100.0	28.8	59.8	24.4	28.4	7.0	5.1	6.3	・

資料　厚生労働省「国民生活基礎調査」（大規模調査）
注　　平成7年の数値は，兵庫県を除いたものである。平成28年の数値は，熊本県を除いたものである。

（出典）厚生労働統計協会編「国民衛生の動向 2022/2023」 P43，厚生労働統計協会，2022年

世帯構造（令和元年）

単独 ＞	夫婦と未婚子＞	夫婦のみ ＞	ひとり親と未婚の子 ＞	三世代
(28.8%)	(28.4%)	(24.4%)	(7.0%)	(5.1%)

世帯構造別にみた65歳以上の者のいる世帯数の推移

	全世帯数	65歳以上の者のいる世帯							（再掲）65歳以上の者のみの世帯
		総数	全世帯に占める割合(%)	単独世帯	夫婦のみの世帯	親と未婚の子のみの世帯	三世代世帯	その他の世帯	
		推	計	数	（千世帯）				
平成4年(1992)	41 210	11 884	28.8	1 865	2 706	1 439	4 348	1 527	3 666
7 （'95）	40 770	12 695	31.1	2 199	3 075	1 636	4 232	1 553	4 370
10 （'98）	44 496	14 822	33.3	2 724	3 956	2 025	4 401	1 715	5 597
13 (2001)	45 664	16 367	35.8	3 179	4 545	2 563	4 179	1 902	6 636
16 （'04）	46 323	17 864	38.6	3 730	5 252	2 931	3 919	2 031	7 855
19 （'07）	48 023	19 263	40.1	4 326	5 732	3 418	3 528	2 260	8 986
22 （'10）	48 638	20 705	42.6	5 018	6 190	3 836	3 348	2 313	10 188
25 （'13）	50 112	22 420	44.7	5 730	6 974	4 442	2 953	2 321	11 594
28 （'16）	49 945	24 165	48.4	6 559	7 526	5 007	2 668	2 405	13 252
令和元 （'19）	51 785	25 584	49.4	7 369	8 270	5 118	2 404	2 423	14 856
		構	成	割 合	（%）				
平成4年(1992)	・	100.0	・	15.7	22.8	12.1	36.6	12.8	30.8
7 （'95）	・	100.0	・	17.3	24.2	12.9	33.3	12.2	34.4
10 （'98）	・	100.0	・	18.4	26.7	13.7	29.7	11.6	37.8
13 (2001)	・	100.0	・	19.4	27.8	15.7	25.5	11.6	40.5
16 （'04）	・	100.0	・	20.9	29.4	16.4	21.9	11.4	44.0
19 （'07）	・	100.0	・	22.5	29.8	17.7	18.3	11.7	46.6
22 （'10）	・	100.0	・	24.2	29.9	18.5	16.2	11.2	49.2
25 （'13）	・	100.0	・	25.6	31.1	19.8	13.2	10.4	51.7
28 （'16）	・	100.0	・	27.1	31.1	20.7	11.0	10.0	54.8
令和元 （'19）	・	100.0	・	28.8	32.3	20.0	9.4	9.5	58.1

資料　厚生労働省「国民生活基礎調査」（大規模調査）
注　1）　平成7年の数値は，兵庫県を除いたものである。平成28年の数値は，熊本県を除いたものである。
　　2）　「親と未婚の子のみの世帯」とは，「夫婦と未婚の子のみの世帯」および「ひとり親と子のみの世帯」をいう。

（出典）厚生労働統計協会編「国民衛生の動向 2022/2023」 P43，厚生労働統計協会，2022年

65歳以上の者のいる世帯（令和元年）

夫婦のみ	＞	単独	＞	親と未婚の子	＞	三世代
（32.3%）		（28.8%）		（20.0%）		（9.4%）

KEYWORD ▶▶▶ ••

世帯構造

1．単 独 世 帯：世帯員が一人だけの世帯をいいます。
2．核家族世帯：ア　夫婦だけの世帯
　　　　　　　　イ　夫婦と未婚の子どもだけの世帯
　　　　　　　　ウ　ひとり親（父親または母親）と未婚の子どもだけの世帯
3．三世代世帯：世帯主を中心とした直系三世代以上の世帯をいいます。

世帯類型

1．高齢者世帯：65歳以上の人だけで構成するか、またはそこに18歳未満の未婚の人が加わった世帯をいいます。
2．母 子 世 帯：死別や離別、あるいは未婚の場合を含めて、現在配偶者がいない65歳未満の女性と20歳未満の子（養子を含む）のみの世帯をいいます。
3．父 子 世 帯：母子世帯と同じように65歳未満の男性と20歳未満の子（養子を含む）のみの世帯をいいます。

•••••••••••••••••••••••••••••••••••••••▶▶▶ KEYWORD

出たよ🐾

第103回	午後問題6	解答はP85

[問題6]平成23年（2011年）の国民生活基礎調査で、単独世帯の占める割合はどれか。
　　1．5.2%　　　2．25.2%　　　3．45.2%　　　4．65.2%

Check!
出題基準番号
I-1-B

8. 婚姻、家族形態

1．婚姻

　令和3年（2021年）の**婚姻件数**は50万1,116組で前年より2万4,391組減少し、婚姻率（**人口千対**）は4.1で前年に比べ0.2ポイント低下しました。なお、初婚年齢は令和3年の概数値で夫31歳、妻29.5歳となっています。

平均初婚年齢と夫妻の年齢差の推移

	夫	妻	年齢差
昭和25年（1950）	25.9歳	23.0歳	2.9歳
35 （'60）	27.2	24.4	2.8
45 （'70）	26.9	24.2	2.7
55 （'80）	27.8	25.2	2.6
平成2 （'90）	28.4	25.9	2.5
12 （2000）	28.8	27.0	1.8
22 （'10）	30.5	28.8	1.7
27 （'15）	31.1	29.4	1.7
令和2 （'20）	31.0	**29.4**	1.6
＊3 （'21）	31.0	29.5	1.5

資料　厚生労働省「人口動態統計」（＊は概数である）
（出典）厚生労働統計協会編「国民衛生の動向 2022/2023」P70，厚生労働統計協会，2022年

2．家族形態

　賃金労働の増加に伴う都市部への人口集中、女性の社会進出、少子化社会の加速などによって**家族の構成人数はますます少人数化**し、今後、**単独、核家族**への移行が予想されます。

第112回	午前問題1	解答はP85

[問題7] 令和2年（2020年）の人口動態統計における妻の平均初婚年齢はどれか。
　　1．19.4歳　　　2．24.4歳　　　3．29.4歳　　　4．34.4歳

Check!
出題基準番号
I-1-B

9．出生と死亡の動向

出生の動向

　出生の動向の指標には出生率と合計特殊出生率が使われます。出生率とは人口千人当たり何人の子どもが生まれたかという数字です。これに対して合計特殊出生率は、出産可能と考えられている15歳から49歳の女性の年齢別出生率を合計したもので、女性が一生のうちに平均何人の子どもを産むか、という推計値となります。

　厚生労働省が発表した人口動態統計によると、令和3年（2021年）の合計特殊出生率は1.30で、前年の1.33を下回りました。また、出生数から死亡数を引いた**自然増加数はマイナス**になっています。

　つまり**日本の人口は減少している**ということです。

　一方、母の年齢階級別に出生率をみると、出生率が**最も高い年齢は30～34歳**であることがわかります（「母の年齢階級別出生率の推移」グラフ参照）。

出生数：令和3年	81万1,604人（前年より2万9,231人減少）
出生率：令和3年	6.6（人口千人に対して）
合計特殊出生率：令和3年	1.30（過去最低は平成17年の1.26であった）

母の年齢階級別出生率の推移

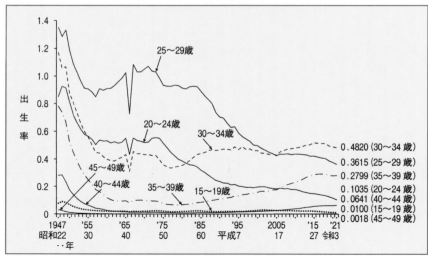

資料　厚生労働省「人口動態統計」（令和3年は概数である）
注　　この図の年齢階級別の数値は，母の各歳別出生率を足しあげたもので，
　　　各階級の合計が**合計特殊出生率**である。なお，15歳と49歳には，14歳以下，
　　　50歳以上を含んでいる。
（出典）厚生労働統計協会編「国民衛生の動向 2022/2023」P 50，厚生労働統計協会，2022年

| 第110回 | 午後問題1 | | 解答はP85 |

[**問題8**]平成30年（2018年）の日本の出生数に最も近いのはどれか。
　1．60万人　　2．90万人　　3．120万人　　4．150万人

死亡の動向

　令和3年（2021年）の**死亡数**は**143万9,809人**でした。一方、人口千人に対する死亡率は11.7で前年より0.6上昇しました。

　わが国の死亡率は、人口動態調査が行われた昭和22年（1947年）は14.6という高い数値を示していましたが、健康水準の改善に伴って、昭和35年（1960年）には7.6と半減しました。その後も死亡率は低下を続けましたが、昭和58年（1983年）頃からは、高齢化の影響によって死亡率は緩やかな上昇傾向を示しています。

| 第111回 | 午前問題2 | | 解答はP85 |

[**問題9**]日本の令和元年（2019年）の死亡数に近いのはどれか。
　1．98万人　　2．118万人　　3．138万人　　4．158万人

10. 死因の概要

Check!
出題基準番号
I-1-B

　かつての日本の死因は結核を中心とした感染症によるものでした。しかし現在では**生活習慣**に基づくものへと変化してきています。令和3年（2021年）の死因は多いものから、**1位悪性新生物・2位心疾患・3位老衰**です。死亡総数に対する割合は**悪性新生物が約**

26.5％、心疾患が約14.9％、老衰が約10.6％でした。なお、単純に死亡率（粗死亡率）だけを比較すると、高齢者が多い集団と若者が多い集団では、当然高齢者が多い集団の方が死亡率は高くなります。そこで、このような年齢による影響を調整して死亡率を出したものを**年齢調整死亡率**といいます。たとえば、悪性新生物は昭和56年（1981年）以来第1位の死因で、死亡数は一貫して上昇していますが、年齢調整死亡率にすると、近年は男女とも低下しています。

　令和3年（2021年）の悪性新生物の死亡数を部位別にみると、**男性は肺、大腸、胃、膵臓の順に多く**、**女性は大腸、肺、膵臓、乳房の順**となっています。胃は男女とも低下傾向にあり、大腸は長期的に上昇し、近年になって横ばいになりました。女性では平成15年（2003年）から最多部位になっています。さらに女性は乳房の悪性新生物の死亡率は、昭和40年代から上昇傾向を示し、令和3年（2021年）は昭和55年（1980年）と比較すると約3.5倍となっており、部位別死因では令和2年に胃と入れ替わり第4位となっています。

　※肺は気管、気管支及び肺を、大腸は結腸と直腸S状結腸移行部及び直腸を、肝臓は肝及び肝内胆管を示します。

性別にみた死因順位別死亡数・死亡率（人口10万対）

| | 令和3年（2021年）* | | | | | | | | | 2（'20） | | |
| | 総　数 | | | 男 | | | 女 | | | 総　数 | | |
	順位	死亡数	死亡率	順位	死亡数	死亡率	順位	死亡数	死亡率	順位	死亡数	死亡率
全　死　因		1 439 809	1 172.7		738 105	1 236.6		701 704	1 112.2		1 372 755	1 112.5
悪性新生物〈腫瘍〉	(1)	381 497	310.7	(1)	222 465	372.7	(1)	159 032	252.1	(1)	378 385	306.6
心　疾　患	(2)	214 623	174.8	(2)	103 644	173.6	(2)	110 979	175.9	(2)	205 596	166.6
老　衰	(3)	152 024	123.8	(3)	41 283	69.2	(3)	110 741	175.5	(3)	132 440	107.3
脳　血　管　疾　患	(4)	104 588	85.2	(4)	51 590	86.4	(4)	52 998	84.0	(4)	102 978	83.5
肺　炎	(5)	73 190	59.6	(4)	42 335	70.9	(5)	30 855	48.9	(5)	78 450	63.6
誤　嚥　性　肺　炎	(6)	49 489	40.3	(6)	29 320	49.1	(6)	20 169	32.0	(6)	42 746	34.6
不　慮　の　事　故	(7)	38 296	31.2	(7)	21 990	36.8	(7)	16 306	25.8	(7)	38 133	30.9
腎　不　全	(8)	28 686	23.4	(8)	15 079	25.3	(10)	13 607	21.6	(8)	26 948	21.8
アルツハイマー病	(9)	22 960	18.7	(15)	7 987	13.4	(8)	14 973	23.7	(9)	20 852	16.9
血管性及び詳細不明の認知症	(10)	22 343	18.2	(14)	8 162	13.7	(9)	14 181	22.5	(10)	20 815	16.9

資料　厚生労働省「人口動態統計」（＊は概数である）
注　1)　死因分類は、ICD-10（2013年版）準拠（平成29年適用）による。
　　2)　男の9位は「慢性閉塞性肺疾患(COPD)」で死亡数は13 668，死亡率は22.9。10位は「間質性肺疾患」で死亡数は13 584，死亡率は22.8である。
　　3)　「結核」は死亡数が1 844，死亡率は1.5である。
　　4)　「熱中症」は死亡数が750，死亡率は0.6である。
　　5)　「新型コロナウイルス感染症」は死亡数が16 756，死亡率は13.6である。
（出典）厚生労働統計協会編「国民衛生の動向 2022/2023」 P 55，厚生労働統計協会，2022年

令和3年悪性新生物部位別死亡順位

男性		女性	
第1位	肺	第1位	大腸
第2位	大腸	第2位	肺
第3位	胃	第3位	膵臓
第4位	膵臓	第4位	乳房

死因順位第5位までの死亡数・率（人口10万対）、年齢階級別

総　数

令和3（'21）年

	第1位 死因	死亡数 死亡率	第2位 死因	死亡数 死亡率	第3位 死因	死亡数 死亡率	第4位 死因	死亡数 死亡率	第5位 死因	死亡数 死亡率
総　数	悪性新生物〈腫瘍〉	381 497 310.7	心疾患	214 623 174.8	老衰	152 024 123.8	脳血管疾患	104 588 85.2	肺炎	73 190 59.6
0歳[2]	先天奇形，変形及び染色体異常	490 60.4	周産期に特異的な呼吸障害等	211 26.0	乳幼児突然死症候群	68 8.4	不慮の事故	60 7.4	胎児及び新生児の出血性障害等	54 6.7
1～4	先天奇形，変形及び染色体異常	98 2.8	悪性新生物〈腫瘍〉	52 1.5	不慮の事故	50 1.4	心疾患	26 0.7	周産期に特異的な呼吸障害等	16 0.5
5～9	悪性新生物〈腫瘍〉	88 1.8	不慮の事故	45 0.9	先天奇形，変形及び染色体異常	44 0.9	その他の新生物〈腫瘍〉・心疾患	17 0.3	（同左）	
10～14	自殺	128 2.4	悪性新生物〈腫瘍〉	82 1.5	不慮の事故	52 1.0	先天奇形，変形及び染色体異常	32 0.6	心疾患	20 0.4
15～19	自殺	632 11.5	不慮の事故	161 2.9	悪性新生物〈腫瘍〉	126 2.3	心疾患	39 0.7	先天奇形，変形及び染色体異常	21 0.4
20～24	自殺	1 284 21.8	不慮の事故	238 4.0	悪性新生物〈腫瘍〉	157 2.7	心疾患	69 1.2	先天奇形，変形及び染色体異常	28 0.5
25～29	自殺	1 241 20.9	悪性新生物〈腫瘍〉	225 3.8	不慮の事故	201 3.4	心疾患	146 2.5	脳血管疾患	36 0.6
30～34	自殺	1 179 19.0	悪性新生物〈腫瘍〉	517 8.3	心疾患	197 3.2	不慮の事故	191 3.1	脳血管疾患	92 1.5
35～39	自殺	1 297 18.3	悪性新生物〈腫瘍〉	946 13.4	心疾患	375 5.3	不慮の事故	280 4.0	脳血管疾患	268 3.8
40～44	悪性新生物〈腫瘍〉	2 037 25.6	自殺	1 525 19.2	心疾患	753 9.5	脳血管疾患	544 6.8	肝疾患	394 5.0
45～49	悪性新生物〈腫瘍〉	4 295 45.0	自殺	1 943 20.4	心疾患	1 682 17.6	脳血管疾患	1 230 12.9	肝疾患	811 8.5
50～54	悪性新生物〈腫瘍〉	7 444 82.0	心疾患	2 788 30.7	自殺	1 850 20.4	脳血管疾患	1 808 19.9	肝疾患	1 192 13.1
55～59	悪性新生物〈腫瘍〉	11 363 147.8	心疾患	3 534 46.0	脳血管疾患	1 995 25.9	自殺	1 644 21.4	肝疾患	1 344 17.5
60～64	悪性新生物〈腫瘍〉	17 659 241.9	心疾患	5 110 70.0	脳血管疾患	2 645 36.2	肝疾患	1 573 21.6	自殺	1 280 17.5
65～69	悪性新生物〈腫瘍〉	31 939 409.5	心疾患	8 399 107.7	脳血管疾患	4 463 57.2	肝疾患	1 947 25.0	不慮の事故	1 821 23.3
70～74	悪性新生物〈腫瘍〉	59 734 620.9	心疾患	16 312 169.6	脳血管疾患	9 062 94.2	肺炎	4 124 42.9	不慮の事故	3 510 36.5
75～79	悪性新生物〈腫瘍〉	60 032 898.9	心疾患	20 261 303.4	脳血管疾患	11 486 172.0	肺炎	6 630 99.3	不慮の事故	4 445 66.6
80～84	悪性新生物〈腫瘍〉	67 403 1 216.7	心疾患	31 436 567.4	脳血管疾患	17 225 310.9	肺炎	12 295 221.9	老衰	12 179 219.8
85～89	悪性新生物〈腫瘍〉	64 605 1 673.8	心疾患	46 470 1 203.9	老衰	30 679 794.8	脳血管疾患	23 009 596.1	肺炎	18 734 485.4
90～94	老衰	49 349 2 597.3	心疾患	46 981 2 472.7	悪性新生物〈腫瘍〉	39 038 2 054.6	脳血管疾患	19 503 1 026.5	肺炎	18 070 951.1
95～99	老衰	39 192 7 311.9	心疾患	24 579 4 585.6	悪性新生物〈腫瘍〉	12 116 2 260.4	脳血管疾患	9 247 1 725.2	肺炎	8 456 1 577.6
100歳以上	老衰	15 465 18 194.1	心疾患	5 352 6 296.5	脳血管疾患	1 899 2 234.1	肺炎	1 736 2 042.4	悪性新生物〈腫瘍〉	1 614 1 898.8

資料　厚生労働省「人口動態統計月報年計（概数）」
注　1）　死因順位は死亡数の多いものから定めた。
　　2）　乳児（0歳）の死因については乳児死因簡単分類を使用した。また，死亡率は出生10万対の率である。
　　3）　死因名は次のように省略した。
　　　　心疾患　←　心疾患（高血圧性を除く）
　　　　周産期に特異的な呼吸障害等　←　周産期に特異的な呼吸障害及び心血管障害
　　　　胎児及び新生児の出血性障害等　←　胎児及び新生児の出血性障害及び血液障害
　　　　妊娠期間等に関連する障害　←　妊娠期間及び胎児発育に関連する障害

（出典）厚生労働統計協会編「国民衛生の動向 2022/2023」P 405，厚生労働統計協会，2022年

※わが国の自殺の現状

　わが国における自殺死亡数は、平成10年（1998年）以降３万人を超えて推移していましたが、平成26年（2014年）に３万人を下まわりました。令和３年（2021年）の自殺者数は２万282人（警察庁調べ）で、前年に比べ799人減少しました。性別では、男性が１万3,500人で全体の約66.6％を占めています。

　自殺の動機については、警察庁の「自殺の状況」をみると、令和２年・３年（2020年・2021年）ともに「健康問題」が最も高い原因になっています。

　家族の心理的、経済的損失のみならず、社会的にも大きな損害をもたらす重要な課題となっています。

原因・動機別にみた自殺者数・構成割合

		自殺者数（人）		構成割合（%）	
		令和３年 （2021）	2 （'20）	令和３年 （2021）	2 （'20）
総　数		21 007	21 081	100.0	100.0
原因・動機特定者		15 093	15 127	71.8 (100.0)	71.8 (100.0)
原因・動機特定者	家庭問題	3 200	3 128	(21.2)	(20.7)
	健康問題	9 860	10 195	(65.3)	(67.4)
	経済・生活問題	3 376	3 216	(22.4)	(21.3)
	勤務問題	1 935	1 918	(12.8)	(12.7)
	男女問題	797	799	(5.3)	(5.3)
	学校問題	370	405	(2.5)	(2.7)
	その他	1 302	1 221	(8.6)	(8.1)
原因動機不特定者		5 914	5 954	28.2	28.2

資料　警察庁「令和３年中における自殺の状況」
注　　遺書等の自殺を裏づける資料により明らかに推定できる原因・動機を自殺者１人につき３つまで計上可能としたため，原因・動機特定者の原因・動機別の和と原因・動機特定者数とは一致しない。

（出典）厚生労働統計協会編「国民衛生の動向 2022/2023」P 60，厚生労働統計協会，2022年

第109回	午前問題 1	解答はP85

[問題10] 平成29年（2017年）の人口動態統計における主要死因別の死亡率で心疾患の順位はどれか。
heart disease

　　1．1位　　2．2位　　3．3位　　4．4位

Check!
出題基準番号
I-1-B

11. 平均余命、平均寿命、健康寿命

　平均寿命とは、今日生まれた０歳児が平均何歳まで生きられるかを表したものです。**令和２年（2020年）の平均寿命は男性81.56年、女性87.71年**でした。また、**平均余命**とは、その年齢の人が平均してあと何年生きられるかということを表したものです。たとえば、令和２年度の65歳女性の平均余命は24.88年となっています。65歳に24.88年を加えると89.88歳ですから、平均寿命よりも長くなります。平均寿命には０歳で先天異常により死亡

したり、幼児が交通事故で死亡したりする数もすべて含めて出されますので、長生きした人たちが年数を引き上げているのです。平均余命ではそのような若年者の死亡の影響を受けないので、年齢が高くなるほど、その時点での年齢と平均余命を足した年数は平均寿命よりも長くなります。

平均寿命＝０歳の平均余命

平均寿命　男性：81.56年　女性：87.71年（令和２年）

前年より　　　（＋0.15）　　　　（＋0.26）

　健康寿命とは、健康上の問題で日常生活が制限されることなく生活できる期間のことをいいます。３年ごとに発表されており、令和元年（2019年）は、健康寿命は男性が72.68歳、女性は75.38歳となっています。平均寿命と健康寿命の差は日常生活に制限があり、介護などを必要とする期間を意味しています。平均寿命と健康寿命の差が拡大すれば、この期間が増大するということになり、医療費や介護費の増加により家計や社会保障費に大きな影響が出てくることになります。なお、**健康余命**とは、健康で、身体的な能力を発揮できると期待される寿命のことをいいます。

第112回	午後問題1	解答はP85

　[問題11] 令和元年（2019年）の０歳男児の平均余命はどれか。
　　1．78.4年　　　2．81.4年　　　3．84.4年　　　4．87.4年

受療状況

12. 有訴者の状況

出題基準番号 I-1-C

　みなさんの周りを見渡してみると、四六時中、「どこどこが痛い」と訴えている人がいますよね。私達の周りには、意外に何らかの自覚症状を訴えている人が多いようです。こうした状況を踏まえ、厚生労働省は国民生活基礎調査によって、病気やけがで自覚症状がある人がどのくらいいるかを調査しています（医療施設や介護保険施設に入所している人は除いている）。

　令和元年（2019年）は人口千人当たり302.5（この割合を「**有訴者率**」という）でした。年齢が高くなるにしたがって増える傾向にあります。具体的な自覚症状は「**腰痛**」が最も多く、次いで「**肩こり**」となっており、男女別では、男性は「**腰痛**」が最も多く、女性は「**肩こり**」が最も多い結果になっています。

第112回　午前問題2　　　　　　　　　　　　　　　解答はP85

［問題12］令和元年（2019年）の国民生活基礎調査における女性の有訴者の自覚症状で最も多いのはどれか。

1. 頭　痛　　2. 肩こり　　3. 体がだるい　　4. 目のかすみ

13. 有病率、罹患率、受療率

Check!
■■■
出題基準番号
Ⅰ-1-C

有病率：定められたある一定の時点において、病気を持っている人の割合がどのくらいあるかを表す指標をいいます。

罹患率：有病率は現時点で病気の人がどのくらいいるかを表す指標ですが、その病気が今後増加していくのか、あるいは減少していくのかを予想するには罹患率（一定期間に病気にかかる確率）が用いられます。つまり、罹患率は、患者がある一定期間内に増加していくような感染症や食中毒などの患者数を調査するのに有用です。

受療率：3年に1回行われる「患者調査」で、調査日（1日のみ）に病院などの医療機関に通院または入院している人の数（推計患者数）を人口10万人に対して表した統計値をいいます。令和2年（2020年）に行われた患者調査によると、調査日に入院していた人は、人口10万人に対して960、外来では5,658でした。受療率を性・年齢別にみますと、入院では男女とも「5～9歳」が最も低く、年齢が上がるほど高くなり、「90歳以上」が最も高くなっています。
　　　　一方、外来では男性は「20～24歳」、女性は「15～19歳」が最も低く、男性は「80～84歳」、女性は「75～79歳」が最も高くなっています。

　さらに、受療率を「どんな病気で受療したか」にスポットをあてて調査した傷病分類別受療率をみてみますと、入院では「精神及び行動の障害」が最多で、次いで「循環器系の疾患」となっています。

　一方、外来では「**消化器系の疾患**（歯の病気も含む）」が最多、次いで「健康状態に影響を及ぼす要因及び保健サービスの利用」の順になっています。

傷病分類別にみた受療率（人口10万対）

令和2（'20）年10月

	入院			外来		
	総数	男	女	総数	男	女
総数	960	910	1 007	5 658	4 971	6 308
I 感染症及び寄生虫症	13	13	13	103	96	110
結核（再掲）	2	2	1	1	1	1
ウイルス性肝炎（再掲）	0	0	0	7	7	8
II 新生物〈腫瘍〉	100	115	87	196	178	212
悪性新生物〈腫瘍〉	89	106	74	144	148	141
胃の悪性新生物〈腫瘍〉（再掲）	8	11	5	13	17	9
結腸及び直腸の悪性新生物〈腫瘍〉（再掲）	14	16	12	21	24	19
肝及び肝内胆管の悪性新生物〈腫瘍〉（再掲）	4	5	2	3	5	2
気管,気管支及び肺の悪性新生物〈腫瘍〉（再掲）	13	17	8	15	19	11
乳房の悪性新生物〈腫瘍〉（再掲）	4	0	8	28	1	53
III 血液及び造血器の疾患並びに免疫機構の障害	4	4	5	14	8	20
IV 内分泌,栄養及び代謝疾患	24	21	26	343	312	373
糖尿病（再掲）	12	12	12	170	199	143
脂質異常症（再掲）	0	0	0	122	76	165
V 精神及び行動の障害	188	185	190	211	198	224
血管性及び詳細不明の認知症（再掲）	20	17	23	11	6	15
統合失調症,統合失調症型障害及び妄想性障害（再掲）	113	112	114	40	42	38
気分[感情]障害（躁うつ病を含む）（再掲）	22	16	28	72	61	83
VI 神経系の疾患	100	88	111	131	115	147
アルツハイマー病（再掲）	40	28	51	36	18	53
VII 眼及び付属器の疾患	8	7	9	237	192	279
VIII 耳及び乳様突起の疾患	2	1	2	76	68	83
IX 循環器系の疾患	157	151	163	652	609	693
高血圧性疾患（再掲）	4	2	5	471	418	522
心疾患（高血圧性のものを除く）（再掲）	46	44	48	103	112	94
脳血管疾患（再掲）	98	94	101	59	61	57
X 呼吸器系の疾患	59	69	50	371	363	379
肺炎（再掲）	19	21	17	3	4	3
慢性閉塞性肺疾患（再掲）	5	7	3	12	18	7
喘息（再掲）	1	1	2	71	67	75
XI 消化器系の疾患	48	53	43	1 007	870	1 137
う蝕（再掲）	0	0	0	231	208	252
歯肉炎及び歯周疾患（再掲）	0	0	0	401	319	478
肝疾患（再掲）	5	6	4	20	22	18
XII 皮膚及び皮下組織の疾患	9	9	10	247	225	268
XIII 筋骨格系及び結合組織の疾患	59	46	71	718	556	872
XIV 腎尿路生殖器系の疾患	41	40	41	241	232	250
慢性腎臓病（再掲）	18	21	16	99	134	65
XV 妊娠,分娩及び産じょく	11	・	22	10	・	20
XVI 周産期に発生した病態	5	6	4	3	3	2
XVII 先天奇形,変形及び染色体異常	4	5	4	11	10	11
XVIII 症状,徴候及び異常臨床所見・異常検査所見で他に分類されないもの	10	8	12	59	48	69
XIX 損傷,中毒及びその他の外因の影響	107	80	132	229	233	225
骨折（再掲）	77	45	108	77	62	91
XX 健康状態に影響を及ぼす要因及び保健サービスの利用	8	6	10	794	650	930
XXII 特殊目的用コード	2	3	2	3	4	3

資料　厚生労働省「患者調査」

（出典）厚生労働統計協会編「国民衛生の動向 2022/2023」P 79，厚生労働統計協会，2022年

出たよ

第110回　　午前問題2	解答はP85

[問題13] 平成29年（2017年）の患者調査における外来受療率（人口10万対）で最も多い傷病はどれか。

　1．新生物〈腫瘍〉　　2．呼吸器系の疾患　　3．消化器系の疾患

　4．内分泌、栄養及び代謝疾患

Check!

出題基準番号 I-1-C

14. 外来受診の状況

　令和元年（2019年）に行われた「国民生活基礎調査」によりますと、傷病で通院している人は人口千人当たり404.0（この割合を「通院者率」という）でした。

　また、通院者率を傷病別にみると、男性では「**高血圧症**」、「糖尿病」、「歯の病気」の順

で多く、女性では「**高血圧症**」、「**脂質異常症（高コレステロール血症等）**」、「**眼の病気**」の順で多いことがわかります。

出たよ

第108回	午後問題2	解答はP85

[問題14] 平成28年（2016年）の国民生活基礎調査における通院者率が男女ともに最も高いのはどれか。

1. 糖尿病　　　2. 腰痛症　　　3. 高血圧症　　　4. 眼の病気
　 diabetes mellitus　　lumbago(low back pain)　　hypertension

Check!
出題基準番号
I-1-C

15. 入院期間

　令和2年（2020年）の病院における平均在院日数は、28.3日で前年より1日長くなっています。平均在院日数を病床別にみると、長い順に介護療養病床287.7日、精神病床277.0日、療養病床135.5日、結核病床57.2日、**一般病床16.5日**、感染症病床9.8日となっています。

病床の種類別にみた平均在院日数

（単位：日）　　　　　　　　　　　　　　　　　　　　　　　各年間

	平均在院日数		対前年増減数
	令和2年（2020）	令和元年（2019）	
病院			
全病床	28.3	27.3	1.0
精神病床	277.0	265.8	11.2
感染症病床	9.8	8.5	1.3
結核病床	57.2	64.6	△ 7.4
療養病床	135.5	135.9	△ 0.4
一般病床	16.5	16.0	0.5
介護療養病床	287.7	301.4	△ 13.7
介護療養病床を除く全病床	27.9	26.7	1.2
療養病床を有する診療所			
療養病床	107.6	99.9	7.7
介護療養病床	150.7	140.1	10.6

注：1) 平均在院日数の計算式は5頁を参照。
　　2) 令和2年7月豪雨の影響により、令和2年6月分、7月分の報告において、熊本県の病院1施設（球磨医療圏）は、報告のあった患者数のみ集計した。

（出典）厚生労働省「令和2（2020）年医療施設（動態）調査・病院報告の概況」

出たよ

第107回	午前問題2	解答はP85

[問題15] 平成27年（2015年）の病院報告による一般病床の平均在院日数はどれか。

1. 6.5日　　　2. 16.5日　　　3. 26.5日　　　4. 36.5日

生活行動・習慣

　病気の発生を防いだり、治療が長引かないようにしたり、社会復帰を支援したりすることを予防医学といいます。予防医学は、健康増進活動や疾病の予防が目的の一次予防、早

I

健康および看護における社会的・倫理的側面について基本的な知識を問う

期発見・早期治療（介入）が目的の二次予防、疾病発症後に必要な治療を受け、機能の維持・回復を図ることが目的の三次予防に分類されます。

Check! 出題基準番号 I-2-A 16. 食事と栄養

国民健康・栄養調査

平成15年（2003年）から、国民の身体の状況や栄養素などの摂取量、生活習慣の状況等を明らかにすることを目的としてこの調査が実施されています。令和元年（2019年）の国民健康・栄養調査結果では、20歳以上で**メタボリックシンドローム（内臓脂肪症候群）**が強く疑われる人の割合は男性で28.2％、女性で10.3％でした。また、予備軍と考えられる人の割合が男性23.8％、女性7.2％でした。

1．食事バランスガイド

近年、メタボリックシンドロームをはじめとする、がん、心臓病、糖尿病などの生活習慣病が大きな問題になっており、その予防のための「食生活の改善」が緊急課題になっています。

平成12年（2000年）、厚生労働省は、農林水産省と文部科学省の連携の下に「食生活指針」を策定しました。さらに、平成17年（2005年）6月には、この指針に基づいて「何をどれだけ食べたら良いか」を具体的にイラストで示した「食事バランスガイド」が、厚生労働省と農林水産省の共同で発表されました。

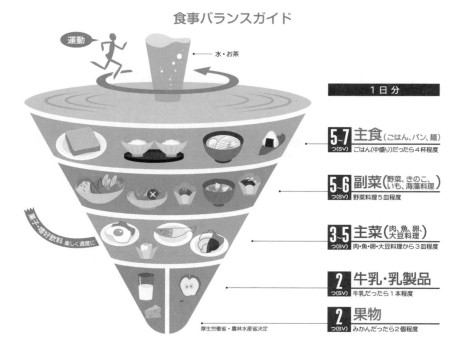

食事バランスガイド

食事の摂取量は、性別、年齢、身体活動量によって異なりますが、コマには2200±200kcal（基本形）を想定した料理例が描かれています。

コマが倒れないように、バランスの良い食事を心掛けましょう。

２．日本人の食事摂取基準

「日本人の食事摂取基準」は、健康な個人または集団を対象として、国民の健康の維持、増進、生活習慣病の予防を目的とし、エネルギーおよび各栄養素の摂取量の基準を示したものです。

もともとのスタートは、昭和44年（1969年）に当時の厚生省が策定した「日本人の栄養所要量」が基になりました。その後、数回の改定が加えられ、平成17年（2005年）からは「日本人の食事摂取基準」と改定されて使用されています。なお、5年に1回の改正が行われており、令和2年（2020年）から新たな改訂版「日本人の食事摂取基準2020年版」が用いられています。この最新のものは生活習慣病の発症予防、重症化予防に加え、フレイルの予防や高齢者の低栄養予防が組み込まれました。

①ナトリウム（食塩相当）（12歳以上）〔目標量〕

　　男：成人（18歳以上）：2015年度版 8.0g/日未満 → **2020年度版 7.5g/日未満**

　　女：成人（18歳以上）：2015年度版 7.0g/日未満 → **2020年度版 6.5g/日未満**

なお、健康日本21（第二次）でも食塩摂取量の減少が掲げられ、こちらでは男女とも令和4年度（2022年度）までの目標として**8g/日**となっています。なお、健康日本21（第二次）の期間は令和5年度（2023年度）までに延長されました。

②脂肪エネルギー比率

　　男女：成人（30歳以上）〔目標量〕20％以上30％未満

③タンパク質

　　男：成人（18歳以上）〔推奨量〕65g/日

　　女：成人（18歳以上）〔推奨量〕50g/日

④炭水化物（総エネルギー比率）

　　男女：成人（18歳以上）〔目標量〕50％以上65％未満

⑤カルシウム

　　18〜29歳：〔推奨量〕800mg〔男〕，650mg〔女〕

　　30〜74歳：〔推奨量〕750mg〔男〕，650mg〔女〕

　　75歳以上：〔推奨量〕700mg〔男〕，600mg〔女〕

３．肥満とやせ

BMIを基準にしたやせと肥満の割合をみてみましょう。

令和元年（2019年）に行われた「国民健康・栄養調査」で20歳以上の結果をみると、肥満者の割合は男性33.0％、女性22.3％であり、**男性40〜49歳（39.7％）**、女性では60〜69歳（28.1％）が最も多いことがわかります。逆にやせの割合は男性3.9％、**女性11.5％であり、男性・女性共に20〜29歳が最多**となっています。

日本人の食事摂取基準（2020年度版）のエネルギーについての指標で体格（BMI）は次のようになっています。

目標とするBMIの範囲（18歳以上）

年齢（歳）	目標とするBMI（kg/m²）
18〜49	18.5〜24.9
50〜64	20.0〜24.9
65〜74	21.5〜24.9
75以上	21.5〜24.9

出たよ

| 第112回 | 午後問題2 | 解答はP85 |

[問題16] 健康日本21（第二次）における1日の塩分摂取量の目標値で正しいのはどれか。

1. 6.0g　　2. 8.0g　　3. 10.0g　　4. 12.0g

Check!
出題基準番号
I-2-A

17. 排泄

　尿意や便意のことを「生理的欲求」というように、排泄は生命維持に不可欠であると同時に、誰もが行う重要な日常の行動です。そして、その欲求は時と場所を選ばず、欲求に対する我慢がきくのも短時間です。また、個人の排泄のありようは、その人の文化的背景に基づき、生活様式・習慣の中に組み込まれているためさまざまです。

　看護の対象者の多くは、治療や検査上の必要性から一時的に日常的な方法での排泄を制限されたり、また、疾患や障害によって通常の排泄行動ができなくなったり、環境の変化により排泄の調節がうまくいかなくなったりしています。けれども、排泄行動は個人の自立した行為であることが大前提です。そのために、どんなに身体が弱っても「排泄だけは自立していたい」と考える人がほとんどです。そして、多くの人は、なんらかの原因で排泄が自立できなくなったとき、差恥心を覚え、介助者に対しては遠慮や恐縮といった感情を持ちます。

　排泄の援助にたずさわる看護師は、「対象者の我慢の閾値が低くなっていること」など、対象者の心身の状態を推し量って援助にあたること、「患者は、排泄援助を受けること自体をプライバシーの侵害と感じている」と認識すること、「自ら援助を要請しにくい人が多いこと」を配慮すること、「必ず排泄の自立に向けた援助」を考えることなどを念頭に置いて、看護を展開します。

　たとえば、排泄する姿、排泄器官、排泄物を看護師以外の人にさらすようなことがあってはなりません。また、たった1回でも排泄に失敗すると、人は著しく自尊感情を低下させてしまいますし、患者の転倒転落事故は、無理をして排泄行動を行った結果発生することが多いので、援助の要請があったときは待たせず、あるいは要請前にタイミングを見計らって声をかける配慮が必要です。

　安静制限がとけたり、患者の移動・動作の能力が向上していたりするのに、同じ援助を漫然と繰り返さないことも大切です。その人におむつは本当に必要か、単なる惰性で使用していないかなど、常に排泄の自立に向けた援助を考えて看護する必要があるということです。

18. 活動と運動、レクリエーション

　健康増進対策として、平成12年（2000年）に「21世紀における国民健康づくり運動」が策定されました。これを**健康日本21**と呼んでいます。平成25年度（2013年度）からは、令和4年度（2022年度）までを目途として改正された健康日本21（第二次）が開始されました。

活動と運動

　運動をよく行っていたり、身体活動量が多い者ほど、総死亡、肥満、虚血性心疾患、高血圧、代謝異常（**糖尿病**など）、骨粗鬆症、大腸癌などの罹患率や死亡率が低いとされています。また身体活動や運動が、メンタルヘルスや生活の質の改善に効果をもたらすと言われています。心肺機能やメンタルヘルスの向上によって**免疫力が上がり**、感染症にかかるリスクが低下します。

　厚生労働省が打ち出した基本方針では、国民の身体活動・運動についての意識や態度を向上させ、身体活動量を増加させることを目標としています。その中で「日常生活における歩数の増加」をあげています。

健康日本21（第二次）

　令和4年度（2022年度）を目標に平成25年度（2013年度）に開始された健康づくり運動のことで、国民が互いに支え合い、健やかで心豊かに生活できる社会を目指し、具体的な数値目標が設定されています。なお、健康日本21（第二次）の期間は令和5年度（2023年度）までの11年間に延長されました。令和6年度（2024年度）から次期プランが実施される予定となっています。

日常生活における歩数（1日の目標）

	2010年（現状）→2022年（目標）	
20〜64歳	男性7,841歩	→9,000歩
	女性6,883歩	→8,500歩
65歳以上	男性5,628歩	→7,000歩
	女性4,584歩	→6,000歩

運動の効用

①関節の拘縮や筋力の低下を防ぐ
②食欲を亢進させ、便秘を予防する
③新陳代謝を促進し、**基礎代謝量を増加**させる
④気分を爽快にして、ストレスを軽減させる
⑤呼吸や循環のはたらきを活発にさせる
⑥中性脂肪を減少させる
⑦1回心拍出量を増加させる
⑧最大換気量を増加させる
⑨**免疫力を向上**させる
⑩耐糖能を上昇させる

　令和元年（2019年）の国民健康・栄養調査の運動習慣のある者の割合（20歳以上で1回30分以上の運動を週2回以上実施し、1年以上持続している者の割合）は、男性33.4％、女性25.1％でした。**運動習慣のある者の割合で最も高い年齢階級は、男女共70歳以上でした。**

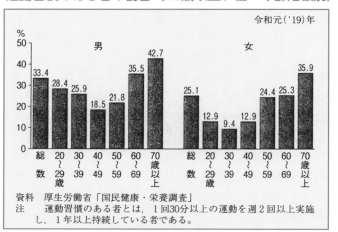

運動習慣のある者の割合（20歳以上、性・年齢階級別）

（出典）厚生労働統計編「国民衛生の動向 2022/2023」P92，厚生労働統計協会，2022年

レクリエーション

　レクリエーションは、人間の社会的欲求・知的（心理的）欲求・身体的欲求をみたすものです。余暇を利用して、休養や楽しみになる活動や経験をし、仕事や勉強の疲れから回復することは、健康を増進していく上でとても大切なことです。

　レクリエーションは、ゆとりと楽しみをつくりだし、心理的安定や生きがいづくりにつながります。さらに、社会活動の中で行われれば、相互のコミュニケーションを促進し、共同で行うことの喜びをつくりだす効果が上がります。

　また、レクリエーションは地域の環境・社会資源のひとつであるという捉え方もされています。各種レクリエーション施設、レクリエーション活動の状況は、地域で暮らす人々の健康に大きな影響を与えます。

　さらに、精神障害のある人のデイケア・プログラム、高齢者デイ・サービスのレクリエーションなど、集団援助技術（グループワーク）においても、グループメンバーひとりひとりの個別性を生かしながら、対等で、お互いに協力し高めあう関係を生み出す有効な方法として使われることが多くなっています。

| 第110回 | 午後問題2 | 解答はP85 |

[問題17] 平成29年（2017年）の国民健康・栄養調査において、男性で運動習慣のある割合が最も多いのはどれか。

　　1．20〜29歳　　　2．40〜49歳　　　3．60〜69歳　　　4．70歳以上

19. 休息と睡眠

　人が働き続けるためには休息が必要です。身体や脳に蓄積された疲労を取り除くためにも、しっかりと休息をとる必要があります。特に大切なのが睡眠による休息で、脳の疲れをとるには充分な睡眠が不可欠です。

　令和元年（2019年）の国民健康・栄養調査によると、20歳以上の1日の平均睡眠時間は6時間以上7時間未満の割合が最も高く、男性32.7％、女性36.2％でした。6時間未満の者の割合は、男性37.5％、女性40.6％で、性・年齢階級別にみると男女とも50歳台で最も高く、男性は49.4％、女性は53.1％でした。

　人は夜になるとなぜ眠くなるのでしょうか？　毎日決まった時間に寝ていると習慣になるからでしょうか。確かにこれも影響していますが、実は私達は**約1日（24〜25時間）ごとの周期で繰り返される生物学的リズム（体内時計）を持っている**のです。そのリズムを**サーカディアンリズム（概日リズム）**といいます。サーカディアンという語源はラテン語で「およそ1日」という意味です。サーカディアンリズムの主な機能は、眠りに重要なきっかけを与え、体温をコントロールすることです。体温が高いときは最も注意力が高く、活動に向いています。逆に体温が最も低くなったときは、活動するより休息した方がいいわけで、眠気を感じるのです。このように一定の時刻がくると自然に眠くなり、一定時間眠ると自然に目が覚めるという睡眠−覚醒のサイクルがサーカディアンリズムの代表です。その他にも、ホルモン系（**メラトニン**など）の変動も影響します。たとえば、昼間の光を感じると、体内時計は睡眠を促すメラトニンの分泌を抑え、体を目覚めた状態にしておこうとします。ですからこのリズムが破壊されると健康（自律神経、内分泌、代謝など）に深刻な影響を及ぼします。

　さて、睡眠中は意識レベルが下がり、体も動きませんから誰が見ても大概寝ていることが分かります。しかし寝ている状態でも、起きているときと同じように一生懸命考えたりして、頭を働かせているときがあります。そうです。夢を見ているようなときです。眠っている人をよく観察していると、このように頭を働かせているときと、頭の働きも眠りについているときの差が分かります。夢を見ているときは眼球がピクピク動いているのです。これを急速眼球運動＝Rapid Eye Movementといいます。そこで夢を見ているときは、その頭文字をとって、**REM睡眠**と呼んでいます。そして夢も見ずに頭も眠っている状態、つまり眼球が動いたりしない状態をNREM＝**non-REM睡眠**と分けて表現しています。健康な人は、ノンレム睡眠から眠りに入り、その後レム睡眠へと移行し、約90分程度のサイクルでレムとノンレムを繰り返しています。

第102回	午前問題13	解答はP85

[問題18]サーカディアンリズムの周期はどれか。

　　1．約8時間　　　2．約12時間　　　3．約24時間　　　4．約48時間

Check!
出題基準番号
I-2-A

20. 清潔と衣生活

　ヒトは恒温動物です。常に体温を外界より高く保ち、内部環境の恒常性を維持していますが、「衣服」を脱いだり着たりすることで、外界の環境温度の変化へ容易に対応することができます。そのほかにも、紫外線、害虫、アレルギー源、塵埃や有害物質などの物理的・化学的刺激から身を守り、擦過傷などを防ぎます。また、皮膚から排泄される水分や皮脂、垢を吸着させて、皮膚を清潔に保つ役割も果たしています。

　さらに着衣は、冠婚葬祭などにおける礼服や、職種を象徴する制服などその場に適した衣服を選択して着用するといった社会的意義も持っています。

　また、衣服には心理的意義もあり、その人の好みや気持ちが反映される自己表現になります。好みのものや納得して選択したものを着用していると満足感が得られ、前向きな気持ちになるなど、気分や態度、さらに行動まで影響されることが考えられます。

　「衣服」が外界の刺激から身を守るのと同時に、皮膚・粘膜にも身体内部を守る働きがあります。身体内部の水分量を調節したり、皮膚血管の収縮・弛緩により温度調整をしたりして、身体内部の恒常性を保っているのです。皮膚や衣服の清潔が保たれないと、感染が起きやすい状態になってしまい、皮膚・粘膜の外界に対する防衛機能が落ちてしまいます。

　人間が清潔を保持する行動は、幼いころから身についた習慣や、「さっぱりする」という感覚的な動機づけで行われていますが、対象者の中には、健康障害や治療のために、身体機能や行動制限があり、清潔行動を自ら行えなかったり、行おうという気力さえわかない人もいます。清潔に関する援助を行うことは、感染のリスクを下げて身体内部を守ることにつながりますから、たいへん重要なことです。

　さらに、清潔援助は、静水圧・浮力・温熱作用・循環促進作用・発汗作用などが身体機能に直接働きかけ、体位変換や関節の屈伸運動も伴うため、自律神経系、呼吸系、心血管系、水分バランス（循環血液量）、筋骨格系などにさまざまな影響を及ぼします。

　看護師には、援助の作用・副作用および対象者それぞれの病態を考え合わせ、普段の生活に近い方法あるいは最も好む方法など、その人に適した方法でその人らしい装いができるように清潔援助する役割があります。

Check!
出題基準番号
I-2-A

21. ライフスタイル

多様化するライフスタイル

1．進む女性の社会進出

　従来、日本女性は結婚や出産によって、その時期に労働から離れてしまう傾向が強かったのですが、今日の社会では、育児休業からの復職、未婚女性の増加などの要因により女性の雇用率が上昇傾向を示しています。

　令和3年（2021年）の労働力人口総数に占める女性の割合は44.6％となっており、また労働力率は53.2％（男性71.4％）と前年に比べて0.3ポイント上昇しました。一方、女性就業者数は2,980万人となり、前年に比べ増加しました。

　（令和3年版「働く女性の実情」厚生労働省より）

２．国民の余暇時間の過ごし方

　余暇時間の充実をねらいとした、最近の国や企業の積極的な取り組み（週休２日制の導入、リフレッシュ休暇、ハッピーマンデーなど）によって国民の生活時間に余裕が生まれました。その結果、余暇時間を趣味や娯楽に打ち込む人達の割合が増加しました。

⊏参考⊐

　男女共に「CD・スマートフォンなどによる音楽鑑賞」が最も高く、男性が53.3％、女性が53.7％。次いで「映画館以外での映画鑑賞」が男性53.0％、女性52.4％となっています。

（令和３年「社会生活基本調査」総務省より）

３．生涯学習と広がる地域活動の場

　高度経済成長期以後、それまで仕事第一優先で働いてきた日本人の労働に対する価値観が多様化してくると、労働よりもむしろ「いきがい」や「心の豊かさ」を求める傾向が高まり、教養や資格を身につけるさまざまな学習活動や生涯教育、ボランティアへの参加といった活動が盛んに行われるようになりました。

⊏参考⊐

　過去１年間にボランティア活動を行った人の割合は、10歳以上人口の17.8％で５年前より8.2ポイント低下しています。

（令和３年「社会生活基本調査」総務省より）

４．多様化する若者のライフスタイル

①変容した若者同士のコミュニケーション

　近年、ITや携帯電話の普及により、若者の会話や連絡の手段はメールやインターネット（ブログ）等で行われるようになりました。

　これに伴って、「ネットいじめ」や「携帯電話のサイトを利用した青少年犯罪」等の新たな社会問題が深刻化してきています。

②増える「何もしない若者」

　ニート（職にも就かず、学校にも行かない若者）やパラサイト・シングル（学校を卒業しても親と同居し、生活面のすべてを親に依存している未婚の若者）の増加も問題となっています。

Check!
出題基準番号 I-2-A

22．ストレス

ストレスの現状

　12歳以上の人について日常生活での悩みやストレスの状況を調べた結果では、「悩みやストレスがある」と答えた人が47.9％、「ない」と答えた人が50.6％となっています。

　さらに、悩みやストレスのある人を性別にみると、男性43.0％、女性52.4％で男性より女性の比率が高くなっています。（令和元年「国民生活基礎調査」より）

　平成26年（2014年）に労働安全衛生法が改正され、平成27年（2015年）12月より労働者が50人以上いる事業所に対して「ストレスチェック」の実施が義務化されました。

12歳以上の者の悩みやストレスの原因（複数回答）、性・年齢階級別

(単位　％)　　　　　　　　　　　　　　　　　　　　　　　　　　　　　　　　　　　　　　令和元（'19）年

	悩みやストレスある															悩みやストレスない
	総数	家族との人間関係	家族以外との人間関係	生きがいに関すること	自由にできる時間がない	収入・家計・借金等	自分の病気や介護	家族の病気や介護	育児	家事	自分の学業・受験・進学	子どもの教育	自分の仕事	家族の仕事	住まいや生活環境	
総　　数	100.0 (47.9)	14.2	14.7	9.8	8.9	26.2	21.0	15.5	5.1	6.5	5.9	8.0	35.6	4.5	8.9	(50.6)
12～19歳	100.0 (35.3)	10.8	26.8	7.3	9.5	4.6	3.3	1.0	0.1	0.6	63.9	0.1	5.6	0.5	2.9	(60.7)
20～29	100.0 (47.7)	10.9	21.2	13.1	11.0	28.0	6.5	3.7	5.3	4.5	12.6	2.5	55.9	2.4	7.8	(51.3)
30～39	100.0 (54.7)	14.5	16.9	10.2	15.2	33.7	9.1	6.9	21.1	12.7	2.0	16.1	56.1	4.6	9.9	(44.6)
40～49	100.0 (55.0)	15.3	16.8	8.8	11.7	34.2	12.1	12.5	9.0	8.5	2.5	21.4	54.4	4.8	8.9	(44.2)
50～59	100.0 (54.3)	15.8	15.8	9.1	8.5	31.9	17.5	23.9	0.9	5.2	1.1	8.8	48.2	7.3	9.7	(44.9)
60～69	100.0 (43.5)	15.3	11.6	10.3	6.6	27.0	26.9	24.0	0.2	4.6	0.1	1.0	24.5	5.8	10.4	(55.3)
70～79	100.0 (40.7)	14.3	8.4	10.1	4.5	18.7	38.0	19.8	0.1	5.1	0.1	0.3	7.0	3.7	9.6	(57.1)
80歳以上	100.0 (47.6)	11.7	5.2	9.8	2.5	9.6	55.2	18.2	0.0	6.5	0.0	0.1	2.9	2.2	7.5	(49.4)
（再　掲）65歳以上	100.0 (42.7)	13.7	8.1	10.2	4.4	17.7	41.1	20.1	0.1	5.4	0.1	0.5	8.6	3.6	9.2	(55.1)
75歳以上	100.0 (45.3)	12.5	6.1	9.7	2.9	12.5	49.5	18.9	0.1	6.2	0.0	0.2	3.8	2.6	8.3	(51.9)
男	100.0 (43.0)	10.3	13.1	10.4	7.9	26.7	19.8	12.5	2.0	2.1	5.8	5.1	44.7	3.1	8.1	(55.4)
12～19歳	100.0 (31.0)	10.4	19.2	7.0	8.6	4.6	3.6	0.9	0.1	0.5	63.8	0.3	6.1	0.4	3.2	(65.0)
20～29	100.0 (42.4)	8.8	18.2	15.0	10.4	28.1	5.9	2.9	1.0	1.9	13.8	0.8	57.0	1.7	7.0	(56.5)
30～39	100.0 (48.8)	10.4	15.4	11.7	12.4	33.0	8.2	5.2	7.7	3.5	1.2	7.7	68.4	3.0	8.9	(50.3)
40～49	100.0 (49.5)	11.2	15.9	9.7	10.5	32.0	10.3	9.1	3.7	1.9	1.2	11.7	67.5	2.6	7.8	(49.4)
50～59	100.0 (49.2)	10.0	14.0	9.4	7.9	31.1	15.6	17.5	0.7	1.8	0.8	8.1	60.5	4.3	8.2	(49.8)
60～69	100.0 (38.9)	9.9	10.3	10.6	5.3	30.0	28.7	19.1	0.1	1.7	0.2	1.4	33.9	4.4	9.6	(59.9)
70～79	100.0 (35.9)	11.2	7.1	10.4	3.5	21.1	40.4	17.4	0.0	2.1	0.1	0.4	10.7	3.5	9.6	(62.0)
80歳以上	100.0 (44.3)	9.8	4.3	9.7	2.0	10.8	52.8	22.5	0.0	3.9	0.0	0.2	4.2	1.9	8.0	(52.8)
（再　掲）65歳以上	100.0 (38.1)	10.5	7.1	10.4	3.5	20.5	41.9	19.0	0.0	2.5	0.1	0.5	13.2	3.2	9.2	(59.8)
75歳以上	100.0 (41.2)	10.2	5.4	9.9	2.5	14.2	48.7	20.5	0.0	3.3	0.0	0.2	5.8	2.4	8.7	(56.1)
女	100.0 (52.4)	17.1	15.9	9.3	9.7	25.8	21.9	17.7	7.5	9.7	5.9	10.3	28.6	5.6	9.5	(46.1)
12～19歳	100.0 (40.0)	11.1	32.9	7.5	10.1	4.6	3.0	1.1	0.1	0.7	64.1	0.0	5.2	0.5	2.6	(56.0)
20～29	100.0 (53.0)	12.5	23.7	11.4	11.5	27.9	7.0	4.4	8.8	6.7	11.7	3.8	55.0	2.9	8.5	(46.2)
30～39	100.0 (60.4)	17.7	18.1	9.0	17.5	34.4	9.9	8.2	31.5	19.9	2.5	22.6	46.5	5.7	10.8	(39.0)
40～49	100.0 (60.4)	18.6	17.6	8.1	12.7	36.0	13.7	15.2	13.3	13.7	3.5	29.2	43.8	6.5	10.8	(39.0)
50～59	100.0 (59.0)	20.5	17.2	8.9	9.0	32.4	19.0	28.9	1.0	7.8	1.4	9.4	38.5	9.7	10.8	(40.3)
60～69	100.0 (47.9)	19.5	12.6	10.1	7.6	24.6	25.5	27.9	0.2	6.8	0.0	0.6	17.3	6.8	11.0	(50.9)
70～79	100.0 (44.9)	16.4	9.3	9.9	5.2	17.1	36.4	21.5	0.1	7.3	0.1	0.2	4.4	3.8	9.6	(52.8)
80歳以上	100.0 (49.7)	12.9	5.7	10.0	2.7	8.9	56.6	15.8	0.1	8.1	0.0	0.1	2.2	2.4	7.2	(47.3)
（再　掲）65歳以上	100.0 (46.6)	15.9	8.7	10.1	5.0	15.8	40.6	20.8	0.1	7.4	0.0	0.2	5.5	3.8	9.2	(51.2)
75歳以上	100.0 (48.3)	14.0	6.5	9.6	3.2	11.5	50.0	17.9	0.1	8.0	0.0	0.1	2.5	2.7	8.0	(48.9)

資料　厚生労働省「国民生活基礎調査」
注　1）　入院者は含まない。　　2）　悩みやストレスの項目は抜粋してある。
　　3）　（　　）内の数値は，それぞれの世帯人員数（不詳を含む）を100としたときの割合（％）である。
　　4）　「悩みやストレスある」の総数には「恋愛・性に関すること」「結婚」「離婚」「いじめ，セクシュアル・ハラスメント」「妊娠・出産」「その他」「わからない」および「不詳」を含む。

(出典) 厚生労働統計協会編「国民衛生の動向 2022/2023」 P424，厚生労働統計協会，2022年

ストレスとホルモン

カナダの内分泌学者**セリエ,H.**（Selye,H.）は、その著書「現代生活とストレス（The Stress of Life）」の中で、ストレス反応はホルモンや自律神経の活動によるというストレス理論（汎適応症候群）を提唱しました。

ストレスが加わると、視床下部から副腎皮質刺激ホルモン放出ホルモンが分泌されて、それが引き金となって**脳下垂体前葉からACTH（副腎皮質刺激ホルモン）**が分泌されます。また、ストレスによって交感神経が興奮すると、**交感神経の節後線維からノルアドレナリン**が分泌されます。このノルアドレナリンは副腎髄質を刺激し、**副腎髄質からアドレナリンとノルアドレナリン**が分泌されます。このようにストレスによって分泌されるホルモンは、**血圧や血糖値を上昇**させてストレスに耐える準備をします。

第108回	午前問題3	解答はP85

[問題19]セリエ,H.が提唱した理論はどれか。
1．危機モデル　　2．ケアリング　　3．セルフケア　　4．ストレス反応

23. 喫煙、嗜好品

出題基準番号　I-2-A

喫　煙

「国民健康・栄養調査」では、喫煙習慣者の割合は令和元年（2019年）で**男性27.1%**、女性7.6%という結果が得られています。

たばこの煙に含まれている数千とも数万ともいわれている化学物質は、人の体に多くの悪影響をもたらします。喫煙者は**肺癌**のほか、**食道癌や胃癌**などの各種のがん、**虚血性心疾患（冠動脈疾患）**、**閉塞性肺疾患（肺気腫・慢性気管支炎他）**、**肝疾患**、**胃・十二指腸潰瘍**など種々の疾患に罹患する危険性が高くなります。さらに、**妊婦の喫煙**により**低出生体重児**、**呼吸器疾患**、**乳幼児突然死症候群**の危険も高まります。

今の日本の現状をみますと、たばこと健康に関する国民の関心が高まっており、公的な場における喫煙対策、未成年者に対する喫煙をなくす対策が進められています。平成15年（2003年）5月施行の健康増進法には、「受動喫煙の防止に関する規定」が盛り込まれました。

喫煙と肺癌の関係（ブリンクマン指数）

ブリンクマン指数（Brinkman Index：BI）は、喫煙が人体に与える影響をわかりやすく数値をもとに表したもので、その値が大きいほど人体への悪影響も大きく、肺癌に罹る確率が高くなります。

ブリンクマン指数（BI）＝1日の平均喫煙本数×喫煙年数

BIの値が400以上で「肺癌危険群」、600以上で「高度肺癌危険群」になります。さらに閉塞性肺疾患（COPD）などの診断の参考に用いられます。

喫煙習慣者の割合

(単位　%)

	平成7年 ('95)	12 ('00)	17 ('05)	22 ('10)	27 ('15)	28 ('16)	29 ('17)	30 ('18)	令和元 ('19)
男性	52.7	47.4	39.3	32.2	30.1	30.2	29.4	29.0	27.1
女性	10.6	11.5	11.3	8.4	7.9	8.2	7.2	8.1	7.6

（資料）厚生労働省「令和元年 国民健康・栄養調査」

 嗜好品

　嗜好品とは、栄養摂取が目的ではなく、摂取した際の刺激（味覚・嗅覚・心身の高揚感）を楽しむための飲食物のことで、お茶やコーヒー、たばこ、アルコールなどがあります。

　嗜好品によっては過剰摂取によって、健康へ影響を及ぼす可能性があります。

　　アルコール…肝障害

　　たばこ………肺癌、動脈硬化など

 出たよ

第112回	午前問題3	解答はP85

[問題20] 喫煙指数（Brinkman〈ブリンクマン〉指数）を算出するために、喫煙年数のほかに必要なのはどれか。

　1．喫煙開始年齢　　2．受動喫煙年数　　3．家庭内の喫煙者数

　4．1日の平均喫煙本数

生活環境

Check!
出題基準番号
I-2-B

24. 水質、大気、土壌

1. 水質汚染

　水質汚染は主に工場排水、生活排水、廃棄物等が安全処理されることなく、河川、湖沼、港湾、沿岸海域等に流出及び投棄されることによって起こります。また、さまざまな化学物質やし尿等が原因で、水中の栄養塩類（リン、窒素など）が過剰となり、これによって植物プランクトンが大量に繁殖する赤潮なども広い意味で水質汚染に含まれます。

　一方、生活環境に目を向けると、私達の生活に欠かすことのできない水道水（飲料水）井戸水、風呂用水※等の生活用水が汚染されることによって起こる健康被害も大きな社会問題を引き起こします。

※レジオネラ菌による健康被害

　　レジオネラ菌は本来、河川や土壌等の自然環境に生息していますが、家庭用24時間風呂や**循環式浴槽**を持つ共同入浴施設の浴槽内でも容易に増殖し、汚染された水が何らかの形で体内に入ると**レジオネラ肺炎**を引き起こすことがあります。

2．下水道

　家庭から排水される生活排水や工場などから排出される工業排水を下水管で集めて浄化、処理するのが下水道の役割です。

日本の下水道の現状

　わが国の令和3年度末（2021年度末）の下水道普及率は80.6％でした（公益社団法人日本下水道協会）。以前よりもその普及率は上昇していますが、世界の先進諸国と比べると立ち遅れが否めないのが現状です。

3．上水道

　イメージとしては、水道の蛇口から流れてくる水が上水道ということになります。私たちの生活にとって欠かすことのできない安全で良質な水を供給するのが上水道の役割です。

日本の上水道の現状

　一方、上水道（簡易水道、専用水道も含む）の普及率は98.1％（令和2年／厚生労働省）でした。こちらは、ほぼ全国的に普及しています。

上水道の水質基準

　上水道の水質基準については水道法および厚生科学審議会生活環境水道部会が定める水質管理目標設定項目によって規定されています。

主な規定項目

大腸菌	：検出されないこと
カドミウム	：0.003mg/L以下
鉛	：0.01mg/L以下
鉄	：0.3mg/L以下
フッ素	：0.8mg/L以下
総トリハロメタン	：0.1mg/L以下
水銀	：0.0005mg/L以下

4．大気汚染

　大気汚染は、世界保健機関（WHO）により、「戸外の大気中に人工的に発生した汚染物質が、住民に不快感を起こし広い領域に渡って公衆衛生上の危害を与える状態」と定義されています。

大気汚染を引き起こす主な原因物質

1．**硫黄酸化物（例：二酸化硫黄など）**

　　　主な発生源は工場の煙で、四日市公害（喘息）の主因になりました。

2．**窒素酸化物（例：二酸化窒素など）**

　　　主として自動車から発生します。

　　　二酸化窒素は大気中で紫外線と反応して光化学スモッグの原因となります。

　　　（注意）**硫黄酸化物や窒素酸化物は「酸性雨」の原因にもなります。**

3．**浮遊粒子状物質**

　　　10μm以下の粒子で、これが大気中に浮遊するといわゆる「スモッグ」の原因になります。火山灰などの自然発生的なものと、工場などから発生する人為的なものの両方が原因となります。

⊂参考⊃PM2.5（Particulate Matter2.5）

　大気汚染物質の代名詞として、一度はニュースなどで耳にしたことがあることと思います。PM2.5は、大気中に浮遊する微小粒子状物質のうち、粒子径が2.5μm以下のものをいいます。粒子が小さい分だけ、吸入による健康被害が大きく、大きな社会問題になっています。

４．ダイオキシン類

・ダイオキシンは炭素、酸素、水素、塩素が熱せられるような過程で非意図的に生成する物質で、主に廃棄物の焼却施設などが発生源となります。

・毒性が強く、発がん性や内分泌攪乱作用が指摘されています。

・水に溶けにくく脂肪に溶けやすいため、体内の脂肪組織に蓄積されやすいといわれています。

・規制に関わる法律には、ダイオキシン類対策措置法、大気汚染防止法、廃棄物処理法などがあります。

５．光化学オキシダント（オゾン、アルデヒドなど）

　炭酸水素や**窒素酸化物**などが紫外線により化学反応してできます。浮遊粒子状物質と共に光化学スモッグの原因となります。

地球温暖化対策

　大気中に放出される**二酸化炭素は温室効果ガス**とも呼ばれ、**地球温暖化の原因**となります。平成９年（1997年）12月には、わが国において「気候変動に関する国際連合枠組み条約会議：COP３」が開催され、先進国の温室効果ガス排出量の削減目標を定めた「京都議定書」が採択されました。

5．土壌汚染

　土壌汚染対策法によって規定されています。主な規制物質として６価クロム、ヒ素、銅、カドミウムなどがあります。

出たよ

| 第110回　　午前問題3 | 解答はP85 |

[問題21] 大気汚染物質はどれか。

　１．フロン　　２．カドミウム　　３．メチル水銀　　４．微小粒子状物質（PM2.5）

Check!
出題基準番号
I-2-B

25．食品衛生

　国民の食に対する関心度が一層高まり、安全性を求めるニーズがますます多様化してきています。食品の安全性を規定する法律は沢山ありますので、重要なものは整理して覚えておきましょう。

１．食品衛生法

　飲食に起因する衛生上の危害の発生を予防し、公衆衛生の向上と増進に寄与することを目的とする法律です。対象は食品だけではなく、**食品添加物**、**器具容器包装**、**おもちゃ**、洗

剤等も含まれます。

〈主な規定項目〉

①食品関係営業者への営業許可

②有害食品など消費者に害を及ぼす食品の販売禁止

③食品規格基準の表示義務

　食品の名称、原材料名、消費期限、保存期間、製造年月日、製造者の氏名、製造所の所在地、遺伝子組み換え食品の表示、アレルギー食品の表示、などが義務づけられています。

④上記の項目の指導監督を行うための「食品衛生監視員」の設置

⑤食中毒の届出義務（医師に対して）

⑥食品添加物の規制

⑦残留農薬の規制

⑧ポジティブリスト制度導入

⊂参考⊃ポジティブリスト制度

　平成15年（2003年）の食品衛生法に基づき、食品中に残留する農薬、飼料添加物および動物用医薬品（農薬等）について、一定の量を超えて農薬等が残留する食品の販売等を原則禁止するという制度です。

2．食品安全基本法

　食品供給過程の各段階における安全性を確保し、国民の健康への影響を未然に防止することを目的としています。「食品安全委員会」の設置もこの法律の役割です。

3．食品衛生に関するその他の法律

①JAS法（農林物質の規格化及び品質表示の適正化に関する法律）

②BSE対策特別措置法

KEYWORD ▶▶▶

牛海綿状脳症

　牛海綿状脳症（Bovine Spongiform Encephalopathy）と**クロイツフェルト・ヤコブ病**（CJD）との関連性は今のところ確認されていませんが、諸外国の研究によると、両者の関連性は高く、特に病原体においてはほぼ同型の「プリオン」によるものという報告がなされています。わが国についても、CJDの発病を受け、食品安全対策におけるBSE対策の視点から、CJDの予防が行われています。

▶▶ KEYWORD

出たよ

第100回	午後問題3	解答はP85

[問題22] 牛海綿状脳症〈BSE〉に対する食品安全対策の目的はどれか。
bovine spongiform encephalopathy

1．A型肝炎の予防　　　2．鳥インフルエンザの予防
　　hepatitis A　　　　　　　　　　　avian influenza

3．サルモネラによる食中毒の予防　　4．クロイツフェルト・ヤコブ病の予防
　　　　　food poisoning　　　　　　　　　　　　Creutzfeldt-Jakob disease

26. 住環境

出題基準番号 I-2-B

住環境

　住環境は、私たちにとっては最も身近な生活環境に相当する場であり、会社、学校、住宅等の室内環境がこれに相当します。室内環境で最も重要となるのが照明、音（騒音）、室内の空気質などです。

1．照明

　太陽光（自然照明）や人工照明（蛍光灯）などによって室内の適正照度を保ちます。室内での通常作業の際には150ルクス以上の照度が必要とされています。
（事務所衛生基準規則・室内環境基準より）

2．音（騒音）

　住宅を主とする地域では、**環境基本法**により、騒音に関しての環境基準が定められています。

> 昼間（6〜22時）：55dB以下
> 夜間（22〜6時）：45dB以下

※環境基本法は、主に**大気汚染・水質汚染・土壌汚染・騒音**に関する環境基準を定めています。（振動・悪臭・照明などについては法律が異なります）

3．室内の空気質

　室内空気汚染物質は、「建築基準法」や「室内空気汚染物質の室内濃度指針値」によって規定されています。

①一酸化炭素

　ヘモグロビンと親和性が強く、一般に血中の一酸化炭素濃度が10〜20％を超えると息切れや頭痛などの症状が起こります。さらに、濃度が60％を超えると**呼吸中枢麻痺**により、死に至ります。

②二酸化窒素

　室内の場合は、室内暖房器具や調理用器具が発生源となります。**肺気腫**や**気管支炎**等の呼吸器疾患を引き起こします。

③ダニ、かび

　発生源はエアコンの吹き出し口や、室内の塵埃などです。**気管支喘息**などの**アレルギー疾患**の原因になります。

④アスベスト

　保熱等の目的で天井や壁に吹き付けられたアスベストが飛散し、それを吸引することによって肺癌、特に**中皮腫**を引き起こします。現在は、**労働安全衛生法**、**大気汚染防止法**、**廃棄物処理及び清掃に関する法律**等によって、その取り扱いや使用が厳しく規制されています。

KEYWORD ▶▶▶ ･････････････････････････

シックハウス症候群

　室内の空気質汚染が原因で引き起こされるもので、大きな社会問題にもなった疾患です。新築の家や新しい家具などを購入した場合、壁紙や建材、家具の塗料に**ホルムアルデヒド**（＝ホルマリン）が含まれていると、これが空気中に揮発することによって頭痛

I　健康および看護における社会的・倫理的側面について基本的な知識を問う

や気分不快を生じます。

▶▶▶ **KEYWORD**

I

健康および看護における社会的・倫理的側面について基本的な知識を問う

| 第111回 | 午前問題3 | 解答はP85 |

[問題23] シックハウス症候群に関係する物質はどれか。
sick house syndrome
　1．アスベスト　　　2．ダイオキシン類　　　3．放射性セシウム
　4．ホルムアルデヒド

社会環境

Check!
出題基準番号
I-2-C

27. 職業と健康障害

　多くの人は職業を持っています。そして、職業の場、つまり労働を行う環境から健康障害を引き起こしてしまうこともあります。そのため、事業主には、労働安全衛生法によって、労働による健康障害の発生予防に関するさまざまな規定の実施が求められています。

職業性疾病とは

　職業性疾病とは、ある特定の職業に従事することによって発生するもので、その仕事を続けている人に発症するリスクのある病気です。また職業性疾病と同じ意味で「業務上疾病」という言葉が使われますが、こちらは労働基準法で用いられる法律用語で、労働者の業務上の負傷・疾病を指し、必要な療養費・休業療養中の賃金の支払い等が義務付けられています。

　職業性疾病を引き起こす原因（誘因）には、さまざまなものが挙げられますが、大きく分けると次の3つに区分できます。

> 物理的要因……高気圧障害、職業性難聴など
> 化学的要因……じん肺、有害ガス中毒、有機溶剤中毒、重金属中毒など
> 作業条件………頸肩腕障害、災害性腰痛など

　令和元年（2019年）厚生労働省「業務上疾病発生状況調査」によると、業務上疾病の中で最も多かったのが**負傷に起因する疾病**に該当する**災害性腰痛**です。全体の61.8％を占めています。なお、令和3年（2021年）では災害性腰痛が全体の20.8％と大幅に変動していますが、これは新型コロナウイルス感染症の罹患を含んだためとなっています。

⊏参考⊐

　業務上で起こる腰痛には、災害性腰痛と非災害性腰痛があります。

　災害性腰痛は重量物の取り扱い中などに急激に発症する腰痛で、いわゆる「ぎっくり腰」がこれに相当します。

　一方、非災害性腰痛は、中腰の姿勢や長時間固定した姿勢でいるなど、腰に負担がかかる作業を続けることで徐々に発症するタイプの腰痛です。

業務上疾病発生状況

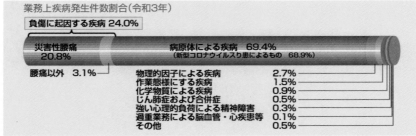

（出典）厚生労働統計協会編「図説 国民衛生の動向 2022/2023」P 113，厚生労働統計協会，2022年

VDT作業

近年、パソコン情報処理機器の普及による健康被害が増加しています。**VDT（visual display terminal）**作業による健康被害は、パソコンの画面を長時間見続けることによって生じ、**眼精疲労（視力障害）、頭痛、肩こり**などの症状を引き起こします。

こうした状況を受け、厚生労働省は昭和60年（1985年）に、「VDT作業のための労働衛生上の指針」を打ち出し、作業の軽減や作業時間の制限を図りました。しかし、依然として健康被害を訴える作業者が減少しないため、平成14年（2002年）4月に新たな指針として「**VDT作業における労働衛生管理のためのガイドライン**」を策定しました。下記にガイドライン指針の一部を示します。

1日の作業時間	一連続作業時間	作業休止時間	小休止	その他の事項
他の作業を組み込むこと又は他の作業とのローテーションを実施することなどにより、1日の連続VDT作業時間が短くなるように配慮すること。	1時間を超えないようにすること。	連続作業と連続作業の間に10〜15分の作業休止時間を設けること。	一連続作業時間内において1〜2回程度の小休止を設けること。	・椅子は背もたれがあるものが望ましい ・VDT画面からの視距離は40cm以上

じん肺

じん（塵）肺とは、空中に浮遊する微粒子や粉じんを吸入し続けることによって、肺に生じる疾患の総称です。鉱山、**炭坑**、トンネル工事や建設業など粉じんの多い環境でみられる代表的な**職業性疾病**の1つです。粉じんとは粉のように細かい粒子の総称ですが、じん肺の原因となる粉じんには**アスベスト**（石綿）、遊離珪酸、活性炭アルミニウム、黒鉛などがあります。進行によって気管支炎や気管支拡張症等に進行していきます。

その他の代表的な職業性疾病

昔からよく知られている代表的な職業病（職業性疾病）には次のようなものがあります。

①アスベスト ——— 肺癌・中皮腫
②ベンゼン中毒 ——— 骨髄性疾患（再生不良性貧血など）
③ベンジジン ——— 膀胱癌
④振動器具 ——— 白ろう病
⑤ヒ素 ——— 皮膚癌

第111回　午後問題3　　　　　　　　解答はP85

[問題24]職業性疾病のうち情報機器〈VDT〉作業による健康障害はどれか。

1．じん肺　　2．視力障害　　3．振動障害　　4．皮膚障害

28. 労働環境

Check!
出題基準番号
I-2-C

労働環境

労働安全衛生法→労働者の安全と健康を守るための法律です。

（主な規定項目）
①労働衛生管理の展開（作業環境管理、作業管理、健康管理）
②職場の健康管理者の選定とその設置基準
③労働衛生教育の実施
④事業者への責任の明記
⑤トータル・ヘルスプロモーション

A．労働衛生管理の目的

1．作業環境管理

作業環境を把握して有害物質を取り除き、良好な作業環境を確保します。

2．作業管理

作業内容や作業時間をチェックします。有害な物質や有害なエネルギーとなる要因を管理し、労働者への影響を少なくします。

3．健康管理

健康診断の実施とその結果に基づく事後措置、健康指導を行い労働者の健康状態を把握して、労働者の健康障害を未然に防ぎます。

B．トータル・ヘルスプロモーション

「労働者を対象とした心と身体の両面に主眼をおいた健康づくり」と解されます。

C．その他

産業医の設置：常時50人以上の職場では専任で置かなければなりません。

第108回　午後問題3　　　　　　　　解答はP85

[問題25]労働安全衛生法に規定されているのはどれか。

1．失業手当の給付　　2．労働者に対する健康診断の実施
3．労働者に対する労働条件の明示
4．雇用の分野における男女の均等な機会と待遇の確保

労働基準法

労働基準法には、労働に関するさまざまな内容が規定されています。その中でも長時間労働の制限や休憩・休日、年少者を守るための内容は労働環境を守る上で重要な事項です。

1．労働時間：1日の労働時間

原則として１週間に**40時間**以上、１日に８時間を超えて労働させてはならない。（第32条）

2．休　　憩：８時間労働の場合は１時間の休憩時間（第34条）

3．休　　日：原則、週に１回の休日、年10日の有給休暇（労働者が（1）６か月間継続勤務し、（2）その６か月の全労働日の８割以上出勤した場合）（第39条）

4．年少者　：満15歳に達しない児童を使用してはならない。（第56条）

例外　マスコミ関係、映画業界

深夜業→満18歳未満の者は午後10時以後は労働させてはならない。（第61条）

母性保護のための労働環境

女性が仕事を妊娠・出産後も継続できる労働環境を支援するために、母性保護や育児・就業の両立を法的な立場から保障した法律があります。労働基準法、男女雇用機会均等法、育児・介護休業法などがその代表例といえるでしょう。

1．労働基準法における女性保護規定

①産前産後の休業：妊婦が請求した場合に、雇用主は産前６週間（多胎児は14週間）の休業を与えなければなりません。また、産後は請求の有無にかかわらず、８週間の休業を与えることが雇用主の義務となっています。（ただし、６週間を経過した本人が、就業を請求し医師の許可がある場合には、就業させてもかまいません）

②妊産婦の危険有害業務就業：申請すれば、時間外労働・休日労働・深夜業が制限されます。

③育児時間の請求：生後１年に満たない児を持つ女性は、１日２回・各30分の育児時間をとることができます。

④生理休暇の請求：本人の請求によって、雇用主は生理休暇を与えなければなりません。

2．男女雇用機会均等法における女性保護規定

正式名は「雇用の分野における男女の均等な機会及び待遇の確保に関する法律」といいます。もともとは雇用時の男女差別の禁止を義務付ける法律ですが、職場でのセクシャルハラスメントの防止や、妊産婦の通院日の確保等、女性保護に関する規定も盛り込まれています。

①母子保健法に基づく「保健指導・健康診査」を受けるための通院時間の確保

事業主は、雇用する女性労働者が、母子保健法の規定による保健指導または健康診査を受けるために、必要な通院時間を確保しなければなりません。この規定によって、下記に示す通院日が確保されています。

（妊娠中）妊娠23週までは４週間に１回

妊娠24週～35週までは２週間に１回

妊娠36週～出産までは１週間に１回

（産後一年以内）主治医の指示による。

②妊産婦への適切な措置

妊産婦が健診に基づく指導事項を守ることができるように、事業主は適切な措置を

講じなければなりません。適切な措置とは、「時差通勤」「混雑しない通勤経路への変更」「勤務時間の短縮」「休憩時間の延長」「休憩回数の増加」「作業の制限」などで、妊婦健診を受けている医師により「母性健康管理指導事項連絡カード」に指示内容を記載してもらい、事業主に措置を求めることができます。

※母性健康管理指導事項連絡カードは、厚生労働省のホームページからダウンロードできます。

3．育児・介護休業法における女性保護規定

正式名称は「育児休業、介護休業等育児又は家族介護を行う労働者の福祉に関する法律」といいます。

①育児休業

　労働者（男女）は、1歳に満たない子を養育するために、育児休業（最長2年）を取得することができます。

②時間外労働免除

　育児（小学校就学前）・介護を行う労働者は、男女を問わず月24時間、年間150時間を超える時間外労働を免除してもらう請求ができます。

③子の看護休暇

　小学校就学前の子を養育する労働者は、事業主に申し出ることにより、1年に5日まで、病気やケガをした子の看護のために休暇を取得することができます（2人以上の場合は年10日）。令和3年（2021年）1月1日からは時間単位での取得も可能となりました。

※企業には育児休業中の賃金支払い義務はありませんが、雇用保険から休業開始時賃金日額の67％（ただし育児休業の開始から6か月経過後は50％）相当額の手当が支給されます。なお、育児時間（労働基準法）の請求は女性だけですが、育児休業は男性も請求できます。

出たよ

第112回	午前問題4	解答はP85

[問題26]休憩時間を除いた1週間の労働時間で、超えてはならないと労働基準法で定められているのはどれか。

1．30時間　　2．35時間　　3．40時間　　4．45時間

Check!
出題基準番号
I-2-C

29．ワーク・ライフ・バランス

「ワーク・ライフ・バランス」という言葉を、みなさんもどこかで聞かれたことがあるのではないでしょうか。

歴史をたどると、ワーク・ライフ・バランスの考え方は1980年代のアメリカで、女性の社会進出や共働き家族の増加といった背景から生まれ、先進国を中心に浸透してきました。

日本では、**平成19年（2007年）12月に内閣府から「仕事と生活の調和（ワーク・ライフ・バランス）憲章」が策定**され、それ以降徐々に浸透してきました。憲章の中には、「誰もがやりがいや充実感を持ちながら働き、個人の生活についても多様な働き方を選択・実現し

ていく社会を目指すこと」と明記されています。

　看護師にとってのワーク・ライフ・バランスとは、どのようにとらえればよいでしょうか。まず、日本の現状として、就職後、数年経過すると離職する状況が多くみられます。特に20代後半から30代にかけての看護師の離職率は高く、一度離職すると再度職場復帰をする看護師が少ないのが現状です。なぜ職場復帰をする看護師が少ないのでしょうか。多くの看護師は病院や施設で勤務をしています。2交替や3交替といった勤務体系により、昼夜を問わず勤務をしています。結婚や出産などのライフイベントを経験するたびに、仕事との両立が困難となり、退職や職場復帰が困難な状態に陥ってしまいます。

　学生のころから看護師を志し、希望に胸を膨らませながら働いていたというのに、仕事を辞めざるを得ない状況になってしまうのです。辛い状況ですね。

　辞めていくばかりで職場復帰をする看護師が少ないということは、当然のことながら病院や施設での慢性的な看護師不足を引き起こし、患者への援助の質を低下させてしまいます。こういった状況を打開するために、個人の生活状況に合わせた働き方ができるよう、多様な勤務形態の普及・実施に取り組むようになりました。

　ワーク・ライフ・バランスとは、「看護師が自身の生活を尊重した環境の中で、仕事と生活を両立させることができる」という取り組みのことであると理解しましょう。

第107回	午後問題4	解答はP85

[問題27]仕事と生活の調和（ワーク・ライフ・バランス）憲章が策定された年はどれか。
　　1．1947年　　2．1967年　　3．1987年　　4．2007年

医療保険制度の基本

Check! 出題基準番号 I-3-A　30. 医療保険の種類

　日本の医療保険は「国民皆保険」の形式をとっています。すべての国民に医療保険制度を適用し（強制加入）、医療給付を行うのが国民皆保険です。具体的には、健康保険法、船員保険法、国家公務員共済組合法、地方公務員等共済組合法、私立学校教職員共済組合法、国民健康保険法の6つの法律を根拠として、そのどれかに全国民を適用することで、皆保険を実現しています。ただし、生活保護を受ける時は国民健康保険の適用が除外され、生活保護の医療扶助によって医療給付が行われます。

　6つの法律を根拠としている医療保険は、大きく分けると3つに区分することができます。分け方の基準は、次の3つです。

　・サラリーマンが加入するもの

　・自営業者が加入するもの

　・75歳以上の後期高齢者が加入するもの

　そして、これら3つの区分の中に、それぞれ、もう少し詳しい区分が組み込まれています。まず、サラリーマンが加入する医療保険からみていきましょう。

　サラリーマンが加入する医療保険は「**被用者保険**」あるいは「**職域保険**」と呼ばれてい

ます。ただ、一口に「サラリーマン」といっても、さまざまな形態があります。そこで、被用者保険はさらに次のように分類されています。

職域（被用者）保険（サラリーマンが加入する医療保険）

1．一般企業のサラリーマンが加入するもの　⇒　健康保険
2．船員（海運会社等に勤めるサラリーマン）が加入するもの　⇒　船員保険
3．公務員が加入するもの　⇒　共済組合保険

※さらに、健康保険は、中・小企業のサラリーマンは「**全国健康保険協会管掌健康保険**」、大企業のサラリーマンは「**組合管掌健康保険**」に加入します。また、共済組合保険も国家公務員、地方公務員、私立学校教職員、の違いにより、「**国家公務員共済組合保険**」「**地方公務員共済組合保険**」「**私立学校教職員共済組合保険**」の３つに細分化されます。

　次に、自営業者が加入する医療保険ですが、こちらは「**国民健康保険**」と呼ばれています。この保険も細かく分類すると、都道府県と市町村が運営するものと、同業者の組合が運営するものの２つに分かれます。

国民健康保険（自営業者が加入する医療保険）

1．都道府県と市町村が運営するもの
2．同業者の組合が運営するもの

　３つ目は75歳以上の高齢者が加入する「**後期高齢者医療制度**」です。

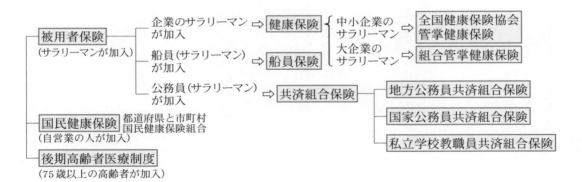

医療保険の自己負担

　職域保険と地域保険は、原則自己負担割合は**3割**です。一方、後期高齢者医療制度は原則**1割**です。

第112回	午後問題４	解答はP85

[問題28] 国民健康保険に加入している自営業者（40歳）の医療費の一部負担金の割合はどれか。
　1．1 割　　2．2 割　　3．3 割　　4．4 割

健康および看護における社会的・倫理的側面について基本的な知識を問う

Check! 出題基準番号 I-3-A

31. 国民医療費

　その年に全国の医療機関で支払われた診療費を、疾病の治療に限って推計したものを国民医療費といいます。令和元年（2019年）の診療種類別では、医科診療医療費（72.0%）、歯科診療医療費（6.8%）、薬局調剤医療費（17.7%）、入院時食事・生活医療費（1.8%）、訪問看護医療費（0.6%）などです。

令和元年度国民医療費

　令和元年度（2019年度）の国民医療費は**44兆3,895億円**で、前年度より9,946億円増加しました（2.3%増）。人口1人当たりの国民医療費は**35万1,800円**で、前年度の34万3,200円に比べて8,600円の増加（2.5%増）となっています。

年齢階級別にみた国民医療費の推移

　1人当たりの国民医療費を年齢階級別にみてみますと、令和元年度（2019年度）は65歳未満が19万1,900円、65歳以上が75万4,200円、75歳以上が93万600円となっています。65歳以上は65歳未満の約4倍、75歳以上は約5倍となっており、**年齢が高くなるほど、医療費も上昇傾向**を示しています。

年齢階級別国民医療費

令和元（'19）年度

	総数			医科診療医療費（再掲）			歯科診療医療費（再掲）			薬局調剤医療費（再掲）		
	国民医療費（億円）	構成割合（%）	人口1人当たり国民医療費（千円）	国民医療費（億円）	構成割合（%）	人口1人当たり国民医療費（千円）	国民医療費（億円）	構成割合（%）	人口1人当たり国民医療費（千円）	国民医療費（億円）	構成割合（%）	人口1人当たり国民医療費（千円）
総　　数	443 895	100.0	351.8	319 583	100.0	253.3	30 150	100.0	23.9	78 411	100.0	62.1
65歳未満	173 266	39.0	191.9	117 189	36.7	129.6	17 971	59.6	19.9	32 925	42.0	36.5
0～14歳	24 987	5.6	164.3	17 212	5.4	113.2	2 540	8.4	16.7	4 662	5.9	30.6
15～44	52 232	11.8	126.0	33 608	10.5	81.0	6 966	23.1	16.8	10 154	12.9	24.5
45～64	96 047	21.6	285.8	66 369	20.8	197.5	8 465	28.1	25.2	18 110	23.1	53.9
65歳以上	270 629	61.0	754.2	202 395	63.3	564.0	12 179	40.4	33.9	45 485	58.0	126.8
70歳以上（再掲）	226 953	51.1	835.1	170 537	53.4	627.5	9 449	31.3	34.8	37 831	48.2	139.2
75歳以上（再掲）	172 064	38.8	930.6	130 171	40.7	704.0	6 413	21.3	34.7	28 110	35.8	152.0

資料　厚生労働省「国民医療費」
（出典）厚生労働統計協会編「国民衛生の動向2022/2023」P231，厚生労働統計協会，2022年

出たよ

第110回	午後問題3	解答はP85

　[問題29] 平成28年（2016年）の人口1人当たりの国民医療費で最も近いのはどれか。

　　1．13万円　　　2．23万円　　　3．33万円　　　4．43万円

Check! 出題基準番号 I-3-A

32. 高齢者医療制度

　毎年増え続ける医療費高騰の対策として、国は75歳以上の高齢者にも保険料と医療費の一部の負担を課すための法律「**高齢者の医療の確保に関する法律**」を採択し、この法律に基づいた医療保険制度「**後期高齢者医療制度**」（平成20年4月）をスタートさせました。こ

の医療保険制度における被保険者、保険者、保険料は次のように決められました。

1．被保険者
　①**75歳以上**の後期高齢者
　②**65歳以上75歳未満**で一定程度の障害の状態にあると広域連合が認めた者

2．保険者（運営団体）
　全市町村が加入する都道府県の「後期高齢者広域連合」

3．保険料
　1割を自己負担
　4割を各医療保険の保険者が負担
　5割を国、県、市町村の税金でまかなう
　（注）自己負担率は原則1割負担ですが、一定以上の所得がある人または一定以上の所得
　　　　者がいる世帯の人は2割または3割負担となります。

| 第111回 | 午前問題4 | | 解答はP85 |

[問題30] 後期高齢者医療制度の被保険者は、区域内に住居を有する（　）歳以上の者、および65歳以上（　）歳未満であって、政令で定める程度の障害の状態にあるとして後期高齢者医療広域連合の認定を受けた者である。
　（　）に入るのはどれか。
　1．70　　2．75　　3．80　　4．85

Check!
出題基準番号
I-3-A
33．給付の内容

　被保険者から掛け金を預かって運営し、国民（被保険者）にサービスを提供する側が保険者ですが、そのサービスに相当する内容が「保険給付」です。
　医療保険の保険給付には**医療給付**と**現金給付**があります。

1．医療給付
　物品や処置のようにお金以外で提供されるサービスのことをいいます。
①療養給付
　実際に病気になったり、ケガをしたときに病院などの医療機関で受ける「診察」、「薬剤、治療材料の支給」、「処置」、「**手術**」、「病院、診療所への入院」などのサービスのことをいいます。
②高額療養費
　高額な医療費を払ったときに、決められた限度額を超えた部分の金額が後から戻ってくる制度のことをいいます。
③訪問看護療養費
④入院時食事療養費

第103回　午前問題4　　解答はP85

[問題31] 国民医療費に含まれる費用はどれか。
1．予防接種　　2．正常な分娩　　3．人間ドック　　4．入院時の食事

２．現金給付
現金で支給されるサービスです。

①傷病手当金
病気やケガ（ただし業務上や通勤途中に発生した傷病は除く）の療養で、仕事をすることができなくなった場合に支給される手当金です。通常は休養４日目より標準報酬日額の３分の２が支給されます。

②出産育児一時金
被保険者本人やその被扶養者が出産した際に支給される現金給付です。**産科医療補償制度**に加入している医療機関において出産した場合には、上記制度に係わる費用が上乗せされますので、出産１児につき、一律50万円が支給されます。（産科医療補償制度加算対象出産でない場合は48万8000円）

KEYWORD ▶▶▶

産科医療補償制度

分娩に関連して発症した脳性麻痺児とその家族の経済的負担の速やかな補償と、脳性麻痺が発症した原因の分析を行い、脳性麻痺の再発防止と再発防止に資する情報を提供することにより、紛争の防止や早期解決、産科医療の質の向上を目的としています。公益財団法人医療評価機構が運営しています。

▶▶▶ KEYWORD

③出産手当金
被保険者本人が出産のため仕事を休んだ際、下記の期間中に支給される手当金のことをいいます。

分娩日前42日（多胎児妊娠の場合は98日）
分娩日後56日

上記の期間は、標準報酬日額の３分の２に当たる金額が支給されます。

④埋葬料
被保険者本人やその被扶養者の死亡の際に支給されます。

被保険者本人　　５万円
被扶養者　　　　５万円

医療保険の適用外（医療費に含まれないもの）

医療保険に加入して、普段から掛け金を払っていれば、病気やケガをしたとき、さまざまな医療サービスを受けることができます。ただし、下記に示すような場合は、たとえ医療保険に加入していても保険給付を受けることはできません。つまり、掛かったお金はすべて自己負担になります。これを医療保険の適用外といいます。

①正常の妊娠や分娩費用
②健康診断（診査）、人間ドック、予防接種に関する費用
③固定した障害の義眼や義肢などの費用
④患者負担の差額室料や歯科治療の差額分
⑤美容整形
⑥先進がん医療治療

第109回	午前問題4	解答はP85

[問題32]健康保険法による療養の給付の対象はどれか。

1．手　術　　2．健康診査　　3．予防接種　　4．人間ドック

介護保険制度の基本

Check!
出題基準番号 I-3-B
34. 保険者

　介護保険の保険者、つまりサービスを提供する側は、「国民にとって最も身近」という観点から**市町村、特別区（東京23区）**となっています。その上で、国、都道府県、医療保険者、年金保険者が支えあっています。

第108回	午前問題4	解答はP85

[問題33]介護保険制度における保険者はどれか。

1．市町村及び特別区　　2．都道府県　　3．保健所　　4．国

Check!
出題基準番号 I-3-B
35. 被保険者

　介護保険も社会保険の1つですから、もちろん「保険者」と「被保険者」の両方があります。介護保険の保険者は市町村か特別区（東京23区）になります。
　一方、被保険者は下記の2つに分かれています。

　　第1号被保険者：65歳以上
　　第2号被保険者：40歳以上65歳未満で医療保険に加入している者

　第1号被保険者の場合、介護が必要になった時点で、無条件で介護保険のサービスを受けることができます。しかし、第2号被保険者の場合は、ある条件を満たさないと介護保険としてのサービスを受けられません。介護保険の第2号被保険者が介護保険のサービスを受けるためには、「介護を要するようになった原因が、介護保険法で定める特定疾病に限られる」という条件が課せられています。

	第1号被保険者	第2号被保険者
加入者 (対象者)	65歳以上	40歳から64歳までの医療保険に加入している人
保険者	各市町村、特別区 (国、都道府県、医療保険者、年金保険者が支えあう)	
サービスが利用 できる人	寝たきり、認知症等で介護を必要とする(要介護状態)人 家事や身支度など日常生活に支援が必要な状態(要支援状態)の人	初老期の認知症、脳血管障害など、加齢に伴う病気(※特定疾病)によって、要介護、要支援状態になった人
サービスの 利用方法	日常生活に必要な介護保険のサービスを選び、各事業者と契約を結んで利用する	左記同様
費用負担	原則1割負担	1割負担

介護保険法で定める特定疾病

①がん（医師が一般に認められている医学的知見に基づき回復の見込みがない状態に至ったと判断したものに限る）
②関節リウマチ
③筋萎縮性側索硬化症
④後縦靱帯骨化症
⑤骨折を伴う骨粗鬆症
⑥初老期における認知症
⑦進行性核上性麻痺、大脳皮質基底核変性症及びパーキンソン病
⑧脊髄小脳変性症
⑨脊柱管狭窄症
⑩早老症
⑪多系統萎縮症
⑫糖尿病性神経障害、糖尿病性腎症および糖尿病性網膜症
⑬脳血管疾患
⑭閉塞性動脈硬化症
⑮慢性閉塞性肺疾患
⑯両側の膝関節または股関節に著しい変形を伴う変形性関節症

出たよ

第109回 午前問題3	解答はP85

[問題34] 介護保険の第2号被保険者は、（　）歳以上65歳未満の医療保険加入者である。（　）に入る数字はどれか。

　1．30　　2．40　　3．50　　4．60

36. 給付の内容

介護保険で支給される介護サービスは現物給付が基本となります。介護保険のサービス（給付）の内容は、要介護度（**状態区分は7つ**）によって異なりますが、大まかにいうと「**要支援**」認定者では予防給付（**介護予防給付**）、「**要介護**」認定者では**介護給付**が支給されます。

区分支給限度額（月額）1単位10円

要支援1	5,032単位
要支援2	10,531単位
要介護1	16,765単位
要介護2	19,705単位
要介護3	27,048単位
要介護4	30,938単位
要介護5	36,217単位

1. 予防給付

要支援と認定される方の多くは、まだ予防によって改善の余地が見込まれる場合が多いので、介護も「予防の意味をこめた介護サービス」が主体となります。すなわち「予防介護（介護予防給付）」が提供されます。具体的には、**介護予防サービス**と「**地域密着型介護予防サービス**」が含まれます。

2. 介護給付

要介護と認定された方に支給されるサービスです。要介護者の場合は、残念ながら重症で症状も進行している場合が多いので、手厚い介護が今すぐリアルタイムで必要になります。ですから、提供されるサービスも「予防」と言う文字が外れた「介護給付」になります。主なサービスには、訪問サービスが中心となる「**居宅サービス**」、施設に入所して手厚い介護を受ける「**施設サービス**」、夜間の介護も可能となる「**地域密着型介護サービス**」などがあります。

※上記の介護保険サービスを受ける場合、原則的な利用者の負担は**1割**です（1号被保険者で一定以上の所得者の場合は所得に応じて2割もしくは3割）。

地域支援事業（介護予防事業）

介護保険そのもののサービスではありませんが、この他にも「非該当」と認定された高齢者を対象とした地域支援事業（介護予防事業）があります。

サービス等の種類

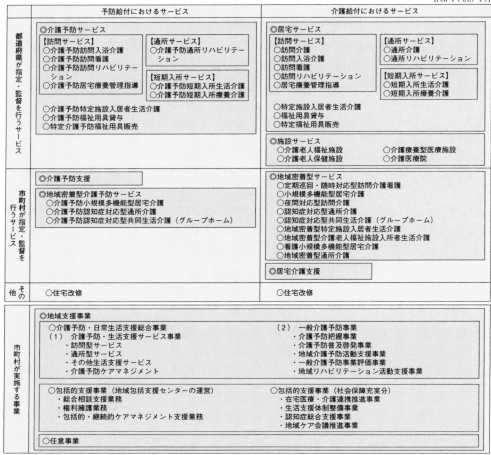

令和4('22) 4月

（出典）厚生労働統計協会編「国民衛生の動向 2022/2023」P237, 厚生労働統計協会, 2022年

| 第111回 | 午後問題4 | 解答はP85 |

[問題35] 介護保険における被保険者の要支援状態に関する保険給付はどれか。
1. 医療給付　　2. 介護給付　　3. 年金給付　　4. 予防給付

出題基準番号 I-3-B

37. 要介護・要支援の認定

要介護認定の手続き

　介護保険を利用したい場合は、**保険者である市町村や特別区で申請手続き**をして、「**介護認定**」を受ける必要があります。

　介護認定は「一次判定」と「二次判定」の二段階で行われます。

一次判定：市町村から調査員が訪問し、74項目の基本調査を実施することで判定します。判定はコンピューターで行われます。

二次判定：医師、看護師、福祉関係者等からなる**介護認定審査会**が開催され、ここで最終的な介護支援の具体的な内容が決定されます。要介護認定を受けた人は、要

支援１・要支援２・要介護１・要介護２・要介護３・要介護４・要介護５の**７段階**のうち、いずれか１つの区分に判定されます。

また、要介護と認定されなかった人は「**非該当**」と判定されます。

※当然のことではありますが、要介護度が上がれば、それだけ手厚い介護が必要になるため、介護保険で支払われる支給限度額も増額されることになります。たとえば、居宅サービスの場合では、「**要介護５**」が36,217単位／月で、支給限度額としては**最も高額**になります。

⊂参考⊃介護支援専門員

平成12年（2000年）から実施された介護保険導入に伴い制度化された職種で「ケアマネジャー」とも呼ばれています。介護認定に必要な調査や居宅介護支援の主な部分を行います。ケアマネジメントとして**居宅サービス計画の立案**を行います。

第110回	午前問題４	解答はP85

[問題36]要介護認定の申請先はどれか。

1．市町村　　2．診療所　　3．都道府県　　4．介護保険審査会

38. 地域支援事業

出題基準番号 Ⅰ-3-B

地域支援事業は、要介護状態になることを予防し、要介護状態になった場合には地域において可能な限り自立した日常生活を営むことができるよう支援することを目的とした事業のことです。この事業は、平成18年（2006年）４月に介護保険が改正されたとき創設され、市町村が主体となって行うことになりました。

地域支援事業は、**介護予防・日常生活支援総合事業、包括的支援事業、任意事業**の３つを軸にして地域の高齢者を守り支えています。

１．介護予防・日常生活支援総合事業

介護予防・日常生活支援総合事業には、２つの施策があります。内容は下記の表を参照してください。

種類	介護予防・生活支援サービス事業	一般介護予防事業
対象者	・要支援認定を受けた者 ・要支援者に相当する状態の者	・65歳以上のすべての高齢者 ・上記高齢者の支援のために活動に関わる者
事業内容	・訪問型サービス ・通所型サービス ・その他の生活支援サービス ・介護予防ケアマネジメント	・介護予防把握事業 ・介護予防普及啓発事業 ・地域介護予防活動支援事業 ・一般介護予防事業評価事業 ・地域リハビリテーション活動支援事業

２．包括的支援事業

包括的支援事業は、①～④の４つが事業内容になります。

①地域包括支援センターの運営

・総合相談支援業務

・権利擁護業務

・包括的、継続的ケアマネジメント支援業務

・介護予防ケアマネジメント業務

・地域ケア会議の充実

②在宅医療・介護連携推進事業

③認知症総合支援事業

・認知症初期集中支援事業、認知症地域支援・ケア向上事業など

④生活支援体制整備事業

・コーディネーターの配置、協議体の設置など

②〜④の事業は、平成26年（2014年）の介護保険法の改正に伴い、新たに追加された事業です。これらの事業も**地域包括支援センター**が主となって行っています。地域包括支援センターとは、地域で暮らす利用者に対して支援を行う際の中核的な機関で、**介護保険法**で制定された施設のことです。

運営主体は市町村で、職員は保健師、主任ケアマネジャー、社会福祉士の３職種を配置し、業務を行っています。また、被保険者とサービス関係者などからなる地域包括支援センター運営協議会が設置され、公正、中立で適切な運営が確保されるようにしています。

3．任意事業

市町村が独自の工夫をしながらサービスを展開しています。①〜③の３つが事業内容になります。

①介護給付費などの適正化事業

②家族介護支援事業

③その他事業

第107回	午前問題4	解答はP85

[問題37] 介護保険法に基づき設置されるのはどれか。

1．老人福祉センター　　2．精神保健福祉センター　　3．地域包括支援センター

4．都道府県福祉人材センター

基本的人権の擁護

39．個人の尊厳

世界人権宣言において開催されている国際連合総会の中で平成３年（1991年）に決議された内容で、「高齢者のための国連原則」があります。内容は、自立・参加・ケア・自己実現・尊厳の原則です。年齢や性別、社会的身分、経済状態、あるいは意識レベル、障害の有無、認知症の程度といったことには一切影響を受けることなく、個人ひとりひとりが大切であるという考え方です。そのためには、**患者や家族の思いが最優先**されなければなりません。

40. 患者の権利

出題基準番号 I-4-A

　患者の権利を守ることを**権利擁護（アドボカシー）**と呼んでいます。一般的にアドボカシーとは、「**権利擁護**」や「**権利の代弁**」といった意味に訳されます。

　患者は「**知る権利**」と同時に「**拒む権利**」があり、確かな情報に基づいて、自己決定した上で、**最高の医療、看護を受ける権利**を有し、さらにプライバシー保護の権利が守られるべきです。日本看護協会による**倫理規定**の中に、「看護者は、人間の生命、人間としての尊厳及び、権利を尊重する」とあります。

　また、患者の権利に関するWMAリスボン宣言では、すべての人に良質の医療を受ける権利や、いかなる治療段階においても他の医師の意見（**セカンドオピニオン**）を求める権利があるとしています。

尊厳死の権利

　人工的に生かされている状態よりも「人間としての尊厳を保った自然な死」を望むことを尊厳死といいますが、回復の見込みがない患者が生存中に発効する尊厳死の意思表示書を**リビングウィル**といいます。

第110回	午後問題4	解答はP85

　[問題38]患者の権利について適切なのはどれか。
1．患者は入院中に無断で外泊できる。
2．患者は治療後に治療費の金額を決定できる。
3．患者はセカンドオピニオンを受けることができる。
4．患者は自分と同じ疾患の患者の連絡先を入手できる。

41. 自己決定権と患者の意思

出題基準番号 I-4-A

　これまでの医療では「患者の人権」は後回しにされ、医師が決めた治療方針に患者が口出しすることはできませんでした。このような時代背景には「**パターナリズム**」（父権主義、患者は医師を信用し、口出しせずに言うとおりにしていればよい、という考え方）が根強く息づいており、患者の人権を擁護する考え方は、まだ芽生えてはいませんでした。

　しかし、1960年代に入ると、アメリカや欧米を中心に「患者の人権擁護運動」の機運が高まり始め、患者の権利、すなわち、①真実を知る権利、②**自己決定権（患者が自らの治療法を選択したり、治療を拒否したりする権利）**、③人格権（患者のプライバシーを守る権利）等を保護しよう、という考え方が広く支持され、受け入れられるようになりました。こうして「アドボカシー（権利擁護）」という言葉が定着し始めると、この理念に基づいた「**インフォームド・コンセント**」や「**クオリティオブライフ**」といった理念が次々と生まれ、今日のような「患者本位の医療」を第一とする社会の実現をみるようになったのです。

I

健康および看護における社会的・倫理的側面について基本的な知識を問う

第93回	問題5	解答はP85

[問題39]患者の自己決定を擁護する看護師の行動で**誤っている**のはどれか。

1．患者が理解できない説明は省略する。　　2．患者の希望を尊重する。
3．患者に説明し同意を得る。　　4．患者が質問する機会を作る。

Check! 出題基準番号 I-4-A

42. インフォームド・コンセント

「医師や看護師は患者に対して十分情報を提供し、治療方針において理解、納得の上で同意、選択、あるいは拒否する権利が守られるよう最大限の努力をすべきである」という考え方です。一般に「**説明と同意**」という意味に解されています。今日では患者の選択権の行使の促進に不可欠なものとなっています。

世界医師会における「**ヘルシンキ宣言**」において、初めてこの言葉が使われ、その後、欧米で起こった公民権運動や社会的平等思想の後押しを受けて、今日のような「患者の自己決定権」を尊重する理念として構築されました。

第111回	午前問題5	解答はP85

[問題40]患者の選択権の行使を最も促進するのはどれか。

1．父権主義　　2．医師の裁量権　　3．コンプライアンス
4．インフォームド・コンセント

Check! 出題基準番号 I-4-A

43. ノーマライゼーション

障害の有無にかかわらず、「**障害者が健常者と同等に生活し活動する社会**」の理念から生まれました。これにより、**すべての人が差別されることなく同じように生活できる**という考え方を示しています。

・1950年代にデンマークの社会福祉法に登場し、その後スウェーデンやアメリカで発展しました。
・具体的には、「バリアフリー」化の促進　→　駅や道路などの公共の場におけるスロープやエレベーターの設置などです。

バリアフリー
障害のある人が社会生活をしていく上で障害（バリア）となるものを除去することです。

物質的なバリア	段差や車椅子で通る際の道幅、視覚障害者にわかりにくい表示など
制度的なバリア	障害の存在によって、得られる資格や級の制限を受けること
文化・情緒面での バリア	文化活動をするチャンスや情報を得る機会が平等でないこと
意識上のバリア	認識や理解が足りないために、障害者の行動の妨げになるような行為を行なう。言動によって相手を傷つける、差別することなど

第103回　午前問題5　　　　　　　　　　　　　　　解答はP85

[問題41]全ての人が差別されることなく同じように生活できるという考え方を示しているのはどれか。

　　1．ヘルスプロモーション　　2．ノーマライゼーション
　　3．プライマリヘルスケア　　4．エンパワメント

Check!
出題基準番号
I-4-A

44. 情報管理（個人情報の保護）

個人情報保護法の成立

　高度情報通信社会の進展に伴って、個人情報の漏洩や悪用を防止する目的から平成15年（2003年）5月に「個人情報の保護に関する法律」（個人情報保護法）が成立しました。これによって

　　　①個人情報の利用目的の特定
　　　②個人情報の安全管理
　　　③第三者への提供の制限

などが義務づけられ、本人の同意を得ず、むやみに個人の情報を持ち出したり、他者に開示した場合は罰則が科せられるようになりました。

個人情報保護法と医療との関わり

　従来より、「患者情報の保護」という視点から保健師助産師看護師法における「守秘義務」が規定されていましたが、個人情報保護法の施行に伴って、さらに、患者が他院へ転院する際の個人情報の取り扱いやIT情報（電子カルテなど）の不正な外部への持ち出し、盗難等の新たな問題点が医療の現場で浮上してきています。

個人情報に関する医療トラブルを防止するために

　カルテや看護記録などの医療情報が外部に漏洩するのを防止することはいうまでもなく、患者情報の外部への提供が、該当者本人やその家族などに対して人権侵害や不利益をもたらすと予測される場合には情報提供を控えたり、また情報提供をするにあたっても、必ず患者本人の同意をとることが必要となります。

倫理原則

45. 自律尊重

出題基準番号 I-4-B

　自律とは、自由に独立して考え、自分で決めて行動することです。

　倫理原則における（患者の）「**自律尊重**」とは、**患者の考え方を敬い、その人が決めた選択を尊重する**という考え方です。臨床での患者の判断には、患者の知る権利の尊重が重要です。インフォームド・コンセントの考え方は、必要な情報をきちんと説明することによって患者の自律を尊重しています。また、患者が自分の決定に従って実行するには、他人からの制約があってはいけません。権利擁護（アドボカシー）という考え方もまた、患者の自律を尊重しています。

　例）一般に「病名を告知するべきである」という考えは、患者の「**自律尊重の原則**」を重視しています。

倫理原則

自律尊重	患者の決定を尊重し、従う。
善　行	患者の考える最善の利益を考慮し、そのために最善を尽くす。
公正、正義	利益や負担は平等に配分されなければならない。
誠実、忠誠	患者に対して正直で、義務に対して忠実でなければならない。
無危害	患者に危害を加えない、リスクを回避する。

46. 善　行

出題基準番号 I-4-B

　「**善行**」とは、**患者のために最善を尽くす**ことです。ここで注意しなければならない最善とは、あくまで患者の考える最善（**＝利益**）のことです。

　例）患者のアドバンス・ディレクティブ（事前指示）に基づいてDNAR（心肺蘇生法を実施しないこと）に従うことは、患者の考える最善に従うという「**善行の原則**」に基づいています。

第102回　午後問題4　　　　　　　　　　　　　　解答はP85

[問題42]倫理原則の「善行」はどれか。
　1．患者に身体的損傷を与えない。
　2．患者に利益をもたらす医療を提供する。
　3．すべての人々に平等に医療を提供する。
　4．患者が自己決定し選択した内容を尊重する。

Check! 出題基準番号 I-4-B 47. 公正、正義

日本を含めた東洋の考えに基づくと「正義」とは、道徳的に正しい行いを貫くような考え方です。しかし、看護倫理でいうところの「**公正、正義**」とは、西洋的な正義感のことで（医療を）**平等に分配する**ことを指しています。

「**公正、正義の原則**」では、性別や宗教によって患者が差別されてはいけないし、病気やケガによって収入が無くなったとしても、生活保護などによって最低限の医療を受ける権利を保障しています。

例）医療において高齢者に対する偏見や差別（エイジズム）は、「公正、正義の原則」に基づいて禁止されます。

出たよ

第107回	午後問題5	解答はP85

[問題43] 倫理原則の「正義」はどれか。
1. 約束を守る。　　2. 害を回避する。　　3. 自己決定を尊重する。
4. 公平な資源の配分を行う。

Check! 出題基準番号 I-4-B 48. 誠実、忠誠

「誠実」とは、「患者に対して正直でなければならない」という原則。

「忠誠」とは、「患者との間に生じた義務に対して忠実でなければならない」という原則です。

「**誠実、忠誠の原則**」とは、**患者に真実を告げ、嘘を言わず、患者との約束を必ず守る**ことで、患者との信頼関係（ラポール）の形成も義務付けています。

例）患者から「母には内緒にしておいて」として告げられた情報は、「**誠実、忠誠の原則**」に基づいて母親に伝えてはなりません。

Check! 出題基準番号 I-4-B 49. 無危害

「**無危害の原則**」とは、**患者に危害を加えてはならない**という原則です。ここでは、患者に危害を加えないのは当然として、患者に危険が起きるのを避ける責任も含まれます。

先に紹介した「善行の原則」と重複する部分もありますが、「善行の原則」は「患者に最善を尽くせ」という積極的な指示であるのに対し、「無危害の原則」は「患者に危害を加えてはいけない」という禁止命令です。

例）「今、病名を告知するべきではない」という判断は、告知することによって急変することが予測されるので、「**無危害の原則**」に基づいて判断されます。

ここでは、先の「自律尊重の原則」と矛盾しますが、医療における倫理原則はこのように対立することもよく起こります。

看護師等の役割

Check! 出題基準番号 Ⅰ-4-C
50. 説明責任〈アカウンタビリティ〉

説明責任（アカウンタビリティaccountability）とは、正確には「説明する責任」ではなく、本来は「**自分の行動や決断を説明し、不正があった場合は罰を受ける義務を負う**」という意味です。

看護師は、自分の行った看護行為について説明し、その行為の理由を述べる責任を負っているということです。

「**説明と同意（インフォームド・コンセント）**」は、患者の人権を擁護することを目的としています。それに対して「**説明責任（アカウンタビリティ）**」は、看護師の義務としての原則・倫理に基づいた、看護行為の説明を指しています。

Check! 出題基準番号 Ⅰ-4-C
51. 倫理的配慮

先の項目「倫理原則」では、看護師が守るべき倫理の原則を紹介しました。具体的な例では、「自律尊重の原則」に基づいてインフォームド・コンセントを行う、「善行の原則」に基づいてDNARに従う、「公正、正義の原則」に基づいてエイジズムに注意し、「誠実、忠誠の原則」に基づいてラポールの形成を図ります。

看護倫理は「より良い看護とは何か」を説くもので、法的な義務ではありませんし、ほとんどの場合で罰則もありません。しかし、だからこそ看護師としてのあり方を考える場合、倫理的に考えた看護行為を目指す必要があります。

臨床研究を実施する上での倫理的課題

患者を対象とした臨床研究を行う場合、その研究が常に倫理規定に沿って適正に行われているかどうかを審査する組織を**倫理委員会**といいます。患者の人格の尊重やプライバシーの保護等が常に配慮されているかを監視し、倫理的問題を未然に防止することが倫理委員会の主な役割となっています。

ICN看護師の倫理綱領（2021年版）

看護師の倫理に関する国際的な綱領は、昭和28年（1953年）に国際看護師協会（ICN）によって初めて採択されました。令和3年（2021年）に見直しと改訂に至りました。要旨としては以下の通りです。

看護師には4つの基本的責任がある。すなわち、健康を増進し、疾病を予防し、健康を回復し、**苦痛の緩和**と尊厳ある死の推奨である。看護のニーズはあらゆる人々に普遍的である。看護には、文化的権利、生存と選択の権利、尊厳を保つ権利、そして敬意のこもった対応を受ける権利などの人権を尊重することが、その本質として備わっている。看護ケアは、年齢、皮膚の色、信条、文化、障害や疾病、ジェンダー、性的指向、国籍、政治、人種、社会的地位などを尊重するものであり、これらを理由に制約されるものではない。看護師は、個人、家族、地域社会にヘルスサービスを提供し、自己が提供するサービスと関

連グループが提供するサービスの調整をはかる。

| 第106回 | 午後問題5 | 解答はP85 |

[問題44] 国際看護師協会〈ICN〉による看護師の倫理綱領における看護師の基本的責任はどれか。

1. 疾病の回復　　2. 医師の補助　　3. 苦痛の緩和　　4. 薬剤の投与

52. 権利擁護〈アドボカシー〉

出題基準番号 I・4・C

アドボカシー（advocacy）とは、本来「擁護」「支持」という意味をもつ言葉で、看護では主に「**患者の権利擁護**」の意味で用いられています。また看護師は、患者の権利が何らかの形で損なわれたとき、**アドボケーター**（advocater **権利擁護者＝代弁者**）としての役割を担っています。

> 例）Aちゃん（3歳、女児）は、病室で朝食を食べていた。そこに、医師が訪室して採血を行いたいと話したところ、Aちゃんは何も答えず下を向いて泣き始めた。その様子を見ていた看護師は、Aちゃんは朝食を中断して採血されるのは嫌だと思っているようなので、朝食後に採血して欲しいと医師に話した。この看護師の対応の根拠となる概念はどれか。
> 答：アドボカシー（第105回一般問題）

ここでは看護師が、Aちゃんの朝食を中断したくないという思いを擁護するために、医師と調整を図っています。このように、権利擁護（アドボカシー）は「患者が自分の権利・利益を守るための自己決定が出来るように患者を保護し、情報を伝え、支えること、さらに他の医療者との仲裁を行い、調整をすることである」と定義されます。

| 第108回 | 午後問題4 | 解答はP85 |

[問題45] 看護師が行う患者のアドボカシーで最も適切なのはどれか。

1. 多職種と情報を共有する。　　2. 患者の意見を代弁する。
3. 患者に害を与えない。　　4. 医師に指示を聞く。

保健師助産師看護師法

保健師助産師看護師法は、昭和23年（1948年）に制定されました。この法律は、看護師・保健師・助産師・准看護師の定義、免許取得要件、試験の受験資格、名称または業務の独占、業務上の一般的業務、法律違反に対する罰則（業務停止、**免許取り消し**など）、それぞれの基本事項を規定しています。

第108回　午後問題5　　　　　　　　　　　解答はP85

［問題46］看護師の免許の取消しを規定するのはどれか。
1．刑　法　　2．医療法　　3．保健師助産師看護師法
4．看護師等の人材確保の促進に関する法律

Check!
出題基準番号
I-5-A

53. 保健師・助産師・看護師の定義

保健師助産師看護師の定義

第1条：この法律は保健師、助産師及び看護師の資質を向上し、もって医療及び公衆衛生の普及向上をはかることを目的とする。

第2条：保健師とは厚生労働大臣の免許を受けて、保健師の名称を用いて保健指導に従事することを業とする者をいう。

第3条：助産師とは、厚生労働大臣の免許を受けて、助産又は妊婦、褥婦若しくは新生児の保健指導を行うことを業とする女子をいう。

第5条：看護師とは、厚生労働大臣の免許を受けて、傷病者若しくは褥婦に対する療養上の世話又は診療の補助を行うことを業とする者をいう。

※保健師助産師看護師法によって、保健師は名称独占、助産師、看護師、准看護師は名称独占と業務独占が規定されています。

免許

これらのいずれかに該当する者には免許が与えられないことがあります（相対的欠格事由）。

①罰金以上の刑に処せられた者

②保健師・助産師・看護師または准看護師の業務に関し、犯罪または不正の行為があった者

③心身の障害により保健師・助産師・看護師または准看護師の業務を適正に行うことができない者として厚生労働省令で定めるもの

④麻薬・大麻またはあへんの中毒者

免許が与えられたのちにおいて、相対的欠格事由に該当するようになったとき、または保健師・助産師・看護師または准看護師としての品位をそこなうような行為があったときは、免許を取り消されるか、または期間を定めて業務の停止を命ぜられることがあります。

業務独占と名称独占って何？

たとえば、保健師は「名称独占」ですから、保健師でないのに「私は保健師です」と名乗ってはいけない、ということになります。ただ、業務独占ではないので、保健師と名乗らなければ、他の職種（たとえば看護師）が保健師の業務をすることは理論上可能ということになります。一方、看護師は「名称独占」と「業務独占」ですから、看護師でないのに「看護師の仕事をしてはいけない」し、また「看護師と名乗ってもいけない」ことになります。

| 第111回 | 午後問題5 | 解答はP85 |

[問題47] 看護師免許を付与するのはどれか。

1. 保健所長　　2. 厚生労働大臣　　3. 都道府県知事　　4. 文部科学大臣

Check!
出題基準番号 I-5-A

54. 保健師・助産師・看護師の業務

私たち看護師に直接関係する法律です。

看護師の業務

・通常、医師の指示のもとに「診療の補助行為」を行います。診療の補助行為には、創部の消毒、応急手当（心臓マッサージなど）、内視鏡検査などの補助、**静脈内注射**などが含まれます。

・看護記録の作成

　　看護記録についての規定は保健師助産師看護師法にはありませんが、もちろん、その作成は看護師の日々の業務において重要な位置を占めています。看護記録は公的な書類として扱われますので、正確に事実を記録するために**ケアの終了後、直ちに記録**します。記録者は署名をし、修正箇所は2本線を引いて捺印します。個人情報なのでコピーをとってはいけません。なお、「看護記録の保存」については、下記に規定されています。

看護記録の保存に関する法規（法律）

①医療法（第22条）

②医療法施行規則（第21条）

③保険医療機関及び保険医療養担当規則（第9条）

　　①、②はいずれも保存期間を**2年**と定めています。

　　一方、③では保存期間を**3年**と規定しています。

　　⊏参考⊐カルテの保存（関係する法規）

　　　　医師法（第24条）：保存期間は5年

| 第105回 | 午後問題5 | 解答はP85 |

[問題48] 医師の指示がある場合でも看護師に禁止されている業務はどれか。

1. 静脈内注射　　2. 診断書の交付　　3. 末梢静脈路の確保

4. 人工呼吸器の設定の変更

Check!
出題基準番号 I-5-A

55. 保健師・助産師・看護師の義務
（守秘義務、業務従事者届出の義務、臨床研修を受ける努力義務）

守秘義務

　看護師に限らず、すべての医療従事者は、いかなる理由があっても**業務上知り得た人の秘密を他に漏らしてはなりません**。

　第42条の2：保健師・看護師又は准看護師は、正当な理由がなくその業務上知り得た人

の秘密を漏らしてはならない。保健師・看護師又准看護師でなくなった後においても同様とする。

第44条の４：業務上知り得た人の秘密を漏らした者は、６か月以下の懲役又は10万円以下の罰金に処す。

なお、助産師には刑法の中に、医師と並んで罰則付きの秘密漏洩禁止規定があります。

業務従事者届出の義務

どの地域にどれくらいの医療従事者がいるのかなどの実態を把握するため、保健師助産師看護師法第33条において、**２年ごと**の提出が義務づけられています。「業務に従事する保健師、助産師、看護師、准看護師は、厚生労働省令で定める２年ごとの年の12月31日現在における、氏名、住所などの定められた事項を、翌年１月15日までに勤務地の都道府県知事に届けなければならない」とされています。

臨床研修などを受ける努力義務

平成22年（2010年）から新人看護職員研修が努力義務となり、保健師助産師看護師法と、看護師等の人材確保の促進に関する法律に追加されました。保健師助産師看護師法には、「保健師、助産師、看護師及び准看護師は免許を受けた後も、臨床研修等を受け、その資質の向上に努めなければならないこと」と明記されました。これによって、看護の質の向上→医療安全の確保、新人看護師職員の早期離職防止が期待されています。

出たよ

| 第109回 | 午後問題５ | 解答はP85 |

[問題49]保健師助産師看護師法で規定されている看護師の義務はどれか。
1．研究をする。　　2．看護記録を保存する。
3．看護師自身の健康の保持増進を図る。
4．業務上知り得た人の秘密を漏らさない。

Check!
出題基準番号
I-5-A

56. 養成制度

国家試験受験資格は、以下のいずれかに該当するものと定められています。

受験資格

①文部科学省令・厚生労働省令で定める基準に適合するものとして、文部科学大臣の指定した学校教育法（昭和22年法律第26号）に基づく大学（短期大学を除く。以下「指定大学」という）において看護師になるのに必要な学科を修めて卒業した者その他３年以上当該学科を修めた者。

②文部科学省令・厚生労働省令で定める基準に適合するものとして、文部科学大臣の指定した学校（以下「指定学校」という）において３年以上看護師になるのに必要な学科を修めた者。

③文部科学省令・厚生労働省令で定める基準に適合するものとして、厚生労働大臣の指定した看護師養成所（以下「指定養成所」という）を卒業した者。

④免許を得た後３年以上業務に従事している准看護師又は学校教育法に基づく高等学校

若しくは中等教育学校を卒業している准看護師であって、指定大学、指定学校又は指定養成所において2年以上修業した者。

⑤外国の保健師助産師看護師法第5条に規定する業務に関する学校若しくは養成所を卒業し、又は外国において看護師免許に相当する免許を受けた者で、厚生労働大臣が①から③までに掲げる者と同等以上の知識及び技能を有すると認めた者。

⑥経済上の連携に関する日本国とインドネシア共和国との間の協定に基づき、日本語の語学研修及び看護導入研修を受け、かつ、研修の終了後、病院において看護師の監督の下で国家資格取得を目的として就労している外国人看護師候補者で、厚生労働大臣が①から③までに掲げる者と同等以上の知識及び技能を有すると認めた者。

⑦経済上の連携に関する日本国とフィリピン共和国との間の協定に基づき、日本語の語学研修及び看護導入研修を受け、かつ、研修の終了後、病院において看護師の監督の下で国家資格取得を目的として就労している外国人看護師候補者で、厚生労働大臣が①から③までに掲げる者と同等以上の知識及び技能を有すると認めた者。

⑧経済上の連携に関する日本国とベトナム社会主義共和国との間の協定及び看護師及び介護福祉士の入国及び一時的な滞在に関する日本国政府とベトナム社会主義共和国政府との間の交換公文に基づき、日本語の語学研修及び看護導入研修を受け、かつ、研修の終了後、病院において看護師の監督の下で国家資格取得を目的として就労している外国人看護師候補者で、厚生労働大臣が①から③までに掲げる者と同等以上の知識及び技能を有すると認めた者。

⑨過去に⑥又は⑦により受験資格を認められた者。

⑩保健婦助産婦看護婦法の一部を改正する法律（昭和26年法律第147号）附則第8項に規定する者。

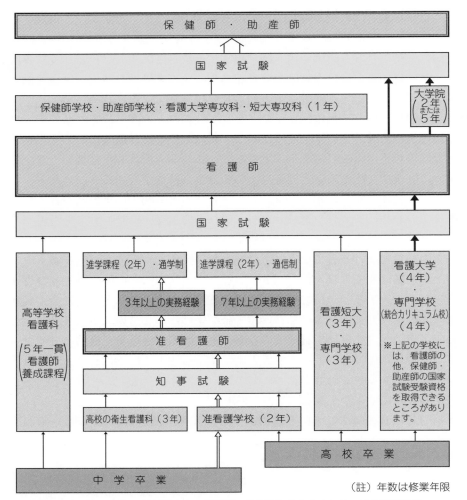

（註）年数は修業年限

※平成19年（2007年）4月以降から、保健師・助産師になるためには、看護師国家試
験にも合格しなければ免許が取得できなくなりました。
※大学院の出願資格には、①大学卒業（見込含）者のみ、②大卒（見込含）者および
修業年限4年以上の専修学校専門課程卒業（見込含）者など、各校によって違いが
あります。

看護師等の人材確保の促進に関する法律

Check!
出題基準番号
I-5-B
57. 目的、基本方針

看護師等の人材確保の促進に関する法律の目的と基本方針

　進む高齢化社会の現状を見据え、今後、医療や福祉の現場で働く看護職の人材確保を目
的に、厚生労働省は、平成2年（1990年）から「保健医療・福祉マンパワー対策本部」を
設置し、平成4年（1992年）には看護職員を育成、確保するための法律「看護師等の人材
確保の促進に関する法律」をスタートさせました。この法律には、看護師等の人材を確保
するための基本方針や、都道府県ナースセンター、中央ナースセンターの業務についての
規定が盛り込まれています。

人材確保

①看護師等の就業の動向に関する事項

②看護師等の養成に関する事項

③病院等に勤務する看護師等の処遇の改善に関する事項

④研修等による看護師等の資質の向上に関する事項

⑤看護師等の就業の促進に関する事項

⑥その他看護師等の確保の促進に関する重要事項

58. ナースセンター

近年の少子高齢化により、若年労働力人口の減少が見込まれています。そこで、看護職員の離職防止と、潜在看護職員の再就職に向けた取り組みがますます重要課題となってきています。離職対策の1つとして、院内保育施設の充実などが図られています。再就職の促進については、平成4年（1992年）から「**看護師等の人材確保の促進に関する法律**」に基づいて設置された、都道府県ナースセンターと中央ナースセンターの業務において、潜在看護職員の就業促進に取り組んでいます。

厚生労働省「令和2年衛生行政報告例（就業医療関係者）」によると、**看護職員**（保健師、助産師、看護師、准看護師を含む）**の就業者数は165万9,035人**で、そのうち看護師の就業者数は128万911人でした。

（参考）看護職員就業者数（令和2年）

保健師：5万5,595人、助産師：3万7,940人、看護師：128万911人、准看護師：28万4,589人

（出典）厚生労働省「令和2年 衛生行政報告例（就業医療関係者）」より

ナースセンターの主な業務には以下のものがあります。

①**看護職の就業状況の把握**

②**無料職業紹介**

③**研修会**（卒後教育をテーマにしたもの等）

④**看護に関する啓発活動**

⑤**病院経営者などに対して看護職確保に関する情報提供や相談を行なう**

〈注意〉平成22年（2010年）に「看護師等の人材確保の促進に関する法律」の一部が改正され、「病院等の開設者が、新人看護職員研修の実施や、看護職員が研修を受ける機会の確保のため、必要な配慮を行うよう努めなければならないこと」「看護職員本人の責務として、免許取得後も研修を受けるなど、自ら進んで能力の開発・向上に務めること」、すなわち、新人看護職員に対する臨床研修実施の努力義務が新たに付け加えられました。

第110回　午後問題5　　　　　　　　　　　　　　　　　　　　　　解答はP85

[問題50]看護師等の人材確保の促進に関する法律に規定されている都道府県ナースセンターの業務はどれか。

　1．訪問看護業務　　　2．看護師免許証の交付　　　3．訪問入浴サービスの提供

　4．看護師等への無料の職業紹介

Ⅰ章 出たよ🐾 解答一覧

問題1	3	問題2	3	問題3	3	問題4	3	問題5	2	問題6	2	問題7	3	問題8	2
問題9	3	問題10	2	問題11	2	問題12	2	問題13	3	問題14	3	問題15	2	問題16	2
問題17	4	問題18	3	問題19	4	問題20	4	問題21	4	問題22	4	問題23	4	問題24	2
問題25	2	問題26	3	問題27	4	問題28	3	問題29	3	問題30	2	問題31	4	問題32	1
問題33	1	問題34	2	問題35	4	問題36	1	問題37	3	問題38	3	問題39	1	問題40	4
問題41	2	問題42	2	問題43	4	問題44	3	問題45	2	問題46	3	問題47	2	問題48	2
問題49	4	問題50	4														

Ⅱ章 看護の対象
および
看護活動の場と看護の機能について
基本的な知識を問う

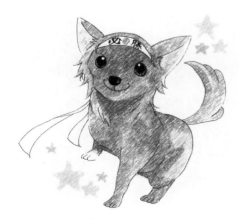

人間と欲求

Check! 出題基準番号 II-6-A

59. 基本的欲求

アメリカの心理学者アブラハム・ハロルド・**マズロー**（Maslow, A. H.）は、基本的欲求（基本的ニーズ）について下図のように区分し、下段の欲求が満たされなければ、上段の欲求は生じないという**階層論**を説きました。

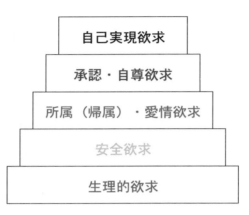

| 自己実現欲求 |
| 承認・自尊欲求 |
| 所属（帰属）・愛情欲求 |
| 安全欲求 |
| 生理的欲求 |

出たよ

| 第109回 | 午後問題17 | 解答はP132 |

[**問題1**]マズロー,A.H.の基本的欲求の階層構造で承認の欲求はどれか。

1．尊重されたい。　　2．休息をとりたい。　　3．他人と関わりたい。

4．自分の能力を発揮したい。

Check! 出題基準番号 II-6-A

60. 社会的欲求

社会的欲求は、二次的欲求ともよばれます。社会生活を通して生じるものであり、達成欲求、依存欲求、親和欲求、**帰属欲求**、**承認欲求**など、**自己実現のための欲求**が中心となります。

出たよ

| 第104回 | 午後問題5 | 解答はP132 |

[**問題2**]社会的欲求はどれか。

1．安全の欲求　　2．帰属の欲求　　3．睡眠の欲求　　4．排泄の欲求

対象の特性

トータルペイン（全人的な痛み）

近代ホスピスの創始者であるC.ソンダースは、末期がん患者が経験する苦痛をトータルペインと呼びました。トータルペインは4つの苦痛に分類されます。

C.ソンダースは患者の痛みをトータルペインとして捉え、患者と家族のQOLをできる限り良好にすることをホスピスケアの理念としました。

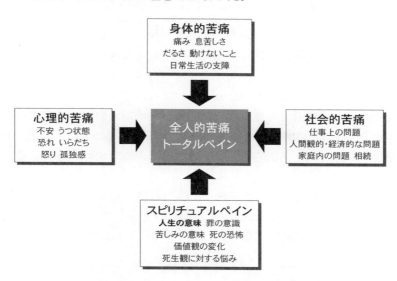

身体的苦痛
痛み 息苦しさ
だるさ 動けないこと
日常生活の支障

心理的苦痛
不安 うつ状態
恐れ いらだち
怒り 孤独感

全人的苦痛
トータルペイン

社会的苦痛
仕事上の問題
人間観的・経済的な問題
家庭内の問題 相続

スピリチュアルペイン
人生の意味 罪の意識
苦しみの意味 死の恐怖
価値観の変化
死生観に対する悩み

出たよ

第107回	午後問題6	解答はP132

[問題3] スピリチュアルな苦痛はどれか。

1．手術後の創部痛がある。　　2．社会的役割を遂行できない。
3．治療の副作用に心配がある。　　4．人生の価値を見失い苦悩する。

Check!
出題基準番号
II-6-B

61. QOL

生活の質・生命の質・人生の質のことをいいます。

今までの医療は延命を最優先させてきました。しかし、それが必ずしも患者にとって良いこととは限りません。**その人らしい質の高い生活を送ることが重要**であり、看護においても、患者と家族にとって悔いのない意義深い一日となるように関わることが大切です。中でもすべての事柄において、**本人の意思決定や本人の満足感を最大限尊重することが最も重要**なことです。世界保健機関（WHO）は2002年（平成14年）に、「緩和ケアとは、患者とその家族のQOLを向上させるアプローチである」としています。日本でも、がん対策基本法第17条において、「緩和ケアは診断時から行うべきである」と明記されました。全人的苦痛の解決のために全人的ケアを診断時から行うことを通じて、患者とその家族の**QOLの向上を緩和ケアの目標**としています。

出たよ

| 第112回 | 午前問題6 | 解答はP132 |

[問題4]緩和ケアの目標で正しいのはどれか。

1. 疾病の治癒　　2. 余命の延長　　3. QOLの向上　　4. 在院日数の短縮

62. 健康や疾病に対する意識

そもそも「健康」とはなんでしょうか。世界保健機関（WHO）では「健康とは、肉体的、精神的及び社会的に完全に良好な状態であり、単に疾病や虚弱でないというだけではない」と定義しています。

つまり、健康とは病気や虚弱でないというだけではなく、体力もあり、適切な教育を受け、社会的な職場や地域社会での豊かな人間関係が築けて、精神的に安定している状態ですので個人差があります。判断する上で影響を与える要因としては、知識の有無や症状・疾病に対する思い、社会的・文化的要因、宗教などによって決められているといわれています。

令和元年（2019年）、国民生活基礎調査によると6歳以上の者（入院者は除く）の健康意識をみると、「健康と思っている」（「よい」「まあよい」「ふつう」を合わせた者）は86.1%となっており、「あまりよくない」10.9%、「よくない」1.7%となっています。

> ・健康の概念は地域・文化・時代の影響を受ける
> ・健康と疾病との関係は連続的である
> ・障害を持っていてもその人なりの健康がある

性別にみた健康意識の構成割合（6歳以上）

（単位：％）　　　　　　　　　　　　　　　　　　　　　　　　2019（令和元）年

性	総数	健康と思っている				あまりよくない	よくない	不詳
			よい	まあよい	ふつう			
総数	100.0	86.1	21.1	18.5	46.5	10.9	1.7	1.2
男	100.0	87.2	22.6	18.5	46.0	9.9	1.7	1.2
女	100.0	85.1	19.7	18.4	46.9	11.9	1.7	1.3

注：1）入院者は含まない。

資料　厚生労働省「令和元年国民生活基礎調査の概況」

63. 疾病・障害・死の受容

疾病にかかったり、障害を負ったりすると、人は「どうして私が」「何も悪いことをしていないのに」「そんなはずじゃない」「きっと良くなるはずだ」などのように、心理的な動揺から怒りや悲しみ、否定といった感情を持ちます。しかし、それらの感情は時間の経過

とともに変化し、やがては自分の身に起きたことに対して受容をしていくようになります。このように心理的変化には段階があり、患者がどの段階にあるかを見極めて、その段階に応じた看護ケアをすることが重要になります。理論家たちはこれらの心理的変化の段階を危機理論としてまとめました。代表的な危機理論として**コーン、フィンク、アギュララ**と**メズイック**の危機モデルがあります。コーンやフィンクは突然の身体障害を受容するプロセスについて、コーンは5段階、フィンクは4段階のモデルを提示し、アギュララとメズイックは、ストレスフルなできごとに直面して不均衡状態から均衡状態に回復するためのプロセスについて5段階のモデルを提示しています。

コーン（Cohn, 1960）のモデル

1. ショック	:	大きな混乱により事態が理解できていない。
↓		
2. 回復への期待	:	障害は消失し、すぐに治ると信じている。
↓		
3. 悲嘆	:	希望を失い、無力感を感じ、回復意欲を失っている。
↓		
4. 防衛	:	危機から守ろうとし、自分はこれまでと何ら変わらないと安心させ、いつも行ってきたことに必死に執着するなど。
↓		
5. 適応	:	障害は人と違っているだけで悪いものではないと受容する。

フィンク（Fink, 1967）のモデル

1. 衝撃 ➡ 2. 防御的退行 ➡ 3. 承認 ➡ 4. 適応

アギュララとメズイックのモデル

1. 均衡状態
   ↓
2. 不均衡状態
   ↓
3. 均衡回復へのニード
   ↓
4. バランス保持要因の有無
   ↓
5. 危機回避（あるいは危機）

※バランス保持要因とは、
　①できごとに対する知覚
　②社会的支援（頼る人がいるか）
　③対処機制（ストレスを緩和するための対処行動）
　の3つをいい、危機を回避するためにはこの3つのバランスが重要であるとしている。

障害を受容する上で、悪影響をおよぼすものもあります。

1. 知的能力	:	IQ75以下。
2. 障害の原因	:	他人から受けたもの、自殺。
3. 予　後	:	障害が固定した場合に比べ、変化があったり再発や悪化のおそれがあるとき。
4. 程度と性質	:	常に介助が必要、見た目の障害。
5. 障害前	:	定職がなく、家族に依存していた。
6. 障害前性格	:	身体的関心が強かったり、依存傾向にあったり、こだわりやすい性格。
7. 家族の態度	:	過保護になったり、あきらめたり、障害者に期待しなくなる。
8. 障害者同士	:	地域や、同じ障害をもつ人たちのグループとかかわらないことはマイナスにはたらく。

※悪影響をおよぼす要因があったとしても、家族や医療者のはたらきかけで**プラスに転じることは可能**です。

出たよ

| 第111回 | 午後問題6 | | 解答はP132 |

[問題5]フィンク,S.L.の危機モデルで第2段階はどれか。
Fink,S.L.
　　1. 衝　撃　　2. 承　認　　3. 適　応　　4. 防御的退行

　疾病や障害を乗り越えられても、人間には最終的には死があります。これは誰もが避けられないものです。アメリカの精神科医エリザベス・キューブラー・ロス（1926〜2004年）は、その代表的な著書『死ぬ瞬間（On Death and Dying)』において、多くの「死にゆく人」との心理治療の経験から「死の受容過程」を発表しました。

キューブラー・ロスの「死の受容過程」

| 第1段階「否　　認」：死の事実を拒否し否定する段階。 |
| 第2段階「怒　　り」：「なぜ私が死なねばならないのか」など、怒りを感じる段階。 |
| 第3段階「取り引き」：死なずにすむように何かにすがろうとする段階。 |
| 第4段階「抑うつ」　：何の希望もなく、何をすることもできない段階。 |
| 第5段階「受　　容」：死に向けて気持ちが整った段階。 |

　ただしこれはロス自身が述べているように、多くの死にゆく人の1つのパターンであって、すべての人が等しくこの段階を経るとは限らないようです。

出たよ

| 第110回 | 午前問題13 | | 解答はP132 |

[問題6]キューブラー・ロス,E.による死にゆく人の心理過程で第5段階はどれか。
Kübler-Ross,E.
　　1. 怒　り　　2. 否　認　　3. 死の受容　　4. 取り引き

胎児期

64. 〈胎児期〉形態的発達と異常

出題基準番号 II-7-A

1．出生前期は3つに分類

①細胞期：受精卵の初期の時期

②胎芽期：在胎8週（妊娠10週）未満、各器官の分化が起こる時期

③胎児期：在胎8週（妊娠10週）以降、出生するまでの時期

2．妊娠週数と胎児の発達

妊娠週数	特　徴
4〜7週	・超音波断層法で胎嚢を観察：4〜6週 ・脳が急速に発達
8〜11週	・超音波断層法で胎児心拍動を確認：7〜8週 ・頭部・体幹・四肢の区別がつく
12〜15週	・超音波ドップラー法で100%胎児心音を聴取できる：12週以降 ・男女の区別が可能
16〜19週	・**胎盤完成：15〜16週** ・聴診器で胎児心音を聴取 ・爪の発生
20〜23週	・皮膚に胎脂がつく ・頭髪がみられる
24〜27週	・皮膚は赤く、しわがある（老人様顔貌）
28〜31週	・皮下脂肪は未発達
32〜35週	・**肺サーファクタントが十分産生されて肺機能が成熟する：34週ころ** ・顔面・腹部の産毛は消失 ・皮下脂肪充実
36週〜	・※成熟児の特徴がみられる

※成熟児の特徴：　①皮膚の色は淡紅色である。
　　　　　　　　②皮下脂肪が全身にある。
　　　　　　　　③毛髪は2cmを超える。
　　　　　　　　④爪は指頭を超えている。
　　　　　　　　⑤鼻の皮脂腺に脂肪が付着している。
　　　　　　　　⑥外陰部は大陰唇が小陰唇を覆い、睾丸は下降している。

3．胎児心拍

正常範囲は110〜160bpm

徐脈＜110bpm
頻脈＞160bpm

4．胎児循環

胎児は肺呼吸をしていません。代わりに母親の血液中の酸素をもらっています。肺循環

を行わなくてもいいので、右心系から左心系に直接血液を流す抜け道があります。

　まずは右心房に流れ込んできた主に下大静脈からの血液を、左心房に流すための「**卵円孔**」という孔が開いています。肺動脈にも、わずかながら血液が流れていきますが、肺呼吸をしていないので肺動脈からの血液は「**動脈管**」（ボタロー管）を通って直接大動脈に流れ込みます。

　母親からもらった酸素に富んだ血液を胎児に運び、酸素を使い終わった血液を母親側に送る、これらの血管がまとまっているのが「臍の緒：臍帯」です。臍帯には「臍動脈」と「臍静脈」が通っています。

　臍静脈は、胎盤からの栄養分や酸素に富んだ血液を胎児に供給する血管です。母体からすぐに使える状態で血液が送られてくるため、半分は肝臓（門脈）を経由せずに、下大静脈に吻合します。この部分を「**静脈管**」（アランチウス管）といいます。

　臍動脈は、胎児が使い終わった血液を母体に戻す役割のある血管です。**臍静脈内には酸素飽和度の高い血液が、臍動脈内には酸素飽和度の低い血液が流れています**が、これは胎児の心臓を中心に考えているからです。胎児の心臓に帰る血管は静脈です。胎児の心臓から使い終わった血液が出て行く血管は動脈ということになります。臍動脈と臍静脈を比べると、臍静脈の方が太いです。**臍動脈は2本、臍静脈は1本**です。

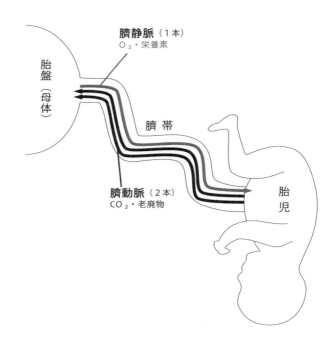

胎児の血液循環の特徴

３つの近道	血流路
(1)卵円孔	右心房→左心房
(2)動脈管（ボタロー管）	肺動脈→大動脈
(3)静脈管（アランチウス管）	臍静脈→下大静脈

出たよ

[問題7]胎児循環で胎児から胎盤に血液を送るのはどれか。

1．総頸動脈　　2．肺動脈　　3．臍動脈　　4．臍静脈

〈胎児期〉先天異常

　胎児期の異常を知るために、**出生前診断**や体外受精の際の受精卵の**着床前診断**などが実施されています。出生前診断には超音波断層法、羊水検査、母体血清マーカー検査・新型出生前診断（NIPT）などがあります。ほとんどの妊婦には胎児の健康状態を知るために超音波断層法が行われており、その際胎児の外表奇形や臓器の形態異常等が診断されることがあります。先天性四肢障害や、多指症などのように外見でわかるものの他に、心室中隔欠損などのように検査によって初めて発見されるものもあります。

先天異常の原因・疾患

原因による分類		疾患
単一遺伝病		先天性代謝異常症　など
染色体異常症		ダウン症候群 ターナー症候群 クラインフェルター症候群　など
多因子遺伝病		先天性股関節脱臼 口蓋裂 肥厚性幽門狭窄症　など
伴性劣性遺伝病		血友病 筋ジストロフィー（デュシェンヌ型）
外因における 先天異常	①胎芽病	TORCH症候群 サリドマイド奇形 先天性風疹症候群（CRS）
	②胎児病	先天梅毒 胎児性アルコール症候群

　単一遺伝病、伴性劣性遺伝病等に代表される「遺伝病」は染色体上に存在する遺伝子の変異や欠損が原因で発症する疾患です。つまり、「遺伝子レベルの異常」と考えると理解しやすいと思います。一方、「染色体異常症」といった場合は一般に染色体の数に異常が起こる病気で、こちらは染色体レベルの異常と捉えるとよいでしょう。

先天性代謝異常

1．アミノ酸代謝異常

　フェニルケトン尿症・メープルシロップ尿症・ホモシスチン尿症

2．糖質代謝異常

　ガラクトース血症など

伴性劣性遺伝病

　基本的には男性に多く発症し、女性は保因者となります。

1．血友病

　X染色体（性染色体）上にある第Ⅷ凝固因子及び第Ⅸ凝固因子をコードする遺伝子の欠損によって起こります。遺伝子の欠損によって前者では第Ⅷ因子、後者では、第Ⅸ因子の生成障害が起こり、いずれも血液凝固反応が障害されます（前者の場合は血友病A、後者の場合は血友病Bとして区別しています）。したがって、本疾患では、一生涯に渡って血液製剤（欠損している凝固因子）の自己注射が必要になります。

2．筋ジストロフィー（デュシェンヌ型）

　筋肉の障害・変性を主とする疾患で、多くの場合は20歳前後までしか生きられません。

染色体異常

1．常染色体異常

ダウン症候群

　21番目の常染色体の数が通常の2本より1本多い3本（トリソミー）である場合に起こります。高齢出産に発生頻度が高く、新生児期から独特の顔貌を呈します。筋緊張低下（抱っこされるときに、上手くお母さんにつかまれないなど）、心奇形の合併、精神・運動発達遅滞などがみとめられます。

2．性染色体異常

ターナー症候群

　女児に起こります。通常2本ペアであるはずのX染色体が1本しかないことによって起こります（45,XO）。症状としては、低身長（平均135cm）、翼状頸、外反肘などがみられます。また、卵巣形成不全のため、第2次性徴が欠如します。

クラインフェルター症候群

　男児に起こります。こちらは、通常1本しか持たないはずのX染色体が2本以上あるもので（47,XXY）、（48,XXXY）等の形式を示します。精神発達遅滞が大半にみとめられます。また精巣機能不全のため男性不妊の原因となります。

外因による異常

1．胎芽病

妊娠8週頃までの器官形成期に異常をきたしたものをいいます。

〈原因〉

感染症：母子感染を起こす感染症を総称してTORCH症候群と呼びます。

　　　　　トキソプラズマ、風疹ウイルス、サイトメガロウイルス、単純ヘルペスウイルス、梅毒スピロヘータなどが多くみられます。

先天性風疹症候群（CRS）：母親が妊娠初期に風疹ウイルスに感染し、ウイルスが胎盤を通じて胎児に感染することにより、出生児に**先天性心疾患、難聴、白内障**などが生じます。これらを総称して先天性風疹症候群（CRS）と呼びます。

薬　害：サリドマイド奇形など

2．胎児病

　母体の**飲酒**による胎児性アルコール症候群、顔面中央形成不全や、母体の**喫煙**による低出生体重児などです。さらに、**Rh不適合妊娠**による胎児貧血（溶血性）や重症黄疸なども該当します。

第110回　午後問題6　　　　　　　　　　　　　　　解答はP132

[問題8] 妊娠初期の感染で児に難聴が生じる可能性が高いのはどれか。

1．水痘　　2．風疹　　3．麻疹　　4．流行性耳下腺炎
　varicella　　rubella　　measles　　mumps

新生児・乳児期

新生児とは：生後4週間（生後28日）未満の児をいいます。特に生後7日未満の児は早期新生児といいます。

乳児とは：生後1年未満の児をいいます。成長・発達が著しい時期です。

エリクソンの発達課題

区分		心理・社会的危機		
Ⅰ	乳児期	**基本的信頼**	対	不信感
Ⅱ	幼児前期	自律性	対	恥や疑惑
Ⅲ	幼児後期	積極性（自主性）	対	罪悪感
Ⅳ	学童期	勤勉性	対	劣等感
Ⅴ	青年期	同一性（自我の確立）	対	同一性混乱
Ⅵ	成人初期	親密性	対	孤独
Ⅶ	壮年期	生殖性	対	停滞
Ⅷ	老年期	統合性	対	絶望や嫌悪

第108回　午後問題8　　　　　　　　　　　　　　　解答はP132

[問題9] エリクソン，E.H.の乳児期の心理・社会的発達段階で正しいのはどれか。
　　　Erikson,E.H.

1．親密　　2．同一性　　3．自主性　　4．基本的信頼

Check!
出題基準番号
Ⅱ-7-B

65.〈新生児・乳児期〉発達の原則

①秩序正しく一定の順序で進みます。**順序には基本的な方向**があります。

　頭部から身体の下部へ（頭→足方向）

　　例）首のすわり→お座り→ひとり立ち→ひとり歩き

　身体の中心部から末梢部へ（近→遠方向）

　　例）肩・腕の粗大な運動→手指の細かい運動

②**連続的**ではあるが、常になめらかで漸進的なわけではありません。

　　例）発達のしかたは急激な時期とゆるやかな時期があります。

③ある器官やある機能の成長・発達には**決定的に重要な時期**があり、その時期に正常な発達が妨げられると、永久的な欠陥や機能障害を起こすことがあります（**臨界期**）。

66. 〈新生児・乳児期〉身体の発育

新生児の身体計測値（満期出生時の標準値）

体　重	2,900〜3,100 g
身　長	48〜50cm
頭　位	33〜34cm
胸　囲	32cm

＊出生時は頭囲＞胸囲となっています。

＊小泉門は生後まもなくから2〜3か月頃で閉鎖します。

＊**大泉門**は1歳2か月〜1歳6か月頃までに閉鎖します。

低出生体重児　：2,500g未満
極低出生体重児：1,500g未満
超低出生体重児：1,000g未満

乳児1日の体重増加量

月　齢	1〜3か月	3〜6か月	6〜9か月	9〜12か月
体重増加量（g／日）	25〜30	20〜25	15〜20	7〜10

＊月齢が大きいほど1日の体重増加量は少ない。

　出生後数日間は、尿や不感蒸泄として細胞外液が排泄され、哺乳量が十分でないことから出生体重の5〜10％が減少する。これを生理的体重減少といい、**生後3日前後で最低体重**となり、生後7〜10日で出生体重に戻る。

体重増加の目安
＊**生後3〜4か月で約2倍**
＊**生後1年で約3倍**

身長増加の目安
＊**生後1年で約1.5倍**
＊**生後4年で約2倍**

看護の対象および看護活動の場と看護の機能について基本的な知識を問う

上から見た頭部の図

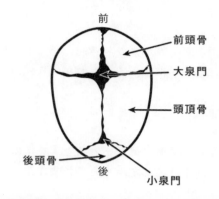

前

前頭骨

大泉門

頭頂骨

後頭骨

後

小泉門

---

①陥没：脱水症

②膨隆：脳圧上昇（脳腫瘍、髄膜炎、脳炎）

③閉鎖が早いとき：小頭症

④閉鎖が遅いとき：水頭症、骨の発育不全

乳歯

・生後6か月頃に、下顎乳中切歯からはえ始めます。

・1歳で8本、2歳半で全20本はえ揃いますが、個人差が大きいのが特徴です。

新生児や乳児に見られる反射

〈原始反射〉

新生児は大脳の発達が未熟なため、特定の刺激によって誘発される原始反射がみられます。

1．モロー反射

何らかの刺激によって、児が両手と両足を広げ、そのまま抱きかかえられるような仕草をする反射。**生後3〜4か月頃**に消失します。

2．手掌把握反射

手掌や指にものが触れると、手掌を開いて握りしめようとする反射。**生後4か月頃に消失**します。

3．足底把握反射

足の裏を圧迫すると、足指も含めて内側に曲がる反射。生後12か月頃までに消失します。

4．緊張性頸反射

首の向きにより、手足の姿勢を変える反射。たとえば、児が右側を向いているときは右手と右足が伸展し、左手と左足が屈曲します。

生後4か月頃まで続きます。

5．足踏み反射（歩行反射）

児の脇の下を支え足を軽く床につけると歩くような仕草をする反射。生後1〜2か月頃までみられます。

6．吸啜反射

口に触れたものに吸い付くような動作をする反射。生後3か月頃までみられ、その後消失します。

7．口唇探索反射

唇や頬が、触れた方向に向く反射。生後3か月頃までみられ、その後消失します。

8．バビンスキー反射

足の裏をこすりあげると母指がそりかえり（背屈）、その他の指が開く反射。出生時には存在しますが、2歳頃までに消失します。この反射が成人にみられる場合は錐体路障害を考えます。

〈その他の反射〉

9．パラシュート反射

両脇を支えたまま水平に保ち、急激に頭を下げると手を広げて体を支えようとする反射。生後6～7か月頃から始まり、生涯にわたってみられます。

10．視性立ち直り反射

座らせて体を前後左右に傾けると傾けた方向と反対方向に頭を傾けて、頭を垂直にしようとする反射で、生後6～7か月頃から始まり、生涯継続します。

発達段階別のバイタルサイン（目安）

年齢	脈拍数（回/分）	呼吸数（回/分）	中心となる呼吸の型	血圧：収縮期圧（mmHg）	血圧：拡張期圧（mmHg）
新生児	120～140	30～50（早期新生児：40～50）	腹式呼吸	60～80	60
乳児	110～130	30～40	腹式呼吸	80～90	60
幼児	90～110	20～30	胸腹式呼吸	90～100	60～65
学童	80～100	18～20	胸式呼吸	100～110	60～70
成人	60～90	12～20	胸式呼吸	110～130	60～80

呼吸の型は、新生児期から乳児期にかけては横隔膜の動きを中心とした**腹式呼吸**であり、その後筋肉や胸郭の発達に伴って幼児期には胸腹式呼吸となり、学童期以降は胸式呼吸が中心となります。

免疫

先天免疫：先天的な抵抗力

免疫グロブリン

①IgG：唯一胎盤を通過するため、新生児は母体からのIgGを十分に持っていますが、生後半年頃には消失します。入れ替わりに児が自分で産生するようになりますが、生後**3～6か月頃が最も少なくなる**ため、この時期に**感染症**の罹患が多くなります。

②IgA：新生児はほとんど持っていませんが、母乳（初乳）から移行します。

③IgM：新生児はほとんど持っていないため、出生時に数値が高いと、子宮内感染をきたしたことを意味します。

後天免疫：能動免疫・受動免疫

予防接種

予防接種などから、人工的に免疫を獲得させる方法を能動免疫といいます。また、血清注射や母乳などから免疫グロブリンを受け取ることを受動免疫といいます。

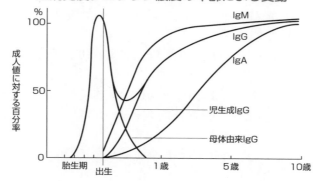

血清免疫グロブリン濃度の年齢による変動

| 第112回 | 午後問題7 | 解答はP132 |

[問題10] 正期産の新生児が生理的体重減少によって最低体重になるのはどれか。

　1．生後3〜5日　　2．生後8〜10日　　3．生後13〜15日　　4．生後18〜20日

67.〈新生児・乳児期〉運動能力の発達

出題基準番号 II-7-B

乳児の運動機能の発達のめやす（ほぼ90%通過ライン）

	手　指　の　運　動	全　身　運　動
4か月	手に触れた物をつかむ	**首がすわる**
5か月	近くにある物は手を出してつかむ	
6か月	手から手におもちゃを持ちかえる	寝返りをうつ
7か月		
8か月	母指・示指・中指で物をつかむ	ひとり座りをする
9か月	両手で遊ぶことができる	はいはいする
10か月	小さい物をつかむ	
11か月		伝い歩きをする、つかまり立ちする
12か月	母指・示指の指先で物をつかむ	数秒間ひとり立ちする

| 第108回 | 午後問題7 | 解答はP132 |

[問題11] 生後4か月の乳児の発達を評価するのはどれか。

　1．寝返り　　2．お座り　　3．首のすわり　　4．つかまり立ち

68.〈新生児・乳児期〉栄　養

出題基準番号 II-7-B

1．母乳栄養

1）初乳と成乳

・初乳：分娩後数日間に分泌される乳汁です。

①黄色みが強く半透明で粘稠です。

②蛋白質（ラクトアルブミン・ラクトグロブリン）、無機質、脂溶性ビタミン（A・E）が多く含まれています。

③**免疫物質（IgA）** が多く含まれています。（成乳の10〜20倍）

④塩類を多く含みます。

⑤100mL当たりのエネルギーは約62.5kcalです。

・**成乳**：分娩後7〜10日頃から分泌されます。

①白色で不透明です。

②初乳に比べてカゼイン、乳糖を多く含みます。

③100mL当たりのエネルギーは65〜68kcalです。

2）利点

①感染防止物質を含む：**IgA**、ラクトフェリン（殺菌作用）、リゾチーム（溶菌酵素）

②蛋白質（ラクトアルブミン）、不飽和脂肪酸（リノール酸、オレイン酸）を多く含み消化吸収がよく、栄養効果が高い。また、老廃物の排泄で腎臓に負担をかけない。

③腸内はビフィズス菌優位で良好な環境が得られる。

④塩類を多く含むため胎便の排泄を促す。

⑤アレルギー症状が起きにくい。

⑥適切な温度で新鮮・清潔である。

⑦母と子のスキンシップがはかられ、母子愛着形成（アタッチメント）に有効である。

⑧便利で経済的である。

⑨母体の回復を促進する。

3）問題点

①ビタミンKの欠乏により出血傾向を示すことがあります（頭蓋内出血、新生児メレナ）。

②生理的黄疸が長引くことがありますが、母乳栄養を中止する必要はありません。

③薬剤・多量のアルコール・化学物質などが母乳に移行して乳児に影響を与えることがあります。

2．人工栄養

1）調整粉乳：乳児用調整粉乳、未熟児用調整粉乳、離乳期幼児期調整粉乳（フォローアップミルク）は生後9か月以降に離乳食とともに用いることがあります。

2）牛　　乳：母乳や調整粉乳よりも蛋白質（おもにカゼイン）や無機質が多く含まれています。

3．授乳

1）授乳方法：**自律授乳法**……乳児の欲しがるときに欲しがるだけ授乳する方法です。

2）授乳時間：1回15〜20分。最初の5分間で全体の1/2を飲みます。

※母乳栄養児：排便回数が多く、便は黄金色泥状便・緑便、酸性です（酸性臭がします）。

4．離乳食

離乳によって咀嚼能力、半固形食を嚥下できる能力、消化・吸収能力が発達します。

1）離乳の開始

生後5か月頃から、ドロドロした食物（半固形食）を与えます。

＊果汁、スープは離乳食ではありません（嚥下だけなら乳汁と同じです）。

2）進め方

離乳食の進め方

満月年		5	6	7	9	10	11	12	18
			離乳初期		離乳中期		離乳後期		離乳完了期
			ゴックン口唇食べ期		モグモグ舌食べ期		カミカミ歯ぐき食べ期		歯ぐきでかめ
			ドロドロ状		舌でつぶせるかたさ		歯ぐきでつぶせるかたさ		るかたさ
離乳食と乳の回数	授乳5回	離乳食1回 授乳5回 （うち1回は離乳食のあとで）		離乳食2回 授乳5回 （うち2回は離乳食のあとで）		離乳食3回 授乳2回 （このほかに離乳食のあとで適宜あたえてもよい）	離乳食3回 授乳2回		
調理形態		つぶし粥		全粥		全粥		軟飯→ご飯	
進め方の目標	授乳を規則正しく	半固形食をスプーンで与え、飲むことに慣らす。	いろいろな食品の味、舌ざわりに慣らす。	食品の種類を増やす。 つぶし方をだんだん粗めにする。		増量する。→ 離乳食3回にする。	普通の3回に近づく 終わりには軟飯、軟菜となる。		

離乳初期（5〜6か月）：ゴックン口唇食べ期
離乳中期（7〜8か月）：モグモグ舌食べ期
離乳後期（9〜11か月）：カミカミ歯ぐき食べ期

①離乳を始めて1か月間はドロドロしたもの（半固形食）を1日1回1さじから与えます。

例：つぶし粥などを1さじから始めます。

②離乳食は授乳前に与えます。

③乳児の能力に応じて進め、無理強いしてはいけません。

④離乳開始後1か月で2回食にします。

⑤離乳開始後4か月で3回食にします。

3）注意すること

①献立が単調にならないようにし、薄味に調理します。

②離乳初期は固ゆでにした卵の卵黄を用います。

③はちみつは乳児ボツリヌス症予防のため満1歳までは使いません。

④食習慣のしつけを始めます。

⑤無理に断乳する必要はありません。

4）完了

通常12〜15か月であり、遅くても18か月頃までには完了するのが望ましいです。

出たよ

| 第108回 | 午前問題8 | 解答はP132 |

[問題12]母乳中に含まれている免疫グロブリンで最も多いのはどれか。

　1．IgA　　2．IgE　　3．IgG　　4．IgM

Check! 出題基準番号 Ⅱ-7-B　69.〈新生児・乳児期〉親子関係

　養育環境においては親子関係が及ぼす影響がきわめて大きく、親と子の相互作用の連続が健やかな子どもの発達を形成します。さらに家族構成や家族の関係などが大きく影響します。

①アタッチメントの発達（愛着形成・愛着行動）

　対人関係の発達において「一定の人々の間に、さまざまな程度の親密さをもったコンタクトを維持し、その人々から相互的な養育行動を引き起こす行動」をアタッチメントといい、**ボウルビー**は母子の相互作用の傾向をアタッチメントと名づけています。

＊愛着は、子どもの反応に母親（大人）がタイミングよく応答することで形成されます。

＊愛着は物より人に向けられるものです。

＊愛着は父子間にも成立します。

＊母親への愛着が最も強くなるのは、**人見知り**をするようになる**7〜8か月以降**となります。そばを離れると不安になって泣いたり、探し求めたりします（**分離不安**）。

②スキンシップの重要性

　小児の成長・発達のためには乳児期のスキンシップが重要です。

　肌と肌のふれあいが大切だということです！

出たよ

| 第104回 | 午後問題6 | 解答はP132 |

[問題13]乳幼児で人見知りが始まる時期はどれか。

　1．生後1〜2か月　　2．生後6〜8か月　　3．生後18〜24か月

　4．生後36〜42か月

幼児期

> **エリクソンの発達課題**
> 幼児前期：**自律性**
> 幼児後期：**積極性（自発性）**

　1歳から6歳頃までをいいます。運動・精神機能の発達が著しく、基本的生活習慣や集団生活の基礎を身につける時期です。

ハヴィガーストの発達課題

乳幼児期	①排泄のコントロールなど生理的な行動を覚える。 ②食べることや歩く事を学習する。 **③善悪の区別の習得や、良心について学習する。** ④家族の人間関係について学習する。

第111回	午後問題7	解答はP132

[問題14] ハヴィガースト,R.J.の発達課題で善悪の区別を学習するのはどれか。
Havighurst,R.J.

　1．乳幼児期　　2．児童期　　3．青年期　　4．中年期

Check!
出題基準番号
Ⅱ-7-C

70.〈幼児期〉身体の発育

1．体重増加と身長

体重増加と身長

	新生児	3〜4か月	1歳	2歳半	4歳半
身長（cm） 出生時との比較	50		75 （1.5倍）		100 （2倍）
体重（kg） 出生時との比較	3	6 **（2倍）**	9 （3倍）	12 （4倍）	15 （5倍）

2．身体的評価

乳幼児（おもに3か月〜5歳）

カウプ指数：〔体重（g）÷身長（cm）^{2}〕×10

乳幼児期の身体発育評価

正常の目安は15〜19
22以上は太りすぎ

学童期（おもに小・中学生）

ローレル指数：〔体重（g）÷身長（cm）^{3}〕×10^4

学童・思春期の身体発育評価

130程度が標準的体格
その上下15程度（115〜145）は標準範囲
160以上は太りすぎ

3．骨

　手根骨の化骨数は年齢とほぼ一致しているので、エックス線像にみられる化骨の数・大きさ、骨端部の大きさ・形・濃さなどにより成長の判定ができます。

※手根骨の化骨の数＝年齢数（または年齢数＋１）

幼児期の身体生理上の特徴

咀嚼・消化機能	乳歯は２～３歳で上下10本ずつ計20本がはえそろう。消化機能では、多糖類を分解するアミラーゼの活性は２～３歳ごろ、タンパク質分解酵素の活性は１歳ごろ、脂肪の消化にかかわる膵リパーゼの活性は２～３歳ごろに成人と同程度になる。
神経系	**脳重量は５～６歳で成人の約90％に達する。**
免疫系	児生成のIgGは５～６歳ごろ、IgMは１歳ごろに成人と同程度になる。

第106回	午後問題21	解答はP132

[問題15] Kaup〈カウプ〉指数の計算式はどれか。

1. $\dfrac{体重(g)}{身長(cm)^2} \times 10$

2. $\dfrac{体重(g)}{身長(cm)^3} \times 10^4$

3. $\dfrac{体重(kg)}{身長(m)^2}$

4. $\dfrac{実測体重(kg) - 標準体重(kg)}{標準体重(kg)} \times 100$

71．〈幼児期〉運動能力の発達

幼児期の運動能力の発達

	粗大運動	微細運動
1歳	ひとり立ち２秒（1歳）	
1歳半	上手に歩く（1歳3か月） 走る（1歳8か月）	なぐり書き（1歳5か月） 積み木を２つ積む（1歳7か月）
2歳	ひとりで階段を上がる（1歳10か月） ボールを蹴る（2歳）	積み木を４つ積む（1歳11か月）
3歳		積み木を８つ積む
4歳	**けんけん（4歳3か月）**	**2本の線の長い方を選ぶ**
5歳	スキップする	3部分の人物画（4歳9か月） 四角描写（4～5歳）

第112回　午前問題7　　　　　　　　　　解答はP132

[問題16]運動機能の発達で3歳以降に獲得するのはどれか。

1．階段を昇る。　　2．ひとりで立つ。　　3．ボールを蹴る。

4．けんけん〈片足跳び〉をする。

72. 〈幼児期〉言語の発達

　2か月：**喃語**（アー・ウーなどの意味をもたない声）

1歳〜1歳半：**一語文**（マンマ・パパなど）

2歳〜2歳半：**二語文**（マンマちょうだいなど）

　　　　　　※「ちょうだい」は1歳9か月頃から増えてきます。

2歳〜2歳半：動詞が使えるようになります（パパ、カイシャ、イッタなど）。

　　　　　　※また「なあに？」という質問が2歳3か月頃から聞かれるようになります。

　2歳半以降：主文と従属文がみられます（おなかすいたから、ごはんちょうだいなど）。

2歳半〜3歳：**姓名を言えます。**

　3歳〜4歳：日常生活に支障のない会話が可能となります。両親の名前が言えます。

　学童期：言語による抽象的思考が可能となります。

第99回　午後問題7　　　　　　　　　　解答はP132

[問題17]言語の発達で2歳ころに可能になるのはどれか。

1．喃語を話す。　　2．音を真似る。　　3．二語文を話す。

4．接続詞を使う。

73. 〈幼児期〉社会性の発達

　幼児期は言語の発達が著しく、他者とのコミュニケーションが活発化してきます。2歳になると短時間子ども同士で遊べることがあり、3歳になると3〜4人の友達と遊び、積極的に友達を求めるようになります。また遊びを通して社会性が発達します。

大人との関係

2〜3か月	人があやすと顔を見て笑う（3か月の微笑）
4か月	母親の顔がわかる
7〜8か月	人見知り
1歳	「だめ！」がわかる
1歳3か月	禁止の理解
1歳半	命令の理解
2〜4歳	反抗期（自我のめばえ）

遊び

年　齢		遊びの種類
0〜2歳	感覚遊び	感覚をはたらかせることを楽しむ遊び。ガラガラを見聞きし喜ぶ。
1〜2歳	傍観遊び	他の子どもの遊びに関心を持ち、じっと見る。
1歳〜	受容遊び	紙芝居、絵本、テレビ、ビデオなどを見る。
	構成遊び	粘土、積み木、お絵かき、折り紙など組み立てたり作り出す遊び。
2〜3歳	並行遊び	他の子の遊びを見て始めるが、一緒には遊んでいない。
2〜5歳	象徴(模倣)遊び	見聞きしたことを真似する遊び。ままごとやごっこ遊び。
4歳〜	協同遊び	役割が分化し、一定の目的のために一緒に遊ぶ。

Check!
出題基準番号
II-7-C

74.〈幼児期〉基本的生活習慣の確立

幼児期では、日々の生活や育児環境そのものが、生活習慣の確立に大きく影響します。

基本的生活習慣の形成

食事	1歳半	スプーン、コップを使う
	2歳	失敗しながらもひとりで食べる
	3歳	箸を使う
	3歳半	自立
清潔	2歳	手洗いをする
	4歳	うがいができる 歯みがきができる 洗顔ができる
	5歳	入浴時に自分で洗う
着脱衣	2歳	上着を脱ぐ
	2歳半	靴をはく
	4歳	前ボタンをかける
	5歳	ほとんど1人でできるようになる

排泄行動の発達

年　　齢	排　　泄
7か月頃	便器（おまる）に座ることに慣れさせる （便器での排便はできない）
1歳〜1歳半	言葉や動作で便意を知らせる
1歳半〜2歳	尿意を知らせる
2歳半	誰かがそばに付いていればひとりでできる 夜のおむつが不要になる
3歳	パンツを脱がせるとひとりでトイレに行ける
3歳半	排尿自立
4歳	排便自立（夢中になっても失敗しなくなる）
4歳半	排便完全自立（紙を使って後始末ができる）

排泄習慣のしつけ

1）排便

①毎日一定の時間に便器（おまる）に座るようにします。

②排便した後で知らせても怒ってはいけません。

③できたら褒めてあげます。

2）排尿

1歳半〜2歳頃、子どもの方から尿意を知らせるようになってから開始します。

3）退行現象

排泄習慣が自立し始めたときに、習慣が崩れておむつを使用することになることをいいます。

4）夜尿

夜間睡眠中に起こる無意識的排尿のことをいいます。

※3歳頃までは生理的なものと判断されます。5歳以降も続く場合は、治療の対象となることがあります。

学童期

> **エリクソンの発達課題**
> 学童期：**勤勉性**

学校保健統計調査における主な疾病・異常被患率の推移では、幼稚園や小学校では**う歯**が最も多く、中学校、高等学校では、裸眼視力1.0未満の生徒の割合が急激に増加し、う歯の割合を上まわっています。

主な疾病・異常被患率の推移

(単位　%)

	裸眼視力1.0未満の者	耳疾患	鼻・副鼻腔疾患	むし歯（う歯）	心電図異常	蛋白検出の者	ぜん息
幼　稚　園							
平成28年度（'16）	27.9	2.8	3.6	35.6	…	0.7	2.3
29（'17）	24.5	2.3	2.9	35.5	…	1.0	1.8
30（'18）	26.7	2.3	2.9	35.1	…	1.0	1.6
令和元（'19）	26.1	2.6	3.2	31.2	…	1.0	1.8
2（'20）	27.9	2.0	2.4	30.3	…	1.0	1.6
小　学　校							
平成28年度（'16）	31.5	6.1	12.9	48.9	2.4	0.8	3.7
29（'17）	32.5	6.2	12.8	47.1	2.4	0.9	3.9
30（'18）	34.1	6.5	13.0	45.3	2.4	0.8	3.5
令和元（'19）	34.6	6.3	11.8	44.8	2.4	1.0	3.4
2（'20）	37.5	6.1	11.0	40.2	2.5	0.9	3.3
中　学　校							
平成28年度（'16）	54.6	4.5	11.5	37.5	3.3	2.6	2.9
29（'17）	56.3	4.5	11.3	37.3	3.4	3.2	2.7
30（'18）	56.0	4.7	11.0	35.4	3.3	2.9	2.7
令和元（'19）	57.5	4.7	12.1	34.0	3.3	3.4	2.6
2（'20）	58.3	5.0	10.2	32.2	3.3	3.3	2.6
高　等　学　校							
平成28年度（'16）	66.0	2.3	9.4	49.2	3.4	3.3	1.9
29（'17）	62.3	2.6	8.6	47.3	3.3	3.5	1.9
30（'18）	67.2	2.5	9.9	45.4	3.3	2.9	1.8
令和元（'19）	67.6	2.9	9.9	43.7	3.3	3.4	1.8
2（'20）	63.2	2.5	6.9	41.7	3.3	3.2	1.8

資料　文部科学省「学校保健統計調査」
注　心電図異常については，小学校，中学校および高等学校の第一学年
　　に実施している。

（出典）厚生労働統計協会編「国民衛生の動向 2022/
　　　　2023」P 377，厚生労働統計協会，2022年

第110回　午前問題7　　　　　　　　　　　　　　　　解答はP132

[問題18] 平成30年（2018年）の学校保健統計調査における学童期の異常被患率で最も高いのはどれか。

　1．高血圧　　2．摂食障害　　3．心電図異常　　4．むし歯（う歯）

Check!
出題基準番号
Ⅱ-7-D

75.〈学童期〉運動能力の発達、体力の特徴

　幼児期のうちに身につけた全身運動の基本が発達し、運動が活発になるとともに、微細な運動も行えるようになります。

1．手指の運動

　①手首・肩・腕の筋肉運動は急速に発達します。

　②字を書く、道具を使う（ナイフや包丁など）などの能力が発達します。

　③ピアノを弾くなどの微細な運動能力が発達します。

2．全身運動

　①全身の筋力がアップし、運動は活発になります。

　②学童中期頃から運動能力は著しく発達します。

　③学童後期では技巧的な遊びができるようになります。

76. 〈学童期〉社会性の発達

　諸機能や社会性の発達が著しく、他の年齢層に比較して罹患率も低く、対人・親子関係なども比較的安定した時期となります。

　学校生活の場に入ることによって、子どもの行動に大きな変化が起こります。

　　①仲間の承認を求める：仲間どうしの信条や約束を重視し、仲間の承認を得ようとする欲求が起こります。

　　②大人の承認を求める：教師や親に認めてもらいたいという欲求が起こります。

　　③競争

　　④協力

　　⑤けんか

　　⑥性差：学童期後半から性意識が芽生えてきます。

発達危機

＊ギャングエイジ：友人と交わり、集団的な行動をとり、仲間から認められたいという欲求が強くなる時期です。

＊いじめ

＊不登校

＊集団への不適応

77. 〈学童期〉学習に基づく行動

　学童期の脳はまだ発達期にあり、精神機能も未分化です。教育場面や友だちとの関係の中で学習したことが発達や行動に大きく影響します。

　学業不振は**微小脳機能障害（注意集中障害）**があることが多く、症状としては、多動、衝動性、感情不安定、学習困難、我慢の欠乏などです。さらに家庭環境に問題がある場合も学業への影響を受けやすく、また不登校においては、母子分離不安によるものや対人恐怖症によるもの、**チック障害**に関連するものが多いといわれています。チックの症状は、まばたき、頭を振る、口をゆがめる、奇声を発する、首・肩・手・足などをピクピク動かすという、目的のない繰り返し行動で一種の神経症といえます。

思春期

> エリクソンの発達課題
> **青年期：同一性（自我の確立）**

　思春期は青年期に含まれることもあります。第二次性徴のはじまる思春期から20代前半までが青年期といわれていますが、心理・社会的自立は環境や文化的影響を受け個人差が大きく、30歳頃までを青年期とすることもあります。つまり、小児から成人への移行期であり、身体的、精神的に特有の成長・発達をし、性別の特徴もあきらかになってくる時期＝男女の身体の差があきらかになるまでの期間となります。

*自我の発達による第二反抗期の時期、両親からの**心理的離乳**がみられます。

↓

親とともにする行動より、友人とともに行動することを大切にする時期です。

思春期は喜怒哀楽が激しく、１日の中でも感情の変化が大きくあらわれます。社会的に大人でも子どもでもなく、同時に同一の対象に対して相反する感情を持ち、依存と独立のアンビバレント（両価的）な感情を持つといわれています。

Check! 出題基準番号 II-7-E 78.〈思春期〉第二次性徴

第二次性徴とは、**思春期**以降、性ホルモンの作用によって身体的特徴が発達することをいいます。一方、第一次性徴とは、出生時の男女の性腺や形態的特徴の違いのことをいいます。

女性の第二次性徴：卵胞ホルモン（エストロゲン）の分泌によるもの。
乳腺の発育→陰毛発生→初経→腋毛発生→皮下脂肪の蓄積→骨端線閉鎖
***過半数が初経を経験する年齢は12歳です。**
思春期の月経は無排卵であることが多く、排卵を伴う正常周期が確立するには数年を要します。

女性は思春期になると視床下部から性腺刺激ホルモン放出ホルモンが分泌されます。それにより下垂体から、性腺刺激ホルモン（卵胞刺激ホルモン、**黄体形成ホルモン**）が分泌されることで、卵巣からのエストロゲンの分泌を亢進します。

女子

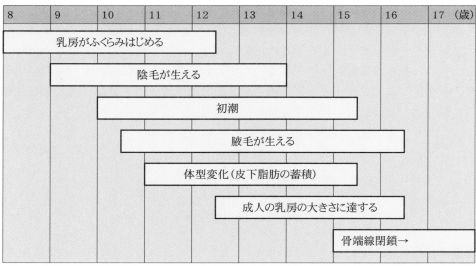

8	9	10	11	12	13	14	15	16	17 （歳）

乳房がふくらみはじめる
陰毛が生える
初潮
腋毛が生える
体型変化（皮下脂肪の蓄積）
成人の乳房の大きさに達する
骨端線閉鎖→

男性の第二次性徴：男性ホルモン＝アンドロゲン（テストステロン）の分泌によるもの。
睾丸と陰茎の発達→声変わり→発毛・ひげの発生→精通→身体発達の最盛期（筋肉の増大・骨突起の隆起）→骨端線の閉鎖
***過半数が精通を経験する年齢は15歳です。**

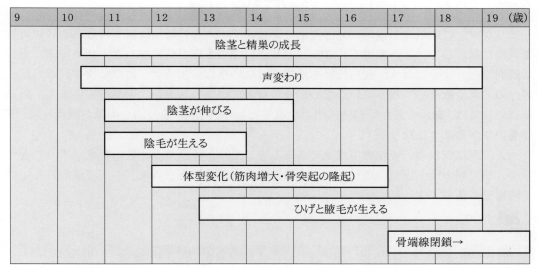

男子

9	10	11	12	13	14	15	16	17	18	19 (歳)

陰茎と精巣の成長

声変わり

陰茎が伸びる

陰毛が生える

体型変化（筋肉増大・骨突起の隆起）

ひげと腋毛が生える

骨端線閉鎖→

出たよ

第110回	午後問題8	解答はP132

[問題19] 男子の第二次性徴による変化はどれか。

1．精　通　　2．骨盤の拡大　　3．皮下脂肪の増加　　4．第1大臼歯の萌出

出題基準番号 Ⅱ-7-E

79. 〈思春期〉アイデンティティの確立

　アイデンティティの確立とは、**自我の確立（＝自己同一性の確立）** のことをいいます。

　思春期は、「真の自分、自分固有の生き方・考え方」「自分は何をすべきか」「自分はどのような生き方がふさわしいか」などを模索し、**自我を形成**していく時期です。この時期に「自分は自分であり、他人は他人である」ことを理解し、生きる方向性や目標を明確にし、自らの立場を得ることをアイデンティティの確立といいます。アイデンティティの確立には、**職業選択**も含まれます。

※近年、社会的な自立を先延ばしにする青年が多く見受けられます。こういった青年が、自己同一性を獲得する時期を猶予していることを**モラトリアム**と呼びます。従来からあった概念ですが、今は30歳台まで延長していることがあり、問題視されています。

出たよ

第109回	午後問題6	解答はP132

[問題20] エリクソン，E.H. の発達理論で青年期に生じる葛藤はどれか。
Erikson,E.H.

1．生殖性　対　停滞　　　　2．勤勉性　対　劣等感

3．自主性　対　罪悪感　　　4．同一性　対　同一性混乱

80. 〈思春期〉親からの自立

エリクソンによれば学童期の発達課題は勤勉性です。この時期は親や権威ある者に対して素直に対応している時期です。しかし自我に目ざめる思春期になると、親や権威に対して疑問を抱くようになり、親も教師も絶対ではないと理解するようになります。その反面、親への甘えや依存心も残っているため自分自身の葛藤からストレスを高じています。思春期においては、**友人や異性との関係**がより重要となり、親への依存的な関係が解消され、**干渉をいやがるように**なります。

一方、親はこれらの変化を生意気であると感じたり、イライラさせられたりすることが多く、幼児期の第1反抗期に続き、この時期を第2反抗期ととらえ、やがて子離れしていく時期でもあります。

| 第108回 | 午前問題9 | 解答はP132 |

[問題21] 思春期にある人が親密な関係を求める対象はどれか。
　1．教　師　　2．祖父母　　3．友　人　　4．両　親

81. 〈思春期〉異性への関心

フロイトは性欲動の根底にあるエネルギーを心理的なものととらえ、リビドーと名付けました。これによれば学童期は性的関心が抑圧された潜伏期であり、思春期以後は異性愛を高める性器期としました。

思春期は第二次性徴の開始と共に、自分の体の変化から性への意識や関心を高めていきます。異性を交えたグループでの交流や、特定の異性との親密な関係を求めるようになる時期です。このような心理の変化は種の保存という生物の根本的な目的のために重要なことですが、社会生活の中ではこのような性に対する欲求もコントロールしていく必要があります。また、正しい性に関する知識を持たないと、人工妊娠中絶や性感染症のような心身に影響する問題をもたらすことにもなります。10代の人工妊娠中絶は、減少傾向にあるものの、令和元年（2019年）の厚生労働省の統計データでは、女子人口千人に対して4.5人となっており、健やか親子21（第2次）でも第1次に引き続き、基盤課題B学童期・思春期から成人期に向けた保健対策の健康水準の指標に10代の人工妊娠中絶率の減少を指標として挙げています。

性感染症については、どうでしょうか。性感染症は減少せず、しかも低年齢化しています。このことを受け、厚生労働省は「性感染症に関する特定感染症予防指針」という対策を出しています。その特定感染症の主な疾患では、性器クラミジア感染症が最も多く、次いで性器ヘルペスウイルス感染症、淋菌感染症、尖圭コンジローマの順となっています。加えて平成22年（2010年）以降、梅毒の報告数は増加を続けており、女性は20歳台、男性は20〜40歳台の報告が多くなっています。何より正しい知識と予防方法、罹患した場合の早期発見・早期治療の重要性を伝えていくことが必要です。

第106回 午前問題2　　　　　　　　　　　　　　解答はP132

[**問題22**] 平成25年（2013年）の感染症発生動向調査による年間の性感染症〈STD〉報告数で
sexually transmitted disease
最も多いのはどれか。

1．性器クラミジア感染症
　　genital chlamydiosis
2．尖圭コンジローマ
　　condyloma acuminatum
3．性器ヘルペス
　　genital herpes
4．淋菌感染症
　　gonococcal infection

成人期

Check!
出題基準番号
II -7-F

82.〈成人期〉社会的責任と役割

エリクソンの発達課題

成人初期…**親密性**
壮　年　期…**生殖性**（子どもを産み育てる＝子どもの世話、親の世話）

　青年期のアイデンティティの確立によって職業を選択し、成人初期に就職することに
よって経済基盤ができるので、親密な相手を見つけて結婚を選択し、壮年期で子どもを生
み育てる（生殖性）時期です。

ハヴィガーストの発達課題

成人前期	①配偶者の選択 ②配偶者との生活の学習 ③家庭生活の出発 ④子どもの養育 ⑤家庭の管理 ⑥仕事に就く ⑦市民として責任を負う ⑧適切な社会集団を選択する
中年期	①大人としての市民的、社会的責任の達成 ②**一定の経済水準の確立と維持** ③10代の子どもの精神的な成長の支援 ④大人の余暇生活を充実すること ⑤自分と配偶者をひとりの人間として結びつけること ⑥中年期の生理的変化の理解とそれへの適応 ⑦老年の両親への適応

第112回　午前問題8　　　　　　　　解答はP132

[問題23] ハヴィガースト,R.J.が提唱する成人期の発達課題はどれか。
Havighurst,R.J.
1．経済的に自立する。　　　　2．身体的衰退を自覚する。
3．正、不正の区別がつく。　　4．読み、書き、計算ができる。

Check! 出題基準番号 II-7-F　83.〈成人期〉生殖機能の成熟と衰退

　壮年期では性器の発育が完成し、性機能が充実・安定します。しかし女性では、壮年期をピークに性機能は徐々に低下し、卵巣機能が衰退して停止します。この時期を**更年期**と呼び、閉経前後の5年間に相当します。日本の閉経年齢は、日本産科婦人科学会の報告では**約50歳**とされており、年齢的な更年期の目安は45歳から55歳の間となります。

更年期
　エストロゲンが減少し、ゴナドトロピンの分泌が増加するなどの主に**性ホルモン**のバランスに乱れが生じます。これに伴い、ホルモンや自律神経の統合中枢である視床下部にも影響があらわれ、**自律神経失調症状などの更年期症状**がみられます。

壮年期の危機
・**ワーカホリック**　　　：仕事をしていないと落ち着かない状況になるものをいいます。
　（仕事中毒）
・**燃え尽き症候群**　　　：何もする気が起こらない情緒的な消耗感に見舞われます。
　（バーンアウト）
・**空の巣症候群**　　　　：子育ての終了に伴い、空虚感を感じてうつ症状が起こります。
・**サンドイッチ症候群**：中間管理職が上司と部下の板挟みになることでうつ状態を生じるものです。

第111回　午前問題9　　　　　　　　解答はP132

[問題24] 日本の女性における平均閉経年齢に最も近いのはどれか。
1．30歳　　2．40歳　　3．50歳　　4．60歳

Check! 出題基準番号 II-7-F　84.〈成人期〉基礎代謝の変化

　基礎代謝とは、人間にとって必要最低限のエネルギー消費のことをいいます。基礎代謝についての重要事項を下記にまとめておきましょう。
①性別・年齢：男性15〜17歳、女性12〜14歳（**青年期**）がピークで、その後は徐々に減少する。
②栄養：低栄養や低蛋白では低下する。
③発熱：体温が1℃上昇すると基礎代謝は13％増加する。
④月経：月経中が最低、その後増加し、月経が開始される2〜3日前がピークになる。
⑤温度：寒いと高くなる。

⑥筋肉：筋肉量が多いと高くなる。

第111回 **午後問題8** 解答はP132

[問題25]次の時期のうち基礎代謝量が最も多いのはどれか。
　1．青年期　　2．壮年期　　3．向老期　　4．老年期

老年期

> エリクソンの発達課題
> 老年期：**統合性**

　老化の現れ方は年齢によって決まるものではなく、遺伝要因や生活習慣、環境要因などの影響を受けるため、個人によって差が大きく異なります。

老年期の臨床的な特徴

> ①複数の疾患を持っている
> ②個人差が大きい
> ③定型的な症状が現れにくい
> ④臓器の機能不全が潜在的に存在している
> ⑤慢性疾患が多い
> ⑥薬剤の副作用がでやすい
> ⑦生体防御力が低下しており、疾患が治りにくい
> ⑧患者の予後が社会的環境により大きく影響される

85. 〈老年期〉身体的機能の変化

出題基準番号
II-7-G

　加齢によりさまざまな身体機能の変化が起こります。

筋力の低下

　20歳前後をピークに、筋力は加齢に伴い低下します。特に40歳頃からは、急速に低下し、同時に持久力も衰えます。筋力の低下は筋肉の減少も伴います。筋肉は水分の貯蔵庫としてのはたらきがあるので、筋肉量の減少は体内水分量の減少につながり、老年は脱水に陥りやすくなります。

体内水分量の変化（体重に対する割合：%）

	新生児	成人	老人
細胞内液	40	40	30〜35
細胞外液	40	20	20
全体内水分量	80	60	50〜55

　筋力は運動機能の構成要素のひとつで、加齢により筋力が低下することで高齢者に特徴的な歩行となり、これを老人性歩行と言います。

①すり足歩行になる	
②歩幅が狭くなる	下肢筋力の低下、下肢筋の伸展が減少する
③両足を左右に広げる （支持面積が広がるので安定する）	足関節可動域低下
④前傾姿勢になる	
⑤上肢の振りが小さくなる	肩関節の屈曲と肘関節の伸展減少

※歩行の変化は視力・視野の低下や筋力・平衡性の低下なども影響している。

加齢によるおもな身体機能の変化

領域	加齢による変化	身体所見
睡眠	夜間のメラトニン分泌量の低下	睡眠障害
視力	遠近調節を行う水晶体の弾力性の低下 毛様体筋の収縮力低下 暗順応の低下	近くが見えにくい 薄暗いところが見えにくい
視野	眼瞼下垂 視神経細胞の減少	視野が狭くなる
皮膚感覚	皮脂の減少 **体温調節能力の低下**	**皮膚感覚が低下する** 低体温、高体温になりやすい
聴力	内耳機能の低下	**高音域が聞こえにくい** 感音性難聴
味覚	味覚全般的に低下 味覚には、甘味・塩味・酸味・苦味・うま味があるが、甘味は比較的保持されやすいといわれている	味覚の衰え
循環器	血管壁の弾力性の低下 血中カテコールアミン濃度の増大 **末梢血管抵抗の増大**	収縮期血圧の上昇
消化器	腸管の血流不足による平滑筋の萎縮・平坦化	便秘
腎・泌尿器系	80歳を過ぎると腎臓の糸球体の濾過率が20代と比較して1/2になるといわれている。そのため、尿量の増加は起こりにくくなるが、夜間睡眠中の抗利尿ホルモンの減少に伴い尿濃縮力が低下するため、夜間の頻尿が起こりやすい	夜間頻尿
免疫	胸腺の萎縮に伴いT細胞数の減少	外来抗原に対する抗体産生の命令が出にくくなるため、免疫力が低下する

第109回　午後問題8　　　　　解答はP132

[問題26]老年期にみられる身体的な変化はどれか。

1. 血管抵抗の増大　　　2. 消化管の運動の亢進　　　3. 水晶体の弾性の増大
4. メラトニン分泌量の増加

86.〈老年期〉認知能力の変化

出題基準番号 II-7-G

加齢に伴い流動性知能（記銘力・想起力）、視力や聴力などが変化するものの、結晶性知能である洞察力・判断力・統合力などは、ほとんど低下はみられません。

結晶性知能の維持

結晶性知能とは、経験の蓄積による物事の洞察や総合的な判断能力のことです。

洞察力・判断力・統合力など。

流動性知能低下

流動性知能とは、計算などの知的作業を一定以上の速度で行う能力のことです。

過去の記憶は保持されますが、**新しいことを覚える記銘力や保持している記憶を必要な時に取り出す想起力は低下**します。

第104回　午前問題7　　　　　解答はP132

[問題27]加齢によって衰えやすい機能はどれか。

1. 記銘力　　　2. 洞察力　　　3. 判断力　　　4. 統合力

87.〈老年期〉心理社会的変化

出題基準番号 II-7-G

教育学者の**ハヴィガースト**によって、発達課題が具体的に提示されています。

老年期の発達課題としては、体力や健康の衰退、退職や収入の減少、配偶者の死などへの適応が中心的な課題となっています。

身体的な活動の力の低下を自覚し、**近しい人々の死や定年退職や家族内役割の喪失**などにより**無力感**が生じ、**孤独感、自閉的、自己中心的になりやすい**などの特徴があります。

ハヴィガーストの発達課題

老年期	①肉体的衰弱への適応
	②引退と収入減少への適応
	③配偶者の死に適応
	④同年代の人との親密な関係構築
	⑤社会的・公民的役割を果たすこと
	⑥身体的に満足な生活環境の確立

出たよ

第110回　午前問題8　解答はP132

[問題28] ハヴィガースト,R.J.（Havighurst,R.J.）が提唱する老年期の発達課題はどれか。

1．子どもを育てる。　　2．退職と収入の減少に適応する。

3．社会的責任をともなう行動を望んでなしとげる。

4．男性あるいは女性としての社会的役割を獲得する。

家族の機能

Check!　出題基準番号 II-8-A

88．家族関係

疾病に罹患することは、本人だけの問題ではなく、家族にとっても大きな危機的状況です。突然訪れる疾患に対して、家族の役割は大きく変化し、バランスを失っていくこともあるでしょう。したがって看護師は、**家族全員が対象**であることを忘れてはならないのです。

病人を世話する家族に疲労が蓄積したり、ストレスが高じれば、家族間に情緒的な亀裂が生じてきます。これは病人にとっても悪影響です。逆に、家族の深い絆と信頼に支えられ、**協力体制**が整った病人は、**闘病意欲**も高まるでしょう。このことからも、看護師はさまざまな機会をとらえて、家族間の調整を図るとともに、家族を丸ごと支援することが重要です。

出たよ

第94回　問題9　解答はP132

[問題29] 患者を支えるための望ましい家族関係はどれか。

1．従　属　　2．協　力　　3．依　存　　4．干　渉

Check!　出題基準番号 II-8-A

89．家族構成員

令和元年（2019年）国民生活基礎調査によると、世帯数総数は、5,178万５千世帯、世帯構造をみると単独世帯が1,490万７千世帯（全世帯の28.8％）で最も多く、**三世代世帯**が262万７千世帯（全世帯の5.1％）と**最も少なく**なっています。１世帯当たりの平均世帯人員は2.39人です。65歳以上の者のいる世帯数をみると2,558万４千世帯となり、**全世帯の約49.4％は65歳以上の高齢者のいる世帯**です。

世帯構造別にみた65歳以上の者のいる世帯数の推移

| | 全世帯数 | 65 歳 以 上 の 者 の い る 世 帯 | | | | | | | |
		総 数	全世帯に占める割合(%)	単独世帯	夫婦のみの世帯	親と未婚の子のみの世帯	三世代世帯	その他の世帯	(再掲)65歳以上の者のみの世帯
		推 計 数 （千世帯）							
平成4年(1992)	41 210	11 884	28.8	1 865	2 706	1 439	4 348	1 527	3 666
7 （'95）	40 770	12 695	31.1	2 199	3 075	1 636	4 232	1 553	4 370
10 （'98）	44 496	14 822	33.3	2 724	3 956	2 025	4 401	1 715	5 597
13 （2001）	45 664	16 367	35.8	3 179	4 545	2 563	4 179	1 902	6 636
16 （'04）	46 323	17 864	38.6	3 730	5 252	2 931	3 919	2 031	7 855
19 （'07）	48 023	19 263	40.1	4 326	5 732	3 418	3 528	2 260	8 986
22 （'10）	48 638	20 705	42.6	5 018	6 190	3 836	3 348	2 313	10 188
25 （'13）	50 112	22 420	44.7	5 730	6 974	4 442	2 953	2 321	11 594
28 （'16）	49 945	24 165	48.4	6 559	7 526	5 007	2 668	2 405	13 252
令和元 （'19）	51 785	25 584	49.4	7 369	8 270	5 118	2 404	2 423	14 856
		構 成 割 合 （%）							
平成4年(1992)	·	100.0	·	15.7	22.8	12.1	36.6	12.8	30.8
7 （'95）	·	100.0	·	17.3	24.2	12.9	33.3	12.2	34.4
10 （'98）	·	100.0	·	18.4	26.7	13.7	29.7	11.6	37.8
13 （2001）	·	100.0	·	19.4	27.8	15.7	25.5	11.6	40.5
16 （'04）	·	100.0	·	20.9	29.4	16.4	21.9	11.4	44.0
19 （'07）	·	100.0	·	22.5	29.8	17.7	18.3	11.7	46.6
22 （'10）	·	100.0	·	24.2	29.9	18.5	16.2	11.2	49.2
25 （'13）	·	100.0	·	25.6	31.1	19.8	13.2	10.4	51.7
28 （'16）	·	100.0	·	27.1	31.1	20.7	11.0	10.0	54.8
令和元 （'19）	·	100.0	·	28.8	32.3	20.0	9.4	9.5	58.1

資料　厚生労働省「国民生活基礎調査」（大規模調査）
注　1）　平成7年の数値は，兵庫県を除いたものである。平成28年の数値は，熊本県を除いたものである。
　　2）　「親と未婚の子のみの世帯」とは，「夫婦と未婚の子のみの世帯」および「ひとり親と子のみの世帯」をいう。

（出典）厚生労働統計協会編「国民衛生の動向 2022/2023」P43，厚生労働統計協会，2022年

家族成員

　家族の形態が多様化している現代社会において、家族の定義は難しいものになり、学問領域によって異なります。看護学領域では、フリードマン（M.M.Friedman）の定義が主に用いられます。家族とは、「絆を共有し、情緒的な親密さによって互いに結びついた、家族として自覚している**2人以上の成員**」としています。

　なお、国勢調査などの人口統計においては、世帯として把握され、単身生活者も世帯に含まれています。

出たよ

| 第112回 | 午後問題9 | 解答はP132 |

[問題30]家族成員の最少人数はどれか。

　1．4 人　　2．3 人　　3．2 人　　4．1 人

Check!
出題基準番号 Ⅱ-8-A

90．疾病が患者・家族に与える心理・社会的影響

　疾病は、患者にも家族にも、不安や悲観といったストレスを絶えずもたらし、経済的にも、心身にも、疲労困憊を生じさせることがあります。

①疾病は、患者にも家族にも、不安や悲嘆といったストレスを絶えずもたらし、心身共に疲労困憊を生じさせる。
②家族に役割の変更が生じる。
③家族間の情緒に亀裂が生じやすい。
④経済的負担が増す。
⑤社会から隔絶されたという孤独感を抱きやすい。

　令和元年（2019年）の国民生活基礎調査では、主な介護者をみると要介護者等と「同居」が54.4％で最も多く、次いで「別居の家族等」が13.6％となっています。
　「同居」の主な介護者の要介護者等との続柄をみると、「**配偶者**」が23.8％で最も多く、次いで「子」が20.7％、「子の配偶者」が7.5％となっています。
　また、「同居」の主な介護者を性別にみると、男性35.0％、女性65.0％で女性が多くなっています。年齢階級別にみると、男女ともに「60〜69歳」が男性28.5％、女性31.8％と多くなっています。

要介護者等との続柄別にみた主な介護者の構成割合〈令和元年（2019年）〉

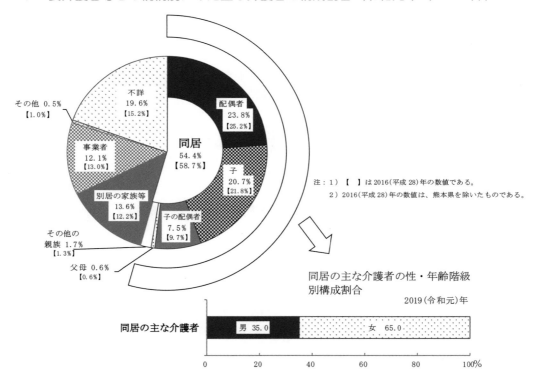

（出典）厚生労働省「令和元年　国民生活基礎調査の概況」より

　社会保障制度などを利用し、家族や患者の不安や疲労などを考慮できるよう調整していくことも、医療者としての役割です。
　レスパイトケアもそのひとつです。レスパイトケアは、介護者の心身の負担を軽減して介護が継続できるように支援していくことを目的としています。デイケアやショートステイなどの社会資源を活用して、一時的に療養者に入所してもらうことで、介護者の休息支

援をします。

[問題31]レスパイトケアの目的はどれか。

1．介護者の休息　　2．介護者同士の交流　　3．介護者への療養指導
4．療養者の自己決定支援

家族形態の変化

91. 家族の多様性

出題基準番号 II-8-B

　一般的には、父と母と子ども達が暮らす家庭を標準世帯とすることが多いですが、現代の日本では、母と子どもだけ、あるいは父と子どもだけの家族であったり、女性の独り暮らしや婚姻関係にない男女が生活を共にしたり、女性同士、男性同士の生活であったりとさまざまな家族の形態があり、多様化しています。

92. 構成員の変化

出題基準番号 II-8-B

　1世帯あたりの家族構成員を年ごとにみてみると、

平成25年	平成26年	平成28年	平成29年	平成30年	令和元年
2.51人	2.49人	2.47人	2.47人	2.44人	2.39人

家族構成員は、減少傾向になっています。

　世帯構造別にみると**核家族世帯は、全世帯数の約60％を占めており最も多く**なっています。

　さらに詳しく世帯構造別にみると、**単独世帯が最も多く**、次いで核家族世帯の**夫婦と未婚の子のみの世帯**でした。

令和元年度

核家族世帯	59.8%	夫婦のみの世帯	24.4%
単独世帯	28.8%	夫婦と未婚の子のみの世帯	28.4%
三世代世帯	5.1%	ひとり親と未婚の子のみの世帯	7.0%
その他	6.3%		

[問題32]平成29年（2017年）の国民生活基礎調査における平均世帯人数はどれか。

1．1.47　　2．2.47　　3．3.47　　4．4.47

看護活動の場と機能・役割

令和2年（2020年）末現在、衛生行政報告例における就業看護師は1,280,911人（男性104,365人、女性1,176,546人）で、前回（平成30年）に比べ62,305人（5.1%）増加しています。就業准看護師は284,589人（男性20,726人、女性263,863人）で、前回に比べ19,890人（6.5%）減少しています。就業保健師は55,595人（男性1,598人、女性53,997人）で、前回に比べ2,640人（5.0%）増加しています。就業助産師は37,940人で、前回に比べ1,029人（2.8%）増加しています。

就業場所別にみると、就業看護師は**医療機関（病院、診療所）**が1,053,058人で最も多く82.2%を占めています。次いで、**介護保険施設等**100,701人（7.9%）、**訪問看護ステーション**62,157人（4.9%）の順になっています。

就業先別にみた保健師・助産師・看護師・准看護師数

令和2（'20）年12月31日現在

	保健師		助産師		看護師		准看護師	
	実数（人）	構成割合(%)	実数（人）	構成割合(%)	実数（人）	構成割合(%)	実数（人）	構成割合(%)
総　　　　　　　　　数	55 595	100.0	37 940	100.0	1 280 911	100.0	284 589	100.0
病　　　　　　　　　院	3 559	6.4	23 321	61.5	883 715	69.0	101 628	35.7
診　　　療　　　所	2 301	4.1	8 562	22.6	169 343	13.2	92 389	32.5
助　　　産　　　所	4	0.0	2 369	6.2	267	0.0	68	0.0
訪 問 看 護 ス テ ー シ ョ ン	307	0.6	37	0.1	62 157	4.9	5 347	1.9
介 護 保 険 施 設 等	1 603	2.9	·	·	100 701	7.9	70 477	24.8
社 会 福 祉 施 設	519	0.9	23	0.1	22 021	1.7	10 555	3.7
保　　　健　　　所	8 523	15.3	354	0.9	1 543	0.1	43	0.0
都 道 府 県	1 429	2.6	65	0.2	2 099	0.2	39	0.0
市 区 町 村	30 450	54.8	1 474	3.9	7 544	0.6	903	0.3
事 業 所	3 789	6.8	29	0.1	5 176	0.4	1 063	0.4
看護師等学校養成所又は研究機関	1 194	2.1	1 562	4.1	17 519	1.4	46	0.0
そ の 他	1 917	3.4	144	0.4	8 826	0.7	2 031	0.7

資料　厚生労働省「衛生行政報告例」

（出典）厚生労働統計協会編「国民衛生の動向 2022/2023」P204，厚生労働統計協会，2022年

第112回　午前問題9　　　　　　　　　解答はP132

[問題33] 令和2年（2020年）の衛生行政報告例における看護師の就業場所で、医療機関（病院、診療所）の次に多いのはどれか。

　1．事業所　　2．市町村　　3．保健所　　4．訪問看護ステーション

Check!
出題基準番号
II-9-A

93. 病院、診療所

病院、診療所、助産所の定義や基準は、**医療法**によって定められています。

病院

医師、歯科医師が医業、歯科業を行う場所で、**20人以上の患者を入院させるための施設**を有するものを病院と呼んでいます。開設には、一般病床の常勤換算で**入院患者：看護職員が3：1人以上配置**しなければならないと医療法で定められています。

病院の中でも、下記の条件を満たす病院を**地域医療支援病院・特定機能病院**と呼んでいます。

1．地域医療支援病院

国や都道府県、あるいは厚生労働省の定めた人が開設する病院で、**患者200人以上の入院施設がある**ことや、地域のほかの病院からの患者を受け入れること、**医療従事者の資質の向上のための研修を行う能力を持つ**こと、都道府県知事の承認を得た病院が該当します。

2．特定機能病院

患者400人以上の収容施設があって原則定められた**16の診療科**を標榜し、**高度の医療提供能力**、高度の医療技術の開発・評価能力、**高度の医療に関する研修**能力を有するものとして、厚生労働大臣の承認を得た病院のことです。なお、特定機能病院の看護職員の人員配置標準は、入院患者：看護職員が**2：1人以上**となります。

第110回	午後問題9	解答はP132

[問題34]医療法に基づき高度医療の提供とそれに関する研修を実施する医療施設はどれか。
　1．診療所　　2．特定機能病院　　3．地域医療支援病院　　4．臨床研究中核病院

診療所

入院施設がないか、もしくは**19人以下（20人未満）の入院施設**のあるものを診療所と呼んでいます。

第109回	午後問題10	解答はP132

[問題35]医療法に規定されている診療所とは、患者を入院させるための施設を有しないもの又は（　）人以下の患者を入院させるための施設を有するものをいう。（　）に入る数字はどれか。
　1．9　　2．19　　3．29　　4．39

94．助産所

助産師がその業務を行う**9床まで**の施設です。**妊婦、産婦または、褥婦を10人以上入所させることはできません。**

95．訪問看護ステーション

①**健康保険法**、②**介護保険法**の2つの法律に規定されている、看護職による独立した看護の事業所です。訪問看護の対象となるのは、**すべての人**です。利用する際は、**主治医の訪問看護指示書**が必要となります。なお、訪問看護の費用に関しては、**高齢者の医療の確保に関する法律**も準用されて、健康保険法、介護保険法とともに3つの法律が適用されています。

また、管理責任者になれるのは専従かつ常勤の**保健師・看護師**のみで、医師は管理責任者にはなれません。開設には、**最低常勤換算2.5人の看護職員**が必要となります。

訪問できるのは、**保健師、看護師、准看護師、PT**（理学療法士）、**OT**（作業療法士）、**ST**

（言語聴覚士）です。

①**医療保険**を使っての訪問看護は**週3回が限度**で、自己負担は原則3割ですが、介護保険の利用者で医療保険の訪問看護の対象となる「厚生労働大臣が定める疾病等」の場合は、**制限はありません**。

　介護保険の利用者で**医療保険の訪問看護の対象**となる「厚生労働大臣が定める疾病等」

- ・末期の悪性腫瘍　　・多発性硬化症　　・重症筋無力症　　・筋萎縮性側索硬化症
- ・進行性筋ジストロフィー　　・パーキンソン関連疾患　　・後天性免疫不全症候群
- ・人工呼吸器を使用している状態　　など

②**後期高齢者医療制度**で利用する場合：自己負担は**原則1割**です。

③**介護保険**で利用する場合：自己負担は**原則1割**です。

出たよ🐾

| 第111回 | 午後問題10 | 解答はP132 |

[問題36] 指定訪問看護ステーションには常勤換算で（　　）人以上の看護職員を配置することが定められている。（　　）に入るのはどれか。

　　1．1.0　　　2．1.5　　　3．2.0　　　4．2.5

96. 介護保険施設

　介護保険法による介護保険施設には、介護老人福祉施設、介護老人保健施設、介護医療院があります。

介護保険施設	介護老人福祉施設 （特別養護老人ホーム）	**介護老人保健施設**	介護医療院
適応保険	老人福祉法 介護保険法	**介護保険法**	介護保険法
定義	要介護者に対し、入浴、排せつ、食事等の介護その他の日常生活上の世話、機能訓練、健康管理及び療養上の世話を行うことを目的とする施設	**要介護者に対し、看護、医学的管理の下における介護及び機能訓練その他必要な医療並びに日常生活上の世話を行うことを目的とする施設**	要介護者であって、主として長期にわたり療養が必要である者に対し、療養上の管理、看護、医学的管理の下における介護及び機能訓練その他必要な医療並びに日常生活上の世話を行うことを目的とする施設

出たよ🐾

| 第108回 | 午後問題10 | 解答はP132 |

[問題37] 要介護者に対し、看護・医学的管理の下で必要な医療や日常生活上の世話を行うのはどれか。

　　1．介護老人保健施設　　　2．短期入所生活介護　　　3．保健センター

　　4．有料老人ホーム

97. 地域包括支援センター

出題基準番号 Ⅱ-9-A

　地域包括支援センターは、介護相談の最初の窓口として**原則市町村単位で設置**されるため、各市町村に１か所以上あります。各センターには社会福祉士・保健師・主任ケアマネジャーが配置されています。

　その地域で暮らす高齢者の「権利擁護」「総合相談」「介護予防ケアマネジメント」「包括的・継続的ケアマネジメント支援」などを行っています。

介護保険法第百十五条の46

「地域包括支援センターは、（中略）地域住民の心身の健康の保持及び生活の安定のために必要な援助を行うことにより、その**保健医療の向上及び福祉の増進を包括的に支援**することを目的とする施設とする」

第108回	午前問題11	解答はP132

[問題38] 平成18年（2006年）の介護保険法改正で、地域住民の保健医療の向上および福祉の増進を支援することを目的として市町村に設置されたのはどれか。
　1．保健所　　2．市町村保健センター　　3．地域包括支援センター
　4．訪問看護ステーション

98. 市町村、保健所

出題基準番号 Ⅱ-9-A

▌市町村

　都道府県や政令市等は保健所を設置し、地域保健における広域的、専門的、技術的拠点の役割を担います。これに対し、市町村は市町村レベルでの健康づくりを推進し、地域の総合的拠点としての役割を果たす「**市町村保健センター**」を設置する義務を持っています。

　では、具体的に市町村保健センターはどのような業務を担うのでしょうか。

　市町村保健センターは、地域住民に対して健康増進、老人保健、介護予防、母子保健、精神保健福祉、障害者福祉等の各分野における保健サービスを行っています。具体的には、**地域住民に密着した健康相談、健康診査、保健指導**などの身近な対人保健サービスを総合的に行う機関であり、保健師が中心となって運営されています。市町村保健センターは地域保健法によって設置が規定されています。

第112回	午後問題10	解答はP132

[問題39] 地域保健法に規定されている市町村保健センターの業務はどれか。
　1．病気の治療　　2．住民の健康診査　　3．看護師免許申請の受理
　4．専門的で広域的な健康課題への対応

▌保健所

　保健所の設置主体は、**都道府県・指定都市・中核市・東京23区**です。保健所には、医師、歯科医師、薬剤師、獣医師、診療放射線技師、臨床検査技師、管理栄養士、保健師などさ

まざまな職種の人達がいます。保健所は**疾病の予防・健康増進・環境衛生**などの公衆衛生の向上と増進を図るために設置されたもので、中心的役割を担っている機関です。**地域保健法**によって規定されています。

業務

①地域保健に関する思想の普及と向上に関する事項。
②人口動態統計その他地域保健に係る統計に関する事項。
③栄養の改善と食品衛生に関する事項。
④住宅、水道、下水道、廃棄物の処理、清掃その他の環境の衛生に関する事項。
⑤医事と薬事に関する事項。
⑥保健師に関する事項。
⑦公共医療事業の向上と増進に関する事項。
⑧母性、乳幼児、老人の保健に関する事項。
⑨歯科保健に関する事項。
⑩精神保健に関する事項。
⑪治療方法が確立していない疾病その他の特殊の疾病により長期に療養を必要とする者の保健に関する事項。
⑫エイズ、結核、性病、伝染病その他の疾病の予防に関する事項。
⑬衛生上の試験と検査に関する事項。
⑭その他地域住民の健康の保持と増進に関する事項。
　さらに必要に応じ次の事業を行うことができる。
①地域保健に関する情報を収集、整理、活用する。
②地域保健に関する調査と研究を行う。
③歯科疾患その他厚生労働大臣の指定する疾病の治療を行う。
④試験・検査を行い、また、医師等に試験・検査に関する施設を利用させる。
⑤市町村相互間の連絡調整を行い、市町村の求めに応じ技術的助言等の援助を行う。
＊平成12年（2000年）3月の改正により、地域における健康危機管理の拠点としての機能が追加されました。

出たよ

| 第110回 | 午前問題10 | 解答はP132 |

[問題40]地域保健法に基づき設置されているのはどれか。
　1．診療所　　2．保健所　　3．地域包括支援センター　　4．訪問看護ステーション

99. 学　校

Check!
出題基準番号
Ⅱ-9-A

1．学校保健活動

　学校保健の目的は、児童・生徒や教職員などの健康を保持増進するため、学校環境の衛生と安全に配慮し健康管理を行うことと、児童・生徒が生涯を通じて自分の力で自分や他者の健康を守り、増進していくための力を育てることです。

　学校保健活動は学校長が責任を持ち、養護教諭や看護職保健主事をはじめとする職員・保護者・PTA等、関係者すべてが協力し合って行います。実際の活動は、毎年策定される学校保健計画に基づいて実施されます。

学校保健の仕組み

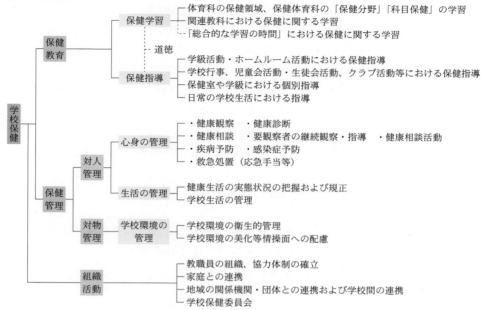

学校保健
├ 保健教育
│　├ 保健学習
│　│　├ 体育科の保健領域、保健体育科の「保健分野」「科目保健」の学習
│　│　├ 関連教科における保健に関する学習
│　│　└ 「総合的な学習の時間」における保健に関する学習
│　│　┈ 道徳
│　└ 保健指導
│　　　├ 学級活動・ホームルーム活動における保健指導
│　　　├ 学校行事、児童会活動・生徒会活動、クラブ活動等における保健指導
│　　　├ 保健室や学級における個別指導
│　　　└ 日常の学校生活における指導
└ 保健管理
　├ 対人管理
　│　├ 心身の管理
　│　│　├ ・健康観察　・健康診断
　│　│　├ ・健康相談　・要観察者の継続観察・指導　・健康相談活動
　│　│　├ ・疾病予防　・感染症予防
　│　│　└ ・救急処置（応急手当等）
　│　└ 生活の管理
　│　　　├ 健康生活の実態状況の把握および規正
　│　　　└ 学校生活の管理
　├ 対物管理 ─ 学校環境の管理
　│　　　├ 学校環境の衛生的管理
　│　　　└ 学校環境の美化等情操面への配慮
　└ 組織活動
　　　├ 教職員の組織、協力体制の確立
　　　├ 家庭との連携
　　　├ 地域の関係機関・団体との連携および学校間の連携
　　　└ 学校保健委員会

※学校給食、安全管理に関する活動も関連づけて行われています。

2．健康診断

　学校保健安全法で定められている保健管理の中核に位置するのが、健康診断です。

　健康診断には、就学時健康診断、児童・生徒等の健康診断（定期・臨時）、職員の健康診断（定期・臨時）があります。健康診断によって、学業や今後の発育に支障があるような疾病がないか、周囲に影響するような感染症に罹患していないかなどのスクリーニングを行います。

3．感染症対策

　学校で予防すべき感染症は、第一〜三種に分類されています。学校における感染症対策は「学校保健安全法」「感染症の予防及び感染症の患者に対する医療に関する法律」等に基づいて実施されます。感染症の予防や蔓延防止のための対策として、「校長」は「出席停止」を、「学校設置者」は「学校の臨時休業」を行うことができます。

4．養護教諭と保健室

　養護教諭は「保健室の先生」と呼ばれています。養護教諭は、学校教育法で小・中学校、中等教育学校、特別支援学校に、必ず置かなくてはならない教諭です。

　保健室では健康診断や健康相談、保健指導、けが等の救急処置、また不登校児童への対応なども行われています。さらに、感染症予防センター、環境管理センター、保健情報センター、保健組織活動センターなどの機能もあり、養護教諭がその運営を任されています。

100. 企　業
出題基準番号 Ⅱ-9-A

　厚生労働省は、働く人の健康の保持増進に資するため、昭和63年（1988年）に「事業場

における労働者の健康保持増進のための指針」（THP：トータル・ヘルスプロモーション・プラン）を策定し、働く人の心とからだの健康づくり運動が始まりました。

看護師は、産業看護師として企業で活躍しています。社員を対象に職業性疾病（27．職業と健康障害参照）の予防や生活習慣病予防を主な目的とした健康管理や、うつ病などこころの病気の予防を目的としたメンタルケアを、産業医などと連携をしながら行います。

産業保健の意義と目的については、国際労働機関（ILO）と世界保健機関（WHO）が「すべての労働者の災害や疾病を未然に防ぎ、その身体的、精神的及び社会的健康度を最高度に維持増進させること」と定義しています。

この目的に沿って労働衛生管理（28．労働環境参照）が展開されていきます。

101. チーム医療

一人ひとりの患者ニーズに対し、関係する専門職や患者本人、その家族が集まり、**質の高い安全な医療へのニーズに応えるため、メンバー間で情報を共有して意思決定をしながら、チームとして治療やケアなど、医療サービスを提供していくことをチーム医療**といいます。

| 第110回 | 午後問題10 | 解答はP132 |

[問題41] チーム医療で適切なのはどれか。
1．他施設との間で行うことはできない。
2．チームメンバー間で目標を共有する。
3．チームリーダーは看護師に固定する。
4．経験年数が同等の者でチームを構成する。

102. 退院調整

時代的背景

退院指導、それにつながる入院時のオリエンテーション、地域医療連携、家族との調整などは、近年になってクローズアップされた分野です。その理由は、医療のあり方の変化です。これに影響を与えている要因のひとつに、医療費の高騰があります。特に高齢者の医療費の伸びは著しく、国はこの異常な医療費の伸びを適正なものに抑えるために、医療機関の機能分化や在宅医療を推進しました。（15．入院期間参照）

このような入院期間の短縮化によって、多くの療養者は回復の途中、治療・療養が必要な状態で退院せざるを得なくなりました。療養者の多くは、完治するまで病院に入院していたいと思います。この場合、療養者・家族がイメージしている退院時の状況とはかなり違います。外来通院の条件が整わないままの早すぎる退院は、患者の不安感や不満足感の原因になります。看護師は、入院時から、退院後の状態や生活を踏まえた情報収集や看護を行うことが重要になってきたのです。

特に、回復が遅い高齢者の入院については、高齢者側の要因、家族側の要因、社会的要因、医療者側の要因をひとつずつ整理し、退院支援・退院調整を組織的に展開することが大変重要なのです。

高齢者の退院を阻害する要因

高齢者側要因	もっと良くなってから帰りたいという回復への期待、日常生活自立度や認知機能の低下による介護の必要性、医療処置の必要性など
家族側要因	介護者・キーパーソンの不在、介護力の低下、退院後の生活への不安・戸惑い、住宅環境、家族間での意見の不一致、サービス利用への抵抗、経済的負担など
社会的要因	要介護高齢者の受け入れ先の不足、往診医や訪問看護ステーション等の不足、社会資源の地域間格差、地域のサポート体制の脆弱さなど
医療者側要因	退院基準の不明確さ、予測予後の難しさ、関係機関との連携不足、積極的なはたらきかけの不足、自宅退院に関するあきらめなど

退院支援と退院調整

　一般に、高齢者とその家族の、退院に向けた意思決定支援を退院支援といいます。高齢者や家族の意思決定の実現・支援のために、制度や社会資源をつなぐ過程を退院調整といいます。

　特に高齢者は、同じ疾患や治療であっても、退院までスムーズにいかない場合が多々あります。高齢者の入院では、意思決定や調整に時間がかかることを踏まえて、入院当初から退院について相談できるように支援する必要があります。その際も、患者・家族の抱く不安に配慮し、医師を含めた多職種で介入できるよう調整します。サービスの導入が必要になると思われる場合は、施設内で地域医療連携に関わる部門（地域連携室など）を活用します。それによって退院先の選択肢が増えることが多く、家族の不安や負担の軽減につながります。

　退院調整の機能では、服薬方法や褥瘡予防のための対策、リハビリテーションのメニューなどを患者本人や家族ができそうなシンプルなやり方にアレンジし、病院以外でも続けられるようにしていくことが重要です。その指導は、入院中の早い段階からケアの方法や技術をみてもらうところから始めます。特別な知識や技術を伝えるために、改めて場を設けて指導するばかりではなく、日ごろから実際に見てもらい、高齢者や家族に慣れてもらうことがより良い方法です。

　このように入院時や日々のケアを通して患者の身近にいて、患者の状況や思いを把握している看護師が、退院に向けて関わることはたいへん重要です。

Ⅱ章 出たよ🐾 解答一覧

問題1	1	問題2	2	問題3	4	問題4	3	問題5	4	問題6	3	問題7	3	問題8	2
問題9	4	問題10	1	問題11	3	問題12	1	問題13	2	問題14	1	問題15	1	問題16	4
問題17	3	問題18	4	問題19	1	問題20	4	問題21	3	問題22	1	問題23	1	問題24	3
問題25	1	問題26	1	問題27	1	問題28	2	問題29	2	問題30	3	問題31	1	問題32	2
問題33	4	問題34	2	問題35	2	問題36	4	問題37	1	問題38	3	問題39	2	問題40	2
問題41	2														

Ⅲ章　看護に必要な人体の構造と機能および健康障害と回復について基本的な知識を問う

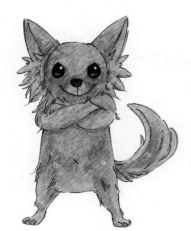

人体の基本的な構造と正常な機能

Check!
出題基準番号
Ⅲ-10-A

103. 内部環境の恒常性

たとえば、スキー場で長時間置き去りにされたとしますね。さて、体温は下がるでしょうか？　よほどのことがない限り、体温は一定に保たれています。このように、私たちの体内では、あらゆるものが一定に維持されています。これをホメオスタシスといいます。

例を挙げると、血圧・心拍、体液・水分量、電解質・血糖値などです。これらを維持するのは、ホルモンと自律神経です。自律神経は早く効果をあらわす反面、持続時間が短いのですが、ホルモンは効果が遅い反面長く効果をあらわします。

Check!
出題基準番号
Ⅲ-10-A

104. 神経系

神経系とは、私たちが普段行っている運動や、感覚情報を担うとても重要な体の一部分です。ヒトの体は4つの組織からできています。①**上皮組織**、②**結合組織**、③**筋組織**、④**神経組織**でしたね。つまり、神経組織とは、私たちの体の構成成分としてだけでなく、機能的にもとても重要な部分といえます。たとえば「感覚」といっても多くの種類の感覚があります。痛い、熱い、冷たい、触れた、圧されたなどや、見る、聞く、嗅ぐ、味わうなど、とても多彩です。このような情報はすべて神経によって脳に伝えられて、脳で"感じ"ています。それでは、この神経系（神経組織）の構成をみていきましょう。

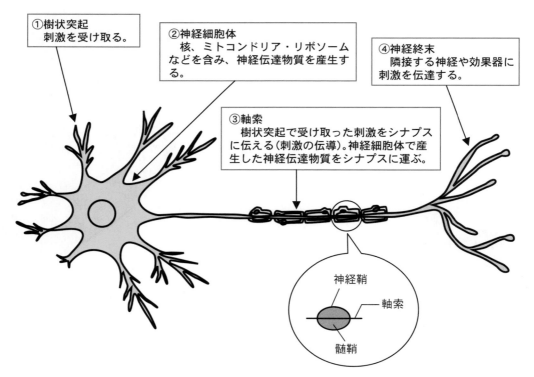

①樹状突起
　刺激を受け取る。

②神経細胞体
　核、ミトコンドリア・リボソームなどを含み、神経伝達物質を産生する。

④神経終末
　隣接する神経や効果器に刺激を伝達する。

③軸索
　樹状突起で受け取った刺激をシナプスに伝える（刺激の伝導）。神経細胞体で産生した神経伝達物質をシナプスに運ぶ。

神経鞘
軸索
髄鞘

神経組織は、大きく分けて**神経細胞**と**神経支持細胞**に分けられます。神経細胞の構造を

みていきましょう。核を含む「細胞体」、細胞体から細い線維が伸びる「樹状突起や軸索」、軸索の末端には神経終末という、他の神経細胞との連絡場所を持っています。さらに、軸索の周りには支持細胞の一種「シュワン細胞」が取り囲み、「髄鞘」を作ります。軸索末端のすぐ隣には他の神経細胞の樹状突起があり、「**シナプス**」と呼ばれる連絡口があるのです。さて、先ほど神経は情報を脳に伝えるといいましたが、ここで神経の興奮伝導の仕組みをみていきましょう。

神経細胞は、ある種の刺激（光、におい物質、味物質、音、冷たいものなど…）にさらされると、電気的な興奮が起こります。普段、神経細胞の中は負（マイナス）に帯電（物体が電気を帯びる現象）していますが、興奮刺激がくるとその部分だけが正（プラス）に変化します。これを「活動電位」といって、いわゆる興奮状態です。この活動電位は、神経の長い軸索を伝わり、神経の末端（終末）に到達します（伝導）。次に、神経の終末から「神経伝達物質」と呼ばれる物質がすぐ隣にいる神経細胞に降りかかり、隣の細胞に活動電位が生じます。これが「伝達」という現象です。興奮が生じたその神経も、さらに軸索末端まで興奮が伝わり、次々とリレー式に伝わっていくのです。「髄鞘」は「跳躍伝導」といって、伝導スピードの飛躍的な促進に働きます。

さて、この神経細胞と神経支持細胞でできた神経組織ですが、大きく分けて「中枢神経」と「末梢神経」に分かれます。**中枢神経はさらに、脳（大脳、小脳、間脳、中脳、橋、延髄）と脊髄に分かれます（中脳・橋・延髄をまとめて「脳幹」と呼びます）**。脳は、頭蓋骨の中に、脊髄は脊柱管内に収納されています。つまり、非常に重要な組織ということで、丈夫な骨によって守られているのです。さらに、脳や脊髄は「**髄膜（硬膜・くも膜・軟膜）**」と呼ばれる3層構造の膜に包まれ、組織の保護に役立っています。

次に、末梢神経についてです。これは脳神経と脊髄神経に分かれます。脳神経は頭蓋骨から、脊髄神経は脊柱から出る神経ということでこのような名前がついています。ややこしいのですが、この命名方法は、「構造」面に着目した分類法で、もうひとつの別の分類方法として、「機能」面に着目したものがあります。それが、体性神経と自律神経という分類で、前者は皮膚や骨格筋に、後者は内臓や血管、平滑筋、分泌腺に分布する神経のことなのです。

では、脳と脊髄の各部位の構造と機能をみていきましょう。

Ⅲ　看護に必要な人体の構造と機能および健康障害と回復について基本的な知識を問う

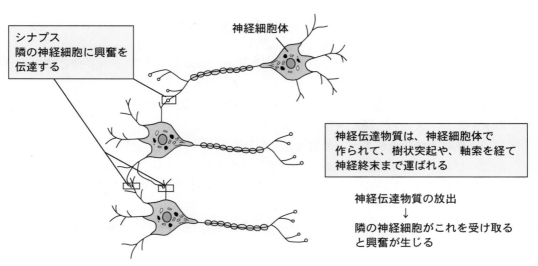

シナプス
隣の神経細胞に興奮を伝達する

神経細胞体

神経伝達物質は、神経細胞体で作られて、樹状突起や、軸索を経て神経終末まで運ばれる

神経伝達物質の放出
↓
隣の神経細胞がこれを受け取ると興奮が生じる

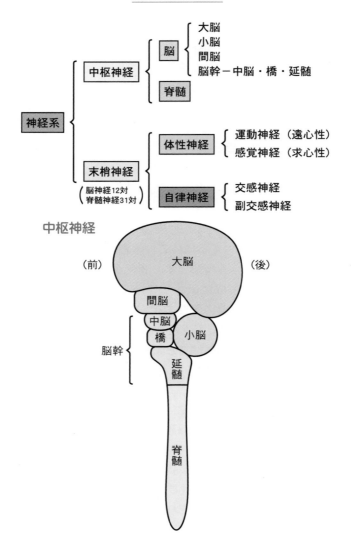

大脳

- 脳の最も上方に位置し、左右の大脳半球より構成される
- 大脳の表面は「灰白質（大脳皮質）」となり、神経細胞体が集まっている。内部は「白質」となり神経細胞の線維（軸索や樹状突起）が集まっている
- 大脳の表面は、中心溝（ローランド溝）・外側溝（シルビウス溝）・頭頂後頭溝によって前頭葉・頭頂葉・側頭葉・後頭葉に分かれる
- 大脳の場所により、**運動中枢、感覚中枢、視覚中枢、聴覚中枢、味覚中枢、言語中枢**などがあり、大脳の「機能局在」と呼ばれる
- 言語中枢は大脳の優位半球（通常は左）の新皮質に2か所存在する。1つは運動性言語野（ブローカ野）で、前頭葉の運動野の近くにあり、発語に必要な筋を支配。もう1つは感覚性言語野（ウェルニッケ野）で、側頭葉の聴覚野の後方にあり、言語の入力に関わる
- 大脳内部には数か所の灰白質（尾状核・被殻・淡蒼球など）があり、大脳基底核と呼ばれる

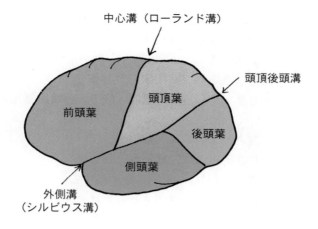

中心溝（ローランド溝）

頭頂後頭溝

頭頂葉

前頭葉

後頭葉

側頭葉

外側溝
（シルビウス溝）

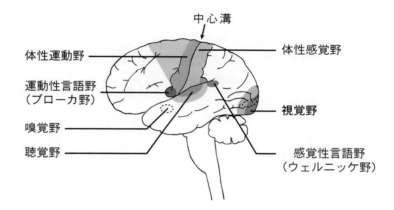

中心溝

体性運動野

体性感覚野

運動性言語野
（ブローカ野）

嗅覚野

聴覚野

視覚野

感覚性言語野
（ウェルニッケ野）

小脳
- 脳幹の後ろに位置し、左右の小脳半球と中間の虫部より構成される
- **姿勢を保持する**などの**運動調節**の統合中枢や熟練の技の習得などに関与する

間脳
- 左右の大脳の間にあるということで間脳と呼ばれる
- 大きく視床下部と視床に分かれる
- 視床下部は**自律神経の最高中枢、内分泌系の上位中枢**として働く
- 視床下部には、**摂食・満腹中枢、飲水調節中枢（渇中枢）、体温調節中枢、睡眠中枢、性中枢**などがある
- 視床下部のさらに下には下垂体がぶら下がり、内分泌系の下位中枢として働く
- 視床は嗅覚以外のすべての感覚情報の中継点となる
- 視床の上部には「**松果体**」があり、**メラトニン**が分泌され**日内リズムの維持**に関わる
- 視床の尾側には、内側膝状体と外側膝状体があり、それぞれ聴覚と視覚の中継点となる

脳幹
- 間脳の下方、脊髄の上方に位置する
- **中脳・橋・延髄**より構成される
- 中脳内部には赤核・黒質があり運動調節に関わる（黒質の変性はパーキンソン病に関わる）

・中脳の背側には上丘・下丘という膨らみがあり、それぞれ視覚と聴覚に関わる
・**中脳には対光反射・輻輳反射などの瞳孔反射中枢**がある
・**中脳は姿勢を反射的に調節する**
・意識や覚醒レベルに関与する部位（網様体）がある
・**延髄には、唾液分泌・せき・くしゃみ・嘔吐・嚥下・呼吸・循環中枢がある**

脊髄

・脊柱の中の脊柱管に保護されている
・下端は腰椎の1番目から2番目の間で終わる
・下端からは脊髄神経がぶら下がり、「馬尾」を形成する
・中央にH型をした灰白質と外側に白質がある
・脊髄は運動神経が出て、感覚神経が戻る場所である
・白質は運動と感覚の情報が通る通路となる

　脳と脊髄にはそれぞれ重要な役割がありますね。特に脳幹は循環と呼吸の中枢がありますので、ここを損傷すると重大です。次に末梢神経についての役割をみていきましょう。脳からでる脳神経は12対、脊髄から出る脊髄神経は31対です。最初に脳神経について、その名称と役割をまとめましょう。

脳神経

Ⅰ：嗅神経　→嗅覚情報を脳に伝える
Ⅱ：視神経　→視覚情報を脳に伝える
Ⅲ：動眼神経　→眼球の運動を司る外眼筋、レンズの厚さを調節する毛様体筋、瞳孔を収縮させる瞳孔括約筋を支配
Ⅳ：滑車神経　→眼球の運動を司る外眼筋を支配
Ⅴ：三叉神経　→**顔面の知覚**および咀嚼筋を支配
Ⅵ：外転神経　→眼球の運動を司る外眼筋を支配
Ⅶ：顔面神経　→顔面の表情筋、唾液腺の顎下腺・舌下腺、涙腺を支配し、舌の前2/3の味覚を支配
Ⅷ：内耳神経　→聴覚情報と平衡覚情報を脳に伝える
Ⅸ：舌咽神経　→舌の後半の感覚、咽頭の運動と感覚、唾液腺の耳下腺、舌の後ろ1/3の味覚を担当
Ⅹ：迷走神経　→舌咽神経とともに咽頭や喉頭の皮膚や筋を支配し**嚥下に関わる**。胸腹部内臓のほとんどの働きを支配
Ⅺ：副神経　→僧帽筋と胸鎖乳突筋を支配
Ⅻ：舌下神経　→舌の運動を司る舌筋群を支配

脊髄神経

　脊髄神経は、**頸神経8対・胸神経12対・腰神経5対・仙骨神経5対・尾骨神経1対**の合計31対の神経線維から構成されています。脊髄から出た脊髄神経は、「前枝」と「後枝」に分かれます。前枝は、腹部・側腹部、上肢・下肢の皮膚や筋に分布します。後枝は、背部の皮膚と筋に分布します。また、前枝は、ところどころ上下の神経がからみあい、「神経叢」を構成します。その後、頸部、手足、腹部などに分布します。
　つまり、脳神経の大半は頸部よりも上、脊髄神経は頸部よりも下に分布し、全身の皮膚

や骨格筋に分布しています。

最後に自律神経をみていきましょう。自律神経は、私たちの体の自律機能を調節する神経で、**交感神経**と**副交感神経**に分かれます。両神経は同時に働くことなく、どちらかが働くとその片一方が休み、逆の場合はその逆が休むといった具合にシーソーのような関係にあります。これを「拮抗支配」といい、両者の活性具合によって、体に現れる変化が異なります。具体的な支配場所は、内臓諸臓器、分泌腺、血管平滑筋、末梢化学受容器・圧受容器などです。

よくたとえられるのですが、交感神経はストレスを受けたり、戦ったり、怖いことから逃れるようなときに優位になります。一方、副交感神経は、リラックスしているときなど安静時に優位となります。

では、両神経は、次に挙げる器官への働きかけはどのようになるのでしょうか。以下の表にまとめました。

	交感神経の影響	副交感神経の影響
瞳 孔	散大（拡張）	縮瞳（収縮）
唾 液 腺	粘性唾液分泌	漿液性唾液分泌
心 拍 数	増加	減少
末 梢 血 管	収縮	支配なし
気 管 支	拡張	収縮
胃腸運動	抑制	**促進**
排 尿	抑制	促進
副腎髄質	アドレナリン、ノルアドレナリンの分泌	支配なし
男性生殖器	射精	勃起
汗 腺	分泌促進	支配なし
立 毛 筋	収縮	支配なし

自律神経は体性神経と異なり、神経節を経由します。神経節よりも中枢側の神経を「節前線維」、神経節よりも末梢側を「節後線維」といいます。それぞれの**線維終末および効果器には神経伝達物質が放出されますが、交感神経の節後線維のみノルアドレナリンが分泌され、残りはアセチルコリンという違いがあります。**（汗腺は交感神経支配ですが節後線維の伝達物質はアセチルコリンです）

第112回	午後問題11	解答はP267

[問題1] 副交感神経の作用で正しいのはどれか。

　1．瞳孔散大　　2．気管支拡張　　3．心拍数の増加　　4．消化液分泌の促進

105. 運動系

　骨格は私たちの体を支える土台です。その数は意外に少なく、200個ほどです。骨には筋肉（骨格筋）がついていて、運動も行っています。つまり、運動器というのは骨と骨格筋をさすのです。

　骨は体を支え、運動を起こす以外にどのような役割があるのでしょうか。それは、**臓器の保護、カルシウムの貯蔵、造血**などです。頭蓋骨や脊柱は脳と脊髄を、肋骨は心臓や肺を保護します。また、体内にある全カルシウムのなんと99％が骨にあります。まさにカルシウムの銀行のような役割です。

　骨の内部は緻密質と海綿質に分かれていて、前者は表層に、後者は深層にあります。また、長管骨（大腿骨など）の深層中央は腔所になっており、髄腔といいます。髄腔や海綿質の隙間に「**骨髄**」があり、ここに**造血幹細胞が存在**し、盛んに造血機能を営んでいます。これがいわゆる「**赤色骨髄**」です。ただ、この造血機能も年齢とともに変化していきます。大腿骨や脛骨などの長管骨では、その造血機能が低下していき、次第に脂肪組織に置き換わります。これが「**黄色骨髄（脂肪髄）**」です。では、成人以降ずっと造血を行っている骨といえばどこでしょうか。それは、胸骨、椎骨、寛骨、肋骨などの体幹部の骨です。

　次に、重要な部分として、「**関節**」があります。基本的に関節は、端が軟骨になった２つの骨が向かい合い、骨の端同士は「**関節包**」といって線維性の結合組織で覆われます。その包状の中に、滑液という液体が含まれ、関節内の栄養素の供給に関与したり、関節の動きを円滑にします。関節の疾患には、捻挫や脱臼などがあり、臨床的な重要度が高いです。では、骨の分類と概観について整理してみましょう。

　骨は、大きく分けて「体幹」と「体肢」に分かれます。体幹は、頭蓋、脊柱、胸郭からなり、体肢は上肢と下肢に分かれます。

　では、それぞれに登場する骨をみていきましょう。

・頭蓋…15種23個の骨からなり、縫合で連結されています。脳を保護しています。

・脊柱…**頸椎（７個の椎骨）、胸椎（12個の椎骨）、腰椎（５個の椎骨）、仙骨（５つの仙椎が１つに癒合）、尾骨（３〜５個の尾椎が癒合）**からなり、中に**脊柱管**があり、脊髄を収容しています。**胸椎と仙骨は後彎、頸椎と腰椎は前彎**といって、彎曲しており、これを「**生理的彎曲**」といいます。

・胸郭…１つの胸骨、12対の肋骨、12個の胸椎からなり、肋骨は胸椎から出ています。心臓や肺を保護しています。

・上肢…上肢帯（鎖骨、肩甲骨）と自由上肢骨（上腕骨、**橈骨（前腕の母指側）**、尺骨（前腕の小指側）、手の骨）

・下肢…下肢帯（骨盤）、自由下肢骨（大腿骨、脛骨、腓骨、足の骨）

　ここで、**骨盤とは、寛骨、尾骨、仙骨を合わせたもの**をいいます。

椎骨

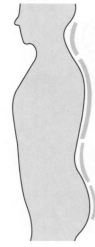

頸椎（7）
前彎

胸椎（12）
後彎

腰椎（5）
前彎

仙骨（5個の仙椎が癒合）
後彎

全身の骨格

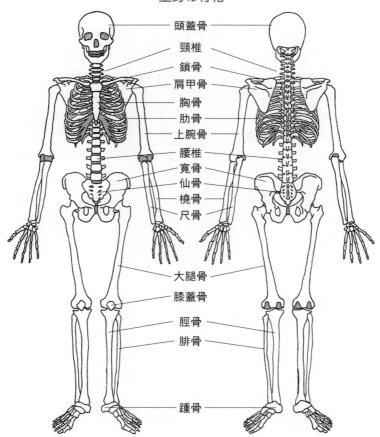

頭蓋骨
頸椎
鎖骨
肩甲骨
胸骨
肋骨
上腕骨
腰椎
寛骨
仙骨
橈骨
尺骨

大腿骨
膝蓋骨
脛骨
腓骨

踵骨

Ⅲ

看護に必要な人体の構造と機能および健康障害と回復について基本的な知識を問う

大腿骨

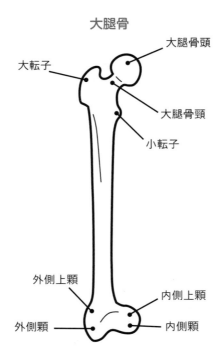

大腿骨頭

大転子

大腿骨頸

小転子

外側上顆

内側上顆

外側顆

内側顆

　一口に筋肉と言っても、大きく2つに分かれます。1つは自分の意志で動かすことのできる**随意筋**、そしてもう1つは、自分の意志では動かせない**不随意筋**とがあります。随意筋の中には骨格筋、不随意筋の中には平滑筋と心筋が含まれます。

　次に、骨格筋の基本構造をみていきましょう。

　骨格筋の両端は「腱」となって、骨と結合しています。結合している部分のうち、体幹に近い側を「**起始**」、遠い側を「**停止**」といいます。骨格筋が働くと収縮しますが、この際、停止が起始に近づくことで、筋の運動が起こります。そして、関節を曲げたり伸ばしたりできるのです。骨格筋の働きによって、屈曲・伸展、外転・内転、外旋・内旋、回内・回外、挙上・下制などの動きができます。

　では、主な関節における関与する骨格筋の名称をみていきましょう。

肩関節
球関節
外転：三角筋
内転：大胸筋、広背筋

肘関節
蝶番関節
屈曲：上腕二頭筋など
伸展：上腕三頭筋

股関節
球関節
屈曲：腸腰筋
伸展：大殿筋
外転：中殿筋

内転：内転筋群

膝関節

蝶番関節

屈曲：ハムストリングス（大腿二頭筋、半膜様筋、半腱様筋）

伸展：大腿四頭筋（大腿直筋、外側広筋、中間広筋、内側広筋）

足関節

蝶番関節

背屈（足先が上がる動き）：前脛骨筋

底屈（足先が下がる動き）：下腿三頭筋（ヒラメ筋、腓腹筋）

屈曲…（可動結合で連結（関節）している２つの骨どうし）　　　　　骨どうしの角度を小さくするような運動
伸展…骨どうしの角度を大きくするような運動
外転…身体の正中線から離れる運動
内転…外転の位置から身体の正中線に近づく運動
外旋…（上・下肢の長骨を軸として）　　　　　身体の正中に向かって外方へ回す運動
内旋…身体の正中に向かって内方へ回す運動
回外…前腕軸を中心にして、外方に回旋する運動
回内…前腕軸を中心にして、内方に回旋する運動

主な種類	特徴【主な関節】
平面関節	関節面が平らで、わずかに滑ることができる関節。【手根骨間関節、椎間関節など】
蝶番関節	蝶番のように一面的な動き（屈曲、伸展）ができる関節。【肘関節、足関節、指節間関節など】
車軸関節	円形の骨の環にはまり、その長軸を回る動きが可能な関節。【上下の橈尺関節、正中環軸関節など】
顆状関節	卵形の骨の関節面が他方の骨の楕円系の凹みにはまり、左右・前後の動きが可能な関節。【顎関節、中手指節間関節など】
鞍状関節	両方の関節面が鞍状の凹凸をもつ関節。【母指手根中手関節など】
球関節	球状の一方の骨頭が他方のまるい凹みにはまる。回旋を含むあらゆる方向の動きが可能で、最も自由に動く関節。【肩関節、股関節など】

上肢

関節名 （部位名）	運動の方向	参考可動域 の範囲
肩	屈曲（前方挙上）	0〜180度
	伸展（後方挙上）	0〜50度
	外転（側方挙上）	0〜180度
	内転	0度
	外旋	0〜90度
	内旋	0〜90度
	水平屈曲	0〜135度
	水平伸展	0〜30度
肘	屈曲	0〜145度
	伸展	0〜5度
前腕	回内	0〜90度
	回外	0〜90度

肩関節の運動

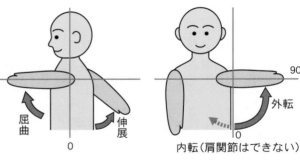

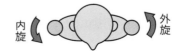

前腕の運動

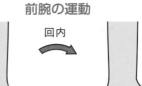

下肢

関節名	運動の方向	参考可動域の範囲
股	屈曲	0〜90度 0〜125度 （下肢屈曲時）
	伸展	0〜15度
	外転	0〜45度
	内転	0〜20度
	外旋	0〜45度
	内旋	0〜45度
膝	屈曲	0〜130度
	伸展	0度
足 （関節）	背屈	0〜20度
	底屈	0〜45度

股関節の運動

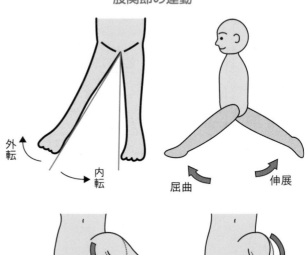

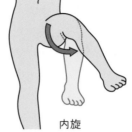

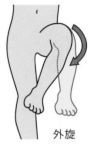

[問題2] 右大腿骨前面を図に示す。

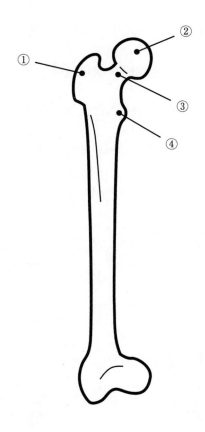

大腿骨頸部はどれか。

　　1. ①　　2. ②　　3. ③　　4. ④

骨　折

　骨折とは、骨の全体もしくは部分的に連続性が絶たれたものをいいます。

　骨折の治療目的は、骨癒合の促進を図ることと、骨折によって発生すると思われる機能低下や症状を最小限にとどめることです。

　骨折の分類の主なものを以下に示します。

原因による分類

１．外傷性骨折

　骨折の多くは外傷によるものです。正常な骨に外力が作用して完全もしくは部分的に離断されたものです。

２．病的骨折

　骨粗鬆症や骨腫瘍などの基礎疾患があり骨組織が脆弱になっているときに、正常な骨であれば骨折が起こり得ないようなわずかな外力、あるいは外力なしで発生するものをいいます。

３．疲労骨折

普通では骨折を起こさない程度の小さな力でも、長距離走など骨の特定部位に繰り返し連続的に負担が加わることで起こるものをいいます。

発生機転による分類

骨折を生じた外力の作用方向と骨折部位による反応の違いによる分類です。

１．屈曲骨折

長管骨に起こることが多く、骨の両端と中央に反対の力が加わることで起こります。

２．剪断骨折

長管骨に起こることが多く、骨の中央付近に反対の力が同時に加わることで起こります。

３．捻転骨折

長管骨に起こることが多く、捻じる力が加わることで起こります。

４．圧迫骨折

椎骨に起こることが多く、上下から反対方向の力が同時に加わることで起こります。

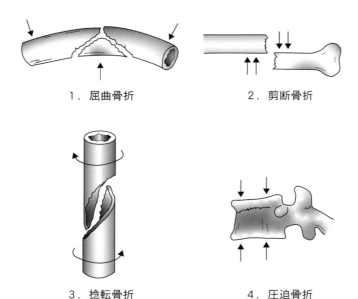

１．屈曲骨折 　　　　　　　　２．剪断骨折

３．捻転骨折 　　　　　　　　４．圧迫骨折

※矢印は外力の作用方向を示す。

骨折部と外界の交通の有無による分類

骨折部位と外界（人体の外）との交通の有無による分類もあります。

１．閉鎖骨折（単純骨折、皮下骨折ともいう）

外界と骨折部位が交通していないものをいいます。

２．開放骨折（複雑骨折ともいう）

外界と骨折部位が交通しているものをいいます。**開放骨折**は、感染のリスクが非常に高いため、受傷後６時間以内の処置が必要となります。

骨折の症状

骨折の症状には、疼痛、腫脹、皮下出血、変形、異常可動性、軋轢音（あつれき音）、ショックなどがあります。

骨折の治療

骨折の治療の3原則は、①整復、②固定、③リハビリテーションです。

また、ギプス固定中も、神経損傷には注意を払います。特に下腿骨骨折の際の腓骨神経麻痺や、上腕骨顆上骨折などで生じやすいフォルクマン拘縮の予防は重要です。

小児と高齢者の骨折

小児と高齢者の骨折には特徴があります。

小児の骨折の特徴

①不全骨折が多い

小児の骨は柔軟性に富むために連続性が完全に断たれる完全骨折ではなく、一部に連続性が残る不全骨折が多いです。また、不全骨折の中でも骨皮質の一部連続性が保たれているものは若木骨折といわれ、これも小児には多いです。

②骨癒合が早い

小児の骨は成人と比較して血行が豊富であり、骨膜性仮骨形成能が旺盛です。そのために骨癒合が早く、治りも早いという特徴があります。

③自家矯正力が高い

自家矯正力とは、自分の力で骨が真っ直ぐに戻る力のことです。変形して癒合してしまった場合でも、自家矯正力によりある程度はもとに戻ることが多いです。

④成長期に影響することがある

成長期のため、骨端線の損傷はその後の成長に影響することがあります。

⑤小児に多い骨折

肘関節の周囲や前腕など上肢が半数を占めます。小児は転倒したときに手で全体重を支えてしまうことが多いために上肢が多くなります。

高齢者の骨折の特徴

①小さな外力でも骨折する

高齢者の骨は骨粗鬆症などにより脆弱です。そのために小さな外力でも骨折しやすくなります。

②治りにくい

骨癒合が遅いために、高齢者の骨折は治りにくく、寝たきりになる原因となっています。

③高齢者に多い骨折

次のようなものがあります。

・上腕骨近位端骨折（手掌をついて転倒した際に発生）
・橈骨遠位端骨折（手掌をついて転倒した際に発生）
・**大腿骨頸部骨折**（**高齢者の転倒で最も多い骨折**。転倒後に起立できなくなる）
・腰椎圧迫骨折（尻もちをついたときなど、腰椎が上下に圧迫された際に発生）

出たよ

第103回	午前問題23	解答はP267

[問題3] 高齢者の転倒による骨折が最も多い部位はどれか。

　1．頭蓋骨　　2．肩甲骨　　3．肋　骨　　4．尾　骨　　5．大腿骨

Check!
出題基準番号
Ⅲ-10-A

106. 感覚器系

　人の体の内外からの刺激は、各種の受容器によって検知されます。受容器によって検知される情報は感覚と呼ばれ、感覚のための受容器を感覚器といいます。いろいろな種類の感覚は、感覚器の存在する部位によって4群に分けられます。

1. 体性感覚
a. 表在感覚
　全身の皮膚や粘膜によって検知されます。**触覚**、圧覚、冷覚、温覚、痛覚が表在感覚です。
　例：お風呂に入った際に、「温かい」と感じる。

b. 深部感覚
　筋肉や関節などによって検知されます。運動感覚、位置感覚、振動感覚が深部感覚です。
　例：閉眼の状態でも肘が伸びているのか縮んでいるのか把握できる。

2. 特殊感覚
　鼻・眼・耳・舌によって取り込まれ、頭部にだけ存在する特殊な感覚器によって検知されます。嗅覚、視覚、聴覚、平衡覚、味覚が特殊感覚です。
　例：信号機の何色が点滅しているか見て把握する。

3. 内臓感覚
　内臓領域で感知されます。内臓痛覚、臓器感覚が内臓感覚にあたります。
　例：胃がむかむかする。

出たよ

第112回	午前問題10	解答はP267

[問題4] 体性感覚はどれか。
　1. 視　覚　　2. 触　覚　　3. 聴　覚　　4. 平衡覚

Check!
出題基準番号
Ⅲ-10-A

107. 循環器系

　生きていると、栄養素や酸素を使い、代謝産物や老廃物、二酸化炭素を排出します。それらの物質を運搬するには、身体の隅々まで血管が通っていないといけません。血管は、そのための道です。血液を動かす原動力は心臓のポンプ機能です。
　心臓は4つの部屋、つまり左右の心房と心室からなります。血液の拍出に関わる心室は心房より壁が厚く、また、体循環に関わる左心室の壁は右心室より約3倍厚くなっています。
　全身で酸素を消費し、二酸化炭素をたくさん積んだ血液（静脈血）は右心房に戻ってきます。静脈血は右心房から右心室に移動し、右心室から「肺動脈」を通じて肺に送り込まれます。肺ではガス交換（次項参照）が行われ、静脈血から動脈血（酸素をたっぷり含ん

だ血液）に変わります。

　次に、**肺でガス交換された動脈血は左心房に返り、左心室を経て大動脈に流れます**。大動脈は、動脈血を全身に運ぶ血管の大もとです。そして全身の細胞は、毛細血管を介して酸素と二酸化炭素の交換を行って静脈血に変化する……という具合に、ぐるぐる巡っていきます。循環とは心臓から肺に出向き、肺から心臓に戻る循環（肺循環）と、心臓から全身に出向き、全身から心臓に戻る循環（体循環）とに分けられます。

　ここで注意してほしいのは、動脈は"血管"のことであって"血液"ではないということです。動脈は心臓から送り出されて目的地に出向く血管です。心臓の収縮によって血液が押し出されますので、血管が拍動に合わせて**動くから動脈**といいます。このことから、**肺動脈に静脈血が流れている**という理由がお分かりいただけるでしょう。

- ・心臓から肺に"出向く"血管→肺動脈（静脈血）
- ・肺から心臓に"戻る"血管→肺静脈（動脈血）
- ・心臓から全身に"出向く"血管→大動脈（動脈血）
- ・全身から心臓に"戻る"血管→大静脈（静脈血）

　次に、動脈血と静脈血では「色」も異なります。赤血球に含まれるヘモグロビンに酸素が結合すると（**酸素化ヘモグロビン**）、鮮紅色になります。一方、静脈血は酸素が離脱したヘモグロビン（**還元ヘモグロビン**）が多く、暗赤色になります。ちなみに、「チアノーゼ」とは血液中の酸素が減少し（還元ヘモグロビンの増加）、皮膚や粘膜（口唇や爪に現れやすい）が青紫色を帯びることをいいます。

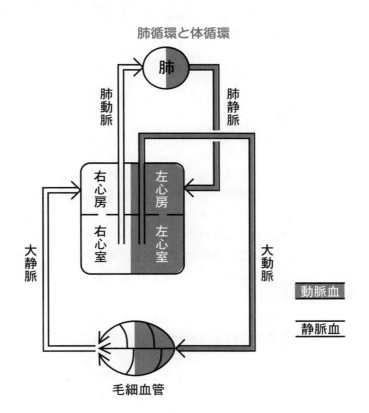

肺循環と体循環

刺激伝導系

心臓には自ら周期的に収縮・拡張する機能があり、これを自動性といいます。

自動性の起点は右心房と上大静脈の境目に存在する洞（房）結節で、ここがペースメーカーとなり、この刺激が房室結節、ヒス束、右脚・左脚、プルキンエ線維と伝播（**刺激伝導系**）し、心臓の効率的なポンプ機能が発揮されています。

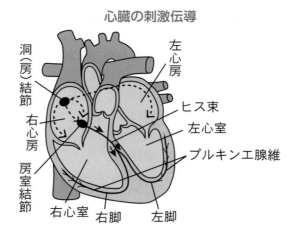

心臓の刺激伝導

第112回 **午後問題12** 解答はP267

[問題5] 心臓の刺激伝導系で最初の興奮部位はどれか。

1．洞房結節　　2．房室結節　　3．His〈ヒス〉束
4．Purkinje〈プルキンエ〉線維

Check!
■■■
出題基準番号
Ⅲ-10-A

108. 血液、体液

みなさんご存じの通り、ヒトの血液の色は赤です。

ヒトの場合は、赤血球の中に含まれるヘモグロビンが血液の色、つまり、赤い色を作っています。ヘモグロビンの中には酸素と結合する鉄が含まれ、全身に運搬するのです。ちなみに、ヒトの動脈血では、そのほとんどのヘモグロビン（97.5％）が酸素と結合して酸素化ヘモグロビンになります。総ヘモグロビンに対するこの酸素化ヘモグロビンの割合を表すものが**酸素飽和度**です。そして、静脈血は酸素を細胞に与えてしまった後の、酸素を失った脱酸素化ヘモグロビン（還元ヘモグロビン）の割合が増えた血液です。

さて、血液は酸素の運搬以外にはどんな働きをしているのでしょう。まずは、血液を大きく２つに分けてみますと、細胞成分である「血球」と、液体成分である「血漿」に分かれます。血球成分はおよそ血液の体積全体の**約45％**、血漿成分は**約55％**を占めます。では、それぞれの役割をみていきましょう。

「血球」には赤血球と白血球と血小板があります。**赤血球は酸素の運搬**を行っていますが、**約120日**の寿命が来ると、**脾臓で壊された**後、肝臓における胆汁成分の原料になったりします。白血球の寿命は種類によりさまざまですが、たとえば好中球は数日です。リンパ球の中には数か月や数十年生存しているものもあります。

　白血球は顆粒球（好中球、好酸球、好塩基球）、リンパ球、単球からなり、顆粒球は白血球の約65％を占め、好中球がそのうち約95％を占めています。つまり、**好中球は白血球の約40〜70％を占め、最多**となっています。リンパ球が白血球の約30％、単球が白血球の約５％を占めています。白血球は主に**生体防御**（病原体などから身体を守ること）を担当しています。この中でも、貪食（体内に侵入してきた物質を取り込んで消化すること）に重要なのは顆粒球の中の好中球と単球（やがてマクロファージとなる）です。そのため、**細菌感染による急性炎症が生じる**と、**好中球が真っ先に反応**するので、最も早い炎症マーカーとして臨床検査に用いられています。また血小板は**10日前後**の寿命ですが、**血液凝固**に関与し、止血を担当しています。

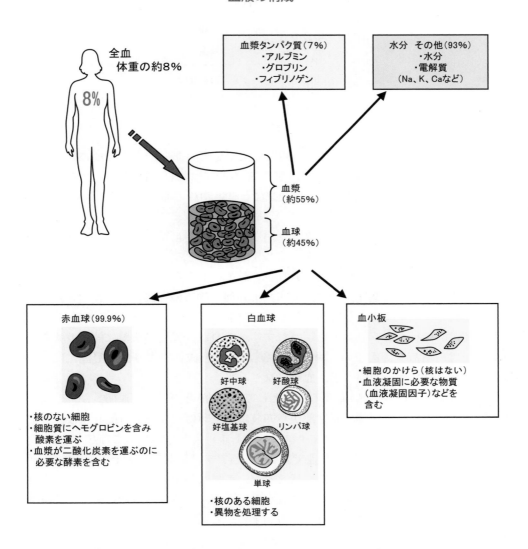

血液の構成

全血
体重の約8%

8%

血漿タンパク質（7％）
・アルブミン
・グロブリン
・フィブリノゲン

水分　その他（93％）
・水分
・電解質
　（Na、K、Caなど）

血漿
（約55％）

血球
（約45％）

赤血球（99.9％）
・核のない細胞
・細胞質にヘモグロビンを含み酸素を運ぶ
・血漿が二酸化炭素を運ぶのに必要な酵素を含む

白血球
好中球　好酸球
好塩基球　リンパ球
単球
・核のある細胞
・異物を処理する

血小板
・細胞のかけら（核はない）
・血液凝固に必要な物質（血液凝固因子）などを含む

　これらの「血球」成分は、骨髄（赤色骨髄）の中の造血幹細胞から分化してできます。造血幹細胞は「多能性幹細胞」とも呼ばれ、血球のあらゆる種類に変身できる能力をもつという、まさに万能な細胞です。

赤色骨髄の分布

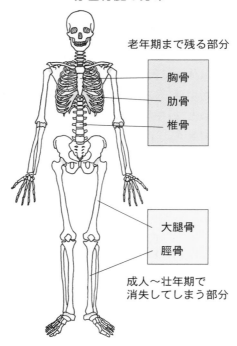

老年期まで残る部分

胸骨
肋骨
椎骨

大腿骨
脛骨

成人〜壮年期で
消失してしまう部分

　一方、「血漿」成分はほとんど水（約90％）でできていますが、水の中にさまざまな物質が存在しています。血漿の役割はというと、基本的には物質の運搬です。グルコース、ビタミン、タンパク質、遊離脂肪酸、ホルモンなど有用物質の運搬や、イオン（電解質）、二酸化炭素、重炭酸イオン、そして老廃物の運搬にも関わります。

　また、血漿中に含まれるさまざまなタンパク質として特に重要な物に、**アルブミン・グロブリン・フィブリノゲン**があります。アルブミンとフィブリノゲンは肝臓で、ほとんどのグロブリンはリンパ球の一種であるBリンパ球でそれぞれ作られます。アルブミンの最も重要な役割は「**膠質浸透圧**」の維持です。その他、物質の運搬（車の荷台みたいなものです）やそれ自身が栄養素としての役割もあります。グロブリンは、中でも特にγ-グロブリンが重要で、免疫グロブリンとも呼ばれます。これは、異物の攻撃に関わります。フィブリノゲンは、血液凝固因子の一種ですから、「血栓形成」つまり**血液凝固**に関わります。血漿からフィブリノゲンを除くと、**血清**になります。

　それから、忘れてはいけない血液の役割として、もうひとつ「熱の運搬」があります。体幹部や筋肉で産生された熱は、体幹部から四肢末端に運ばれて熱を分配します。

　ちなみに、各血球細胞の1μL（マイクロリットル）当たりの数はご存じですか？

　赤血球は、男性で約500万個、女性で約450万個です。男女でおよそ450万から500万個と記憶しておきましょう。そして白血球ですが、これは4,000〜9,000個という具合に赤血球よりもはるかに少ないのです。最後に血小板ですが、これは巨核球とよばれる巨大な細胞の断片化した一片で、数は約25万個くらいです。ということは、血液中に含まれる細胞のほとんどが赤血球ということになりますね。この血液中に含まれる赤血球の存在割合を「**ヘマトクリット値**」といいます。成人女性で36〜42％、成人男性で40〜48％が正常値です。

　体液は成人では体重の60％を占め、その内訳は細胞内液が40％、細胞外液が20％です。ま

た新生児は体重当たり80％（細胞外液が多い）、老年は50％（細胞内液が少ない）程度まで加齢とともに減少していきます。

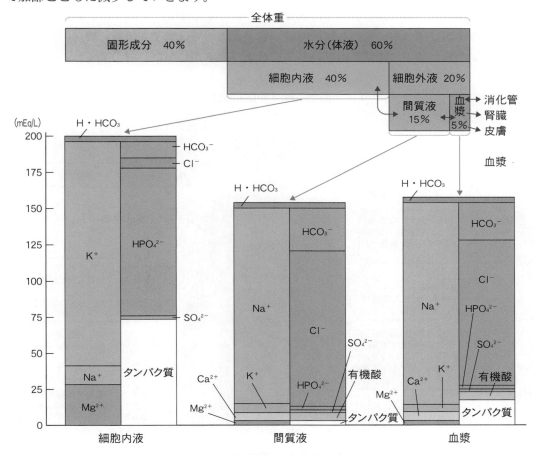

体液は、細胞内液と、細胞外液である間質液と血漿に分けられる。
図中の⟶は、体液の移動が可能な向きを示している。

　最後に電解質ですが、「電解質」とは、水に溶けると電荷（プラスやマイナス）をもつ化学物質のことをいいます。塩化ナトリウム（つまり塩）は水に溶けると、ナトリウムイオン（Na^+）と塩素イオン（塩化物イオンまたはクロール：Cl^-）に分かれますよね。これが電解質です。ヒトの体内にはさまざまな電解質が存在し、体液の浸透圧やpHを調節するなど、重要な機能を果たしています。**細胞内液にはカリウム（K^+）が多く**、細胞外液はナトリウム（Na^+）とクロール（Cl^-）の濃度が高くなっています。

　点滴静脈内注射の際などに用いる**生理食塩水は、体液のナトリウム濃度の0.9％に合わせ**て作られたものです。また、**輸液に用いられるブドウ糖溶液も、通常私たちの血漿浸透圧濃度と同じ5％**です。このように体液と等しい浸透圧の溶液を等張液といいます。

第109回	午前問題24		解答はP267

[問題6] 細菌感染による急性炎症で最初に反応する白血球はどれか。

1．単　球　　2．好酸球　　3．好中球　　4．好塩基球　　5．リンパ球

109. 免疫系

　私たちの身の回りには、さまざまな病原体が存在しています。たとえば、細菌、ウイルス、カビなどの真菌です。これらは顕微鏡（場合によっては電子顕微鏡）でないと見えません。ですから、感染に注意するといってもあまり実感がわかないものです。

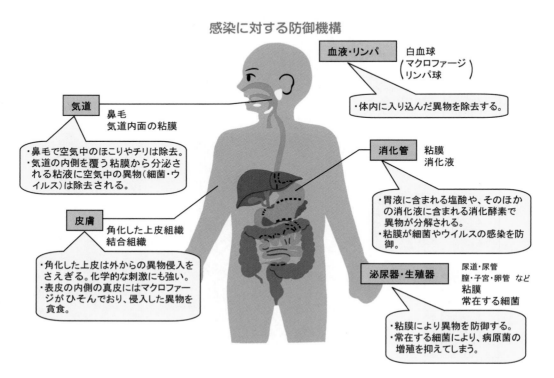

感染に対する防御機構

血液・リンパ
白血球
（マクロファージ
リンパ球）
・体内に入り込んだ異物を除去する。

気道
鼻毛
気道内面の粘膜
・鼻毛で空気中のほこりやチリは除去。
・気道の内側を覆う粘膜から分泌される粘液に空気中の異物（細菌・ウイルス）は除去される。

消化管
粘膜
消化液
・胃液に含まれる塩酸や、そのほかの消化液に含まれる消化酵素で異物が分解される。
・粘膜が細菌やウイルスの感染を防御。

皮膚
角化した上皮組織
結合組織
・角化した上皮は外からの異物侵入をさえぎる。化学的な刺激にも強い。
・表皮の内側の真皮にはマクロファージがひそんでおり、侵入した異物を貪食。

泌尿器・生殖器
尿道・尿管
腟・子宮・卵管　など
粘膜
常在する細菌
・粘膜により異物を防御する。
・常在する細菌により、病原菌の増殖を抑えてしまう。

　そこで、これらの病原体に攻撃を加えて、身体をガードしてくれる仕組みが私たちの身体に備わっています。それが、「免疫力」や「抵抗力」と呼ばれるものです。「免疫」とは、「疫（やまい）」を「免れる（まぬがれる）」こと、という意味になります。

　免疫は、大きく「自然免疫（非特異的免疫）」と「獲得免疫（特異的免疫）」に分かれます。前者は生まれながらにして備わっている免疫であり、後者は生まれた後出会った（感染した）病原体に抵抗力を獲得していくことで常備できる免疫です。“一度かかった病気は二度とかからない”といわれますが、これは獲得免疫の仕組みのおかげです。

　さて、自然免疫とはどのようなものでしょうか。たとえば、「皮膚」の表面は重層扁平上皮であり、バリア機能としての役割を持つだけでなく、皮膚腺から分泌される脂肪酸や乳酸によって弱酸性になっています。これが菌体の増殖を抑える環境となるわけです。さらに、皮膚表面は常在細菌に覆われていますから、外部からの侵入者（病原体）を門前払いさせます。呼吸器を構成する上皮細胞も線毛を持ち、チリやホコリの進入を防いだりしています。尿路における尿の流れも、尿道から上ってきた病原体を排除することに役立つつし、腟内は**デーデルライン桿菌**と呼ばれる乳酸桿菌が産生する乳酸が酸性の環境を作り、菌体の増殖を抑えます。その他、**貪食細胞**と呼ばれる細胞達が、皮膚や粘膜から侵入した病原体を食べて、処理してくれます。さらに、**NK（ナチュラルキラー）細胞**は私たちの細胞がウイルスに感染したり、がん細胞に変化した場合、このような怪しげな細胞を丸ごと殺し

てしまいます。一見恐ろしい細胞ですが、私たちの体の細胞は日々病原体に侵されますので、重要な機構といえます。

　一方、獲得免疫とはどのようなものでしょうか。私たちの体内には、「抗体」と呼ばれる免疫物質が存在します。抗体は全部で5種類あります。IgG, IgA, IgM, IgD, IgEと呼ばれるものです。抗体は病原体の表面にくっつき、病原体の毒性を無くす働きがあります。

抗体の種類

免疫グロブリン（Ig）　←イムノ（免疫）グロブリンの略

IgG…**最も多く**、胎盤を通過できる　←胎盤をGo！

IgM…反応が速いので**最も初期段階**で発生する　←真（Ma）っ先に
　　　　分子量は最も高い（大きい）

IgA…母乳など分泌液中に多く含まれ管腔内を守る　←母から子へ最初のA

IgE…アレルギーの原因となる　←アレルギ（E）
　　　　（特にⅠ型アレルギーに関与）

　また免疫細胞が分泌する「サイトカイン」という物質は、免疫細胞の働きの強さを調節します。サイトカインの中には、インターロイキン、インターフェロン、TNF-αなどさまざまな物質が存在します。

　獲得免疫に登場する重要な細胞には、**マクロファージ、T細胞（Tリンパ球）、B細胞（Bリンパ球）**があります。体内に新規の病原体が侵入してくると、好中球とマクロファージがまず貪食します。その後、細胞内で粉々になりますが、その一部をマクロファージの細胞表面のアンテナの上に乗せます（**抗原提示**といいます）。次に、Tリンパ球のうち、**ヘルパーT細胞**がその病原体の一部を認識します。その後、ヘルパーT細胞は「Th1」と呼ばれる細胞と、「Th2」と呼ばれる細胞に変化します。前者は、インターロイキン1やインターフェロンを分泌し、攻撃用のTリンパ球である**キラーT細胞**を活性化させます。これらの細胞の働きを細胞性免疫といいます。一方、後者であるTh2細胞はBリンパ球を活性化させ、形質細胞（プラズマ細胞）に変化させます。この形質細胞は抗体を分泌し、進入してきた病原体に対して攻撃を加えます。これらの細胞の働きを液性免疫といいます。

　獲得免疫は、病原体が進入してから時間がかかるので、それまでの間、炎症によるさまざまな症状が出てきます。

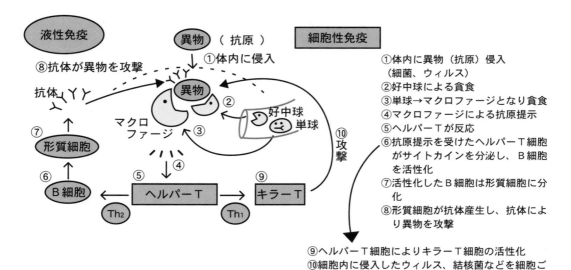

液性免疫

⑧抗体が異物を攻撃

細胞性免疫

異物（抗原）

①体内に侵入

①体内に異物（抗原）侵入
（細菌、ウィルス）
②好中球による貪食
③単球→マクロファージとなり貪食
④マクロファージによる抗原提示
⑤ヘルパーTが反応
⑥抗原提示を受けたヘルパーT細胞がサイトカインを分泌し、B細胞を活性化
⑦活性化したB細胞は形質細胞に分化
⑧形質細胞が抗体産生し、抗体により異物を攻撃

⑨ヘルパーT細胞によりキラーT細胞の活性化
⑩細胞内に侵入したウィルス、結核菌などを細胞ごと破壊

なお、抗原提示を受けたヘルパーT細胞と一部のB細胞は、病原体の姿・形を記憶し、体内に生存し続ける場合があります。つまり、同じ病原体が進入してきたときには、すぐに攻撃を開始するようスタンバイしています。このシステムができる場合を終生免疫といいます。

ところが、病原体に対して攻撃を行う免疫系が何らかの機構により、私たち自身の体の一部に対して攻撃を加え、それがもとでさまざまな不具合を生じることがあります。このメカニズムは「アレルギー」と呼ばれ、Ⅰ型からⅣ型（場合によってはⅤ型）まで分類されています。ひどい場合は自己免疫疾患に陥ってしまいます。重症筋無力症、全身性エリテマトーデス、アトピー性皮膚炎などがその一種です。

第104回	午前問題10	解答はP267

[問題7]免疫機能に関与する細胞はどれか。
　1．血小板　　2．白血球　　3．網赤血球　　4．成熟赤血球

110. 呼吸器系

「呼吸」とは、酸素を取り入れて二酸化炭素を排出する作業のことです。鼻腔に入った空気は喉頭へと入っていきます。この**鼻腔から喉頭まで**を「**上気道**」といいます。「喉頭」には、甲状軟骨（のど仏）や声帯があります。喉頭から先は、気管→気管支と続き、肺に入っていきます。この**気管・気管支**を「**下気道**」といいます。

呼吸器系の構成

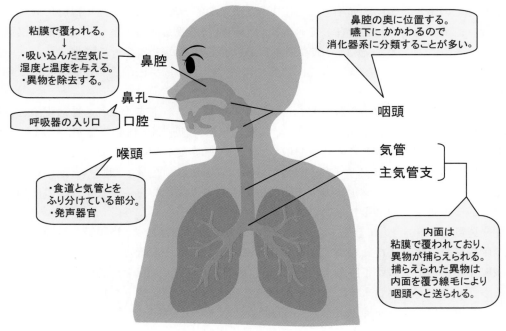

粘膜で覆われる。
↓
・吸い込んだ空気に
湿度と温度を与える。
・異物を除去する。

鼻腔の奥に位置する。
嚥下にかかわるので
消化器系に分類することが多い。

鼻腔

鼻孔

呼吸器の入り口

口腔

喉頭

咽頭

気管

主気管支

・食道と気管とを
ふり分けている部分。
・発声器官

内面は
粘膜で覆われており、
異物が捕らえられる。
捕らえられた異物は
内面を覆う線毛により
咽頭へと送られる。

肺のかたち

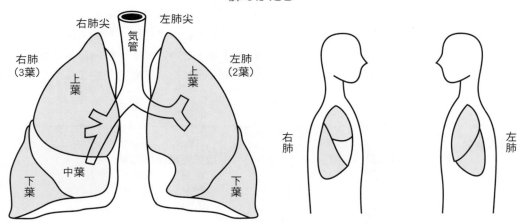

右肺尖　　気管　　左肺尖

右肺
（3葉）

左肺
（2葉）

上葉

上葉

中葉

下葉

下葉

右肺

左肺

　空気中には粉塵（ふんじん）や塵埃（じんあい）などのゴミ、場合によっては細菌類やウイルスも含まれています。気道は、これらの外気を通す道ですから、異物に対する防御システムが備わっています。

　気道の表面（気道上皮）は、「多列線毛上皮」といって、上皮細胞には**線毛**があります。また、**杯細胞**と呼ばれる細胞から「**粘液**」が分泌され、気道表面は湿潤状態です。異物が侵入すると粘液によってとらえられます。そして、線毛の働きにより、粘液は口側つまり喉頭から咽頭の方へと押し出します。このことで、異物は咽頭に送られ、ある程度の塊になると痰として排出、もしくは知らないうちに飲み込んでしまっているわけです。

　気管支は、葉気管支→区域気管支さらに分岐……といった具合に何度も分岐して、最終

Ⅲ

看護に必要な人体の構造と機能および健康障害と回復について基本的な知識を問う

的に「肺胞」に到達します。肺胞はぶどうの房のような形をしていて、毛細血管が周りを取り囲んでいます。循環器の項目にも出てきましたが、肺動脈（静脈血）は肺に入り、肺胞の周りに毛細血管として存在しています。毛細血管の壁も肺胞の壁もすごく薄い構造でできています。ということは、「肺動脈中の静脈血（酸素が少なく、二酸化炭素が多い）」と肺胞中の新鮮な空気（酸素が多く、二酸化炭素が少ない）が密接していることになりますね。

気体は、濃度の濃い方から薄い方へと移動する性質があります。これを**拡散現象**といいます。酸素は血液中（肺動脈）に移動し、二酸化炭素は肺胞側へ移動します。これが、「**ガス交換**」という現象です。この外気を取り入れて、肺胞と血管の間でガス交換を行う仕組みを「**外呼吸**」といいます。一方、酸素が豊富な動脈血は、全身の細胞へと運ばれて、細胞集団に酸素を与え、二酸化炭素（細胞活動で生じる老廃物）を受けます。この体内で行われている呼吸を「**内呼吸**」といいます。

呼吸運動は、肺が自力で膨らんだり、しぼんだりするのではなく、**横隔膜**や**肋間筋**といった「呼吸筋」によって行われます。横隔膜は肺の下面にドーム状に広がっています。これが収縮すると（ドームが下降して）、胸の中（胸腔）の圧力が下がり（陰圧）、空気を吸い込もうとする力が発生します。この力が空気を吸い込む（肺が膨らむ）原動力となり、肺がふくらみ空気が入ります。

一方、肋間筋は肋骨の挙上に関係します。息を吸い込むときの肋骨の挙上は、胸郭を広げる働きがあり、息を取り入れるスペースを確保するのです。

次に肺から空気が出て行くときの仕組みを見ていきましょう。肺は弾性収縮力といって、外力がなくなると縮む性質があります。横隔膜や肋間筋が弛緩すると肺も小さくなろうとして、空気が外へ（鼻側へ）移動します。ここで、横隔膜が主に働く呼吸方法を「**腹式呼吸**」といい、肋間筋が主に働く呼吸方法を「**胸式呼吸**」といいます。普段は両方使って呼吸していますが、妊婦さんは横隔膜を下げることが困難なため"肩で息をする"つまり胸式呼吸が主体となります。

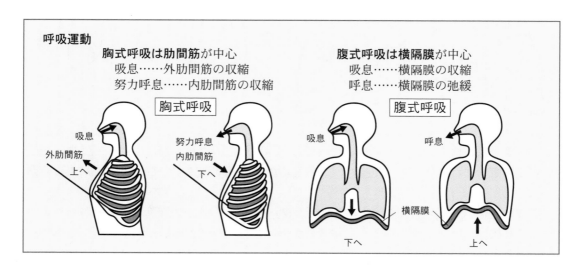

呼吸運動

胸式呼吸は肋間筋が中心
　吸息……外肋間筋の収縮
　努力呼息……内肋間筋の収縮

腹式呼吸は横隔膜が中心
　吸息……横隔膜の収縮
　呼息……横隔膜の弛緩

脳幹は延髄・橋・中脳に分かれており、さらに詳細にみると、呼吸中枢は延髄に、呼吸調整中枢が橋にあります。これらは「中枢」ですから、外部情報を入手し、指示を出しま

す。外部情報とは、血液中の酸素濃度や二酸化炭素濃度、pHなどです。これらの情報が迷走神経や舌咽神経といった副交感神経によって伝えられ、横隔神経や肋間神経といった呼吸筋の運動に関わる神経に指示を与え、呼吸運動を調節しているのです。

　以上のように、呼気、吸気、ガス交換、呼吸調節によって、体内の環境を一定に保つ働きをしています。

呼吸中枢

　呼吸中枢は脳幹（**橋から延髄**にかけて）

　　化学受容器

　　　中枢＝**延髄**………**CO₂の上昇**に反応して呼吸を促進させる

　　　末梢＝**頸動脈小体**（総頸動脈分岐部）

　　　　　＊舌咽神経により伝達

　　　　　大動脈小体（大動脈弓上・下）

　　　　　＊迷走神経により伝達

　　　　　　　主に**O₂の減少**に反応して呼吸を促進させる

肺気量分画模式図

　　　肺活量＝全肺気量－残気量

　成人の一般的な**1回換気量は、約500mL**。肺活量は、男性3～4L、女性2～3Lとなります。

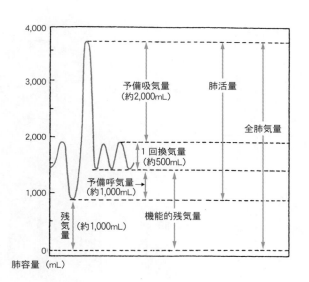

肺容量（mL）

予備吸気量（約2,000mL）
肺活量
全肺気量
1回換気量（約500mL）
予備呼気量（約1,000mL）
機能的残気量
残気量（約1,000mL）

出たよ

第111回　　午後問題13	解答はP267

[問題8] 呼吸中枢があるのはどれか。

　1．間　脳　　2．小　脳　　3．大　脳　　4．脳　幹

Check!
出題基準番号
Ⅲ-10-A

111. 消化器系

　あなたが今ご飯を食べているとします。その食べものをゴクンと飲み込んだとき、その瞬間あなたは「体内に栄養素を取り入れた」と思っていませんか？　実はそうではないのです。ゴクンと飲み込んだだけでは体内に入ったとはいわず、まだ"体外"なのです。体内に取り入れるためには、食べたものを細かく分解（消化）し、腹部を走行している血管

やリンパ管に移動（吸収）する必要があります。

　では、吸収されなかった食べものはどうなるでしょうか。それは、肛門から出る運命にあります。食べたものがすぐにストンと肛門から出るわけではありませんが、時間をかけてゆっくり腸内を巡り、必要なものは吸収され、不必要なものや吸収しきれなかったものは肛門側へ進み、「便」として排泄されるのです。もうお分かり頂けたと思いますが、口から肛門はつながっています。この口から肛門にかけて多くの器官を通るのですが、その口から肛門までの器官を「消化管」といい、これら器官と消化液・消化酵素などを分泌する臓器である肝臓、胆嚢や膵臓をまとめて「消化器」と総称します。では、その外観をみてみましょう。ちなみに、消化器の始まりは「口」です。

　口腔→咽頭→食道→胃→十二指腸→空腸→回腸→回腸盲腸移行部→上行結腸→横行結腸→下行結腸→S状結腸→直腸→肛門という順番で進みます。途中、十二指腸へは肝臓と膵臓由来の消化液などが注がれる管があり、その合流部を「大十二指腸乳頭（ファーター乳頭ともいう）」といいます。これらすべてをまとめて「消化器」となります。

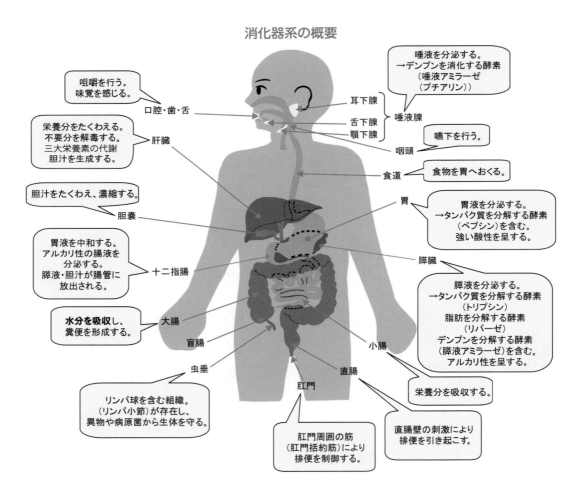

消化器系の概要

咀嚼を行う。
味覚を感じる。

口腔・歯・舌

栄養分をたくわえる。
不要分を解毒する。
三大栄養素の代謝
胆汁を生成する。

肝臓

唾液を分泌する。
→デンプンを消化する酵素
（唾液アミラーゼ
（プチアリン））

耳下腺
舌下腺
顎下腺
唾液腺

嚥下を行う。

咽頭

食道

食物を胃へおくる。

胆汁をたくわえ、濃縮する。

胆嚢

胃

胃液を分泌する。
→タンパク質を分解する酵素
（ペプシン）を含む。
強い酸性を呈する。

胃液を中和する。
アルカリ性の腸液を
分泌する。
膵液・胆汁が腸管に
放出される。

十二指腸

膵臓

膵液を分泌する。
→タンパク質を分解する酵素
（トリプシン）
脂肪を分解する酵素
（リパーゼ）
デンプンを分解する酵素
（膵液アミラーゼ）を含む。
アルカリ性を呈する。

水分を吸収し、
糞便を形成する。

大腸

盲腸

小腸

虫垂

直腸

栄養分を吸収する。

リンパ球を含む組織。
（リンパ小節）が存在し、
異物や病原菌から生体を守る。

肛門

肛門周囲の筋
（肛門括約筋）により
排便を制御する。

直腸壁の刺激により
排便を引き起こす。

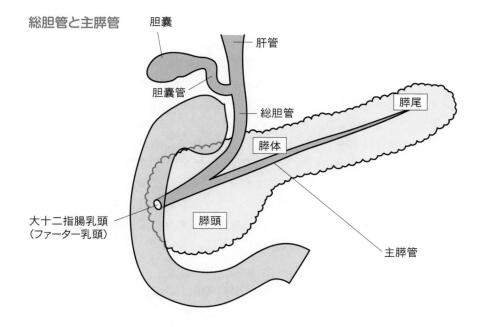

総胆管と主膵管

主な消化管ホルモン

名　称	分泌する臓器	はたらき
ガストリン	**胃**	胃酸の分泌
セクレチン	十二指腸	胃液の抑制、膵液の分泌
コレシストキニン（CCK）		胃液の抑制、膵液の分泌 胆汁の分泌

第110回　午前問題12　　　　　　　　　　解答はP267

[問題9]胃から分泌される消化管ホルモンはどれか。
　1．ガストリン　　　2．セクレチン　　　3．胃抑制ペプチド　　　4．コレシストキニン

112. 栄養と代謝系

栄　養

　栄養素に主眼をおいてみてみると、ご飯の主成分は唾液や膵液によって二糖類に分解され、さらに小腸で単糖類に分解されることが分かります。やがてこの単糖類は小腸上皮細胞から吸収され、血管へ輸送され、門脈として肝臓に運ばれます。また、大豆や魚、肉の主成分のタンパク質は、胃液で大まかに切られ（ポリペプチド）、膵液により2つないしは3つのペプチド（アミノ酸の結合のこと）になって、腸液により1つのアミノ酸レベルまで分解されます。これもやがて血管に輸送され、肝臓へと運ばれます。

　次に、脂質ですが、これはちょっと複雑です。脂質は胆汁と混ざり合い、「ミセル」という小さな脂肪滴に変わることで、リパーゼが効果的に消化を行えて、脂肪酸とグリセリンに分解されます。これはサイズが大きいため、血管に取り込まれず、リンパ管に取り込ま

れます。取り込まれた脂肪滴は、腹部の腸リンパ本管から胸管へと流れていくうちに細かくなり、最終的に静脈に合流します。このようにして、三大栄養素である炭水化物、タンパク質、脂質は体内に"吸収"されるのです。こうして初めて体内に取り入れたといえるのです。ちなみに、**胃液は胃酸ともいわれ、かなり強烈な酸性（pH＝１～２）**ですが、これは消化機能だけではなく、殺菌効果としても重要です。強烈な酸性のため、病原微生物もなかなか繁殖できないのです。

　肝臓や胆嚢、膵臓の役割をもう少し詳しくみていきましょう。肝臓は胆汁というコレステロールを含んだ消化液を合成します。この胆汁は胆嚢に運ばれ、ここで濃縮されます。つまり、胆嚢というのは胆汁を蓄える臓器なのです。また、肝臓は吸収された栄養素を用いて、物質の代謝を行っています。脂質代謝、アルブミンの合成、グリコーゲンの合成と分解、薬物やアルコール、体内のアンモニアの分解なども行っています。さらに、血液凝固因子の合成も担当し、まさに万能な臓器なのです。

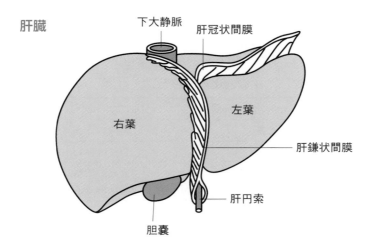

肝臓

下大静脈　肝冠状間膜

右葉　　　左葉

肝鎌状間膜

肝円索

胆嚢

　膵臓もとても働きものです。膵臓は外分泌部と内分泌部があり、前者は消化酵素（トリプシン、リパーゼなど）や胃酸を中和する重炭酸イオンの合成などを行います。後者は、いわゆるホルモンの合成・分泌場所であり、ランゲルハンス島（膵島）と呼ばれる細胞の塊からグルカゴン、インスリン、ソマトスタチンなどのホルモンが分泌されます。グルカゴンやインスリンは血糖値の維持にとても重要です。血糖値が下がるとグルカゴンが分泌され、肝臓内のグリコーゲンが分解されてグルコースが血中に放出されます。

　一方、血糖値が上がると、インスリンが分泌され、肝臓内でグリコーゲンの合成が促進され、グルコース形成が抑制されるために血糖値が下がります。ちなみに、人間は進化の過程で血糖値を下げる必要性に乏しかったせいか、血糖値を下げる因子はインスリンだけです。血糖値の上昇はアドレナリン、甲状腺ホルモン、成長ホルモン、副腎皮質由来糖質コルチコイドなど複数あります。

口腔

　消化液：唾液

　消化酵素：炭水化物分解酵素のプチアリン（唾液アミラーゼ）がデンプンを麦芽糖（マルトース）に分解する。

胃

消化液：胃液

消化酵素：| タンパク質分解酵素 | のペプシン（ペプシノゲンとして分泌され、胃液の酸によりペプシンとなる）が**タンパク質をポリペプチド**（アミノ酸数個からなる）に**分解**する。

腸（小腸）

消化液：腸液

消化酵素：| タンパク質分解酵素 | のペプチダーゼがペプトンをアミノ酸に分解する。

　　　　：| 炭水化物分解酵素 |

　　　　マルターゼは麦芽糖（マルトース）を分解する。

　　　　　（ブドウ糖（グルコース）＋ブドウ糖）

　　　　スクラーゼはショ糖（スクロース）を分解する。

　　　　　（果糖（フルクトース）＋ブドウ糖）

　　　　ラクターゼは乳　糖（ラクトース）を分解する。

　　　　　（ガラクトース＋ブドウ糖）

膵臓

消化液：膵液

消化酵素：| 炭水化物分解酵素 | の**膵液アミラーゼがデンプンを麦芽糖**（マルトース）に**分解**する。

　　　　：| タンパク質分解酵素 | の**トリプシン・キモトリプシン**（トリプシノーゲン・キモトリプシノーゲンとして分泌され、小腸内でキモトリプシンとなる）が**タンパク質やペプトンをアミノ酸に分解**する。

　　　　：| 脂肪分解酵素 | の**リパーゼ**が、**脂肪を脂肪酸とモノグリセリドに分解**する。
（胃液や腸液にも含まれるが作用はほとんどみられない）

肝臓

　胆汁をつくる。つくられた胆汁は胆嚢に蓄えられる。膵液とともに十二指腸に分泌される。リパーゼの働きを助け、脂肪の消化を助ける（**乳化作用**）。

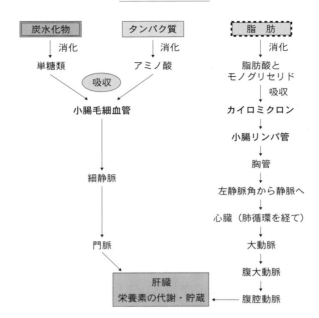

肝機能のまとめ

①**尿素合成**…アンモニア＋CO_2＝尿素＋水（オルニチン回路）

②**解毒作用**…薬剤の最終的な代謝、アルコールの分解、**有害物質の無毒化**

③**胆汁生成**…脂肪の分解吸収を助ける（**乳化作用**）
　赤血球分解で生じたビリルビンの排泄。

④**物質の分解・貯蔵**…赤血球の破壊、鉄の貯蔵、ビタミンの貯蔵
　古くなった赤血球（寿命120日）は脾臓、肝臓のマクロファージ（クッパー細胞）によっ
て破壊。

⑤**代謝**…栄養素の化学変化に関わる。
　ⅰ．糖質代謝…グリコーゲンの合成・貯蔵・分解
　ⅱ．タンパク質代謝…**血漿タンパク質の合成**、ビタミンKからのプロトロンビンの合成、
　　　　　　　　　　　胎生期の造血など
　ⅲ．脂質代謝…コレステロール、中性脂肪を合成・貯蔵
　ⅳ．**ホルモン代謝**…エストロゲン、バソプレシンなどの不活化

代謝系

　「代謝」とは、物質を分解したり合成したりすることをいいます。難しい言葉で、物質の
合成を「同化」といい、エネルギーを消費します。一方、物質の分解を「異化」といい、エ
ネルギーを発生させます。人体のエネルギーとはATPのことで、生きていくための大切な
物質です。ところで、エネルギー源になるものはというと、炭水化物、タンパク質、脂質
です。炭水化物・タンパク質1ｇを代謝すると、それぞれ約4kcal（キロカロリー）のエ
ネルギーが生じ、**脂質1ｇでは約9kcal**ものエネルギーを生じます。ですから、脂質が皮
下脂肪として蓄えられるわけですね。

　炭水化物（デンプンなど）は単糖類に分解されることを「消化器」の項で学習しました。
たとえばグルコースなどの単糖類が分解される過程で、解糖系→クエン酸回路→電子伝達
系というものがあり、これは細胞内のエネルギー生成工場です。この工場を経て、**1分子**

（左側縦書き）

Ⅲ

看護に必要な人体の構造と機能および健康障害と回復について基本的な知識を問う

のグルコースから約38個のATPが生成されるのです。また、脂質の中の脂肪酸は細胞内の「β酸化」という経路を経てATPが作られるのですが、これはグルコースより多くのATPが作られます。タンパク質はアミノ酸に分解されると、「糖新生」と呼ばれる過程を経て、グルコースを生成します。このように、三大栄養素はエネルギー源として、私たちの体が生きていくための重要な栄養素となるのです。

出たよ🐾

第111回	午前問題12	解答はP267

[問題10]有害物質を無毒化し排泄する臓器はどれか。
　1．胃　　2．肝臓　　3．膵臓　　4．大腸

Check!
出題基準番号
Ⅲ-10-A

113. 泌尿器系

　体内ではエネルギーを得たり、身体の構成要素を作ったり、多くの化学反応が起こっていました。ところが、どうしても避けられない問題があります。化学反応の際に生じる老廃物です。**アンモニア、クレアチニン、尿素、尿酸**といった物質は代謝産物とも呼ばれていて、いわゆる老廃物です。これらが体内にたまると不具合が生じます。つまり、このような老廃物やその他余分なビタミン、水、電解質などを排泄する場所が「腎・泌尿器」ということになります。ホメオスタシスという言葉がありますが、体内環境を一定に保つためにとても重要な役割を持っています。**泌尿器は、「腎臓」、「尿管」、「膀胱」、「尿道」で構成**されます。では、腎臓の構造と機能をみていきましょう。

　腎臓は左右１つずつあるソラマメ型の臓器で、肝臓の下部に位置する「**後腹膜器官（腹膜の後ろに存在する臓器）**」です。腎臓の中央部にある腎門からは「**腎動脈**」、「**腎静脈**」、「**尿管**」の３本の管が出入りしています。腎臓の内部は、大きく皮質と髄質に分かれています。皮質側には、腎小体と呼ばれる場所があり、髄質には尿細管や集合管が存在します。腎小体はマルピーギ小体とも呼ばれ、血液を濾過する場所となります。**尿細管は、近位尿細管、ヘンレのループ、遠位尿細管と細かく分かれ、集合管**につながります。

　では、腎臓における尿の生成について、その仕組みをみていきましょう。腎動脈が腎臓の中に入ると、分岐血管を出しながらやがて「**輸入細動脈**」となり、**糸球体**（糸くずが絡まったような形）になります。糸球体の周りには**ボウマン嚢**という袋が覆っています。ここで血液成分のうち、液体成分が濾過されて、ボウマン嚢、さらには尿細管の方へ流れていきます。この**濾過された液を原尿**といい、一日に濾過される液量はなんと**約160L**もあります。

　ところが、この濾過された成分には、アミノ酸、グルコース、ビタミン、水など有用な物質も含まれます。ましてや水分も相当量濾過されます。そこで、尿細管上皮細胞は、再利用可能な水や有用物質を取り込み、尿細管の周りに取り巻いている血管に輸送します。この働きを「**再吸収**」といって、グルコース、アミノ酸、水溶性ビタミンなどはほぼ100％再吸収されます。

　また、酸や薬の代謝産物、尿素などある種の物質は、尿細管上皮細胞から尿細管内へ直接排泄されます。この機構を「**分泌**」といいます。つまり、腎臓での尿生成の仕組みとしては、「**濾過**」、「**再吸収**」、「**分泌**」が重要なポイントとなるわけです。そして、最終的には、

成人の膀胱容量はおよそ500mL程度で、一日量約1,500mLの「尿」として排泄されます。ということは、原尿のうちのおよそ99％が再吸収されたということになりますね。

　では、腎臓を出た尿は、どのような経路を経ていくのでしょうか。尿管を通り、膀胱にため込まれます。数百mLの尿がたまると、「尿意」を感じて、排泄信号が生じます。排泄してもいい状況が整うと、膀胱の下部にある尿道括約筋が緩み、尿道を流れて体の外へと排泄されます。

　腎臓は尿の生成以外にも、**血圧の上昇に関するレニン、赤血球の新生に関わるエリスロポエチンを分泌します。その他、ビタミンDの活性化を行い、カルシウムイオンの調節**にも関与しています。

　腎機能を評価する検査として、次のものはおさえておきましょう。

項目	基準値
腎血流量（RBF）	1,100mL/分
腎血漿流量（RPF）	600mL/分
糸球体濾過値（GFR）	100mL/分
血中クレアチニン（Cr）	0.5〜1.1mg/dL
血中尿素窒素（BUN）	8〜20mg/dL
クレアチニンクリアランス（Ccr）	70〜130mL/分
Fishberg濃縮試験	3回中1回は尿浸透圧850mOsm/kg・H_2O以上

出たよ🐾

第110回　午後問題12　　　　　　　　　　　　　　解答はP267

[問題11] 後腹膜器官はどれか。

　1．胃　　2．肝臓　　3．空腸　　4．腎臓

Check!
出題基準番号
Ⅲ-10-A

114. 体温調節

　哺乳類の一種である人間（ヒト）は、常時体温が37℃前後に保たれています。ヒトの体内では、熱（体温）を産生する機構と熱を放散する機構が存在し、両者の強弱によって、体温が一定に保たれるのです。ところで、どうして熱を一定に保つ必要があるのでしょうか。それは、体内で起こる化学反応に必要な酵素のほとんどが最も働きやすい温度（至適温度）がちょうど37℃前後だからなのです。

　熱は代謝活動、つまり物質の合成・分解の際に生じます。生命の維持に最小限必要な代謝を「**基礎代謝**」といい、体表面積当たりに産生される熱量（kcal）は男女とも2歳児で最も高く、加齢とともに低下します。また、熱産生は主に骨格筋や肝臓で行われます。身体を動かす際には骨格筋による熱産生が増え、食事のあとは、さまざまな化学反応が行われる肝臓での熱産生が増えていきます。

　体温は、腋窩温、口腔温、直腸温の順に高くなり、午前6時頃が最も低く、午後2〜8時頃最も高くなります。また、朝起きた直後の体温は「**基礎体温**」といい、成熟期の女性は性周期によって基礎体温が変化します。

では次に、基礎代謝に上乗せされる熱の産生、熱の放散の仕組みをみていきましょう。

熱産生

- 筋肉運動（身体活動）…骨格筋による熱産生で、激しい運動の際には通常の2倍近くになります。
- ホルモンの影響…………甲状腺ホルモンやアドレナリンの影響によって代謝が亢進されます。
- 特異動的作用…………食事を摂ると代謝が亢進することにより熱が産生されます。

熱放散

- 伝導…皮膚や粘膜から体表の空気や物体に対して熱が移動（伝導）します。これは、皮膚の温かい血液が冷たい外気や物体に熱が奪われることによるものです。風呂上がりは顔や手足が火照ることがありますが、これは温められた体を冷ますために、皮膚表面の血管が拡張していることによるものです。一方、外気温が低いときは血管を収縮させ（皮膚が白っぽくなる）、体温変動のロスを少なくしています。
- 対流…皮膚に接する空気が体表で温められると空気は上昇し、体表はまた冷たい空気に置き換えられることを対流といいます。風が吹くと涼しく感じられるのは対流が促進されるためです。一方、衣類は、皮膚と衣類の間に厚い空気の層を作り、対流が妨げられ、暖かく感じ、保温効果を保ちます。
- 蒸発…皮膚（汗）や呼吸器（呼気）から水分の蒸発が起こります。この際、気化熱（液体から気体に変わる際に必要な熱）を皮膚から奪います。これを「不感蒸泄」といいます。
- 発汗…伝導、対流、不感蒸泄による熱放散では熱のバランスが維持できないときに起こります。

　これらの熱産生と熱放散の機能をうまく調節してくれる部分が、**間脳の視床下部にある「体温調節中枢」**です。皮膚や粘膜で感受された情報がここに伝えられ、自律神経や内分泌系を動かして体温維持に関わるのです。

中枢神経（脳）

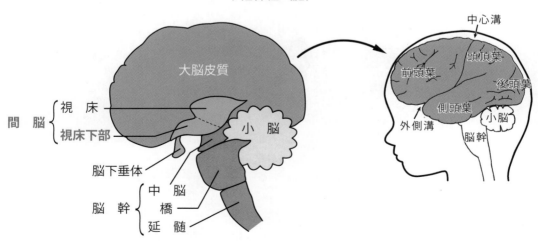

第112回　午前問題12　　　　解答はP267

[問題12]体温変化をとらえ、体温調節の指令を出すのはどれか。
　1．橋　　2．小　脳　　3．視床下部　　4．大脳皮質

115. 内分泌系

出題基準番号
Ⅲ-10-A

　内分泌とは「内側」に「分泌」することをいいます。内側ってどこかって？　実は、内側とは血管内のことをいいます。私たちの身体の内部には、身体の外側（**涙腺・汗腺**など）や体内の腔所（消化管など）へ分泌する"外"分泌腺と血管へ分泌する"内"分泌腺があります。後者の中で、特に分泌される物質そのものを「ホルモン」といいます。

　ホルモンは血流に乗って遠い場所でも輸送できます。つまり、あるホルモンを分泌する器官からホルモンを受けとる器官との連絡手段が内分泌系というシステムになります。内分泌系で重要なことは、①ホルモン名、②ホルモンが合成・分泌される器官、③受けとる（標的）器官、④ホルモンの役割、⑤ブレーキ機構です。

　では、具体的にホルモンの種類をみていきましょう。

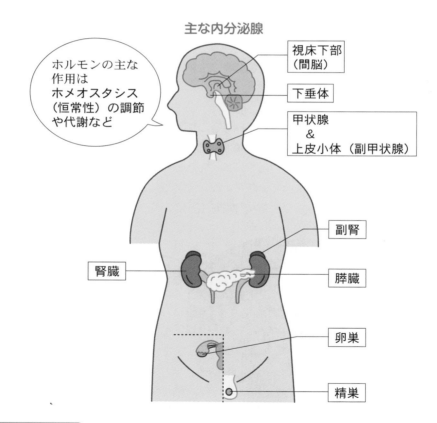

主な内分泌腺

ホルモンの主な作用はホメオスタシス（恒常性）の調節や代謝など

視床下部（間脳）／下垂体／甲状腺＆上皮小体（副甲状腺）／副腎／腎臓／膵臓／卵巣／精巣

視床下部ホルモン

　視床下部（上位中枢）から分泌されるホルモンは、すべてそのすぐ下にある下垂体前葉に作用します。その結果、下垂体前葉から多くのホルモンが分泌されます。

看護に必要な人体の構造と機能および健康障害と回復について基本的な知識を問う

1．視床下部
- 副腎皮質刺激ホルモン放出ホルモン（CRH）
- 甲状腺刺激ホルモン放出ホルモン（TRH）
- 成長ホルモン放出ホルモン（GRH）
- 成長ホルモン抑制ホルモン（ソマトスタチン）
- プロラクチン抑制ホルモン（ドパミン）
- 性腺刺激ホルモン放出ホルモン（GnRH、LH-RH）

下垂体ホルモン
下垂体は前葉と後葉に分かれています。

2．下垂体前葉
- **成長ホルモン（GH）**

骨や筋に作用し、成長を促します。また、肝臓を刺激し、ソマトメジンを分泌させます。このホルモンも骨や筋の成長に関与します。
- **副腎皮質刺激ホルモン（ACTH）**

副腎皮質を刺激し、糖質コルチコイドや電解質コルチコイド、男性ホルモンの分泌を促します。ストレスや**低血糖**によって分泌されます。
- **甲状腺刺激ホルモン（TSH）**

甲状腺を刺激し、甲状腺ホルモン（T_3・T_4）を分泌させます。
- **性腺刺激ホルモン（GnTH）**

ゴナドトロピンとも呼ばれ、卵胞刺激ホルモン（FSH）と黄体形成ホルモン（LH）の2つがあります。卵胞刺激ホルモンは女性では卵胞の成熟、男性では精子の形成に関与します。また、黄体形成ホルモンは女性では排卵誘発や黄体の形成、男性ではテストステロンの分泌に関与します。
- **プロラクチン（PRL）**

乳汁の合成や乳腺の発達に関与します。

3．下垂体後葉
- **オキシトシン（OXT）**

分娩時の子宮筋（平滑筋）収縮作用や、射乳反射に関与します。
- **バソプレシン（ADH）**

腎臓の集合管における水の再吸収（血管へ移動）を促し、尿量を減少させるとともに、血圧を上昇させます。

4．甲状腺
下垂体前葉からのTSHを受けた甲状腺は、2種類の甲状腺ホルモン（**トリヨードサイロニン**［T_3］、**サイロキシン**［T_4］）を分泌し、基礎代謝を亢進させます。

T_3・T_4は、ヨードを主原料としています。検査前にヨードを多く含む食事をすると、甲状腺の働きを正しく測定できないので、**ヨードも制限**します。

また、別のホルモンとしてカルシトニンが分泌され、血中カルシウムイオンを骨へ移動

させ骨形成に関与します。

5．副甲状腺

甲状腺のちょうど裏側にある４つの米粒大の組織です。ここからは、「**パラソルモン（PTH）**」が分泌されます。このホルモンはカルシトニンの逆の働きで、骨組織を溶解し（**骨吸収**）、血中カルシウムイオン濃度を上げる働きがあります。

6．膵臓

膵臓のランゲルハンス島（膵島）には、３種類の細胞が存在しています。つまり、A細胞（α）、B細胞（β）、D細胞（δ）です。それぞれ、**グルカゴン（血糖値を上げる）、インスリン（血糖値を下げる）、ソマトスタチン（A細胞とB細胞の調節）**が分泌されます。

7．副腎皮質

・**糖質コルチコイド（コルチゾルが代表）**

糖新生を促し、免疫抑制作用、ストレスに対応するなどの作用があります。

・**電解質コルチコイド（アルドステロンが代表）**

腎尿細管において、ナトリウムイオンの再吸収を促進させます。結果的に、水の再吸収を誘発し、循環血漿量を増加させるので、血圧上昇作用があります。

・性ホルモン（DHEA：デヒドロエピアンドロステロン）

デヒドロエピアンドロステロンはアンドロゲンとエストロゲンに変換される。

8．副腎髄質

ここは交感神経の信号が来ると、**アドレナリンやノルアドレナリン**を分泌し、血糖値上昇作用、血圧上昇作用、気管支拡張作用など、さまざまな反応があらわれます。

9．腎臓

・**レニン**

血圧低下時に分泌されます。レニン－アンジオテンシン－アルドステロン系に作用することによって、血圧を上昇させます。

・**エリスロポエチン**

赤血球の造血因子であり、低酸素状態により分泌が促進されます。

10．性腺

卵巣

・**卵胞ホルモン（エストロゲン）**…　女性の第二次性徴に関与。

・**黄体ホルモン（プロゲステロン）**…排卵抑制、基礎体温上昇作用。

精巣

・男性ホルモンである**テストステロン**が分泌され、男性の第二次性徴に関与。

[問題13]内分泌器官はどれか。

　1．乳　腺　　2．涙　腺　　3．甲状腺　　4．唾液腺

Check!
出題基準番号
Ⅲ-10-A

116. 性と生殖器系

1．男性生殖器

精巣（睾丸）（かたくて丸い形をしているので睾丸とも呼ばれます）

・精子が**減数分裂**によって盛んにつくられています。

・男性ホルモンの**アンドロゲン**（主に**テストステロン**）を産生しています。

・陰嚢という薄い平滑筋でできた袋におさまり、体外にぶら下がっています。

　→精子は体温よりも低い温度（33℃くらい）で正常に形成されます。

精巣上体（副睾丸）

・精子を成熟させます。

精管

・厚い平滑筋の層を持つ管（長さ30cmくらい）で、精子を先へ先へと送りだします。

前立腺

・膀胱頸の直下にあり、栗の実ほどの大きさで、尿道を輪状に取り巻いています。

・精液の液体成分（精漿）をつくる腺と平滑筋からできています。

　→精液には受精をまっとうさせるためのさまざまな物質が含まれています。

　　●精子のエネルギー源となる**糖分**。

　　●腟内の酸性を中和する**アルカリ成分**など。

・男性ホルモンにより働きが調節されています。

・"精子の通り道"は、前立腺で尿道と合流しています。

・前立腺の平滑筋が収縮し射精します。

陰茎

・尿道海綿体：尿道を囲むような海綿体

・陰茎海綿体：陰茎を釣り下げるような海綿体

＊海綿体……特殊な血管系。海綿状の血管で、血液が充血することで体積が増大します。

2．女性生殖器

卵巣

・卵巣は卵細胞を蓄え、卵細胞を成熟させます（**卵胞**）。

・女性ホルモンの１つの卵胞ホルモン（**エストロゲン**）を分泌します。

・排卵後の卵胞は黄体となり、黄体ホルモン（**プロゲステロン**）を分泌します。

　女性ホルモンである卵胞ホルモン（エストロゲン）や黄体ホルモン（プロゲステロン）は閉経期に分泌量が著明に減少します。そのため、女性特有の体の不調があらわれたり、骨粗鬆症の原因となったりします。

卵管采

・卵巣の卵胞から排卵された卵細胞を受け止めます。

卵管

・子宮底から左右に向かう長さ10〜15cmの管。
・平滑筋でできた管で、内面は粘膜と線毛を持ち**輸送管**として働きます。
・腟内に射精された精子は、卵管まで泳ぎついて**卵管膨大部で受精**します。
・受精卵を子宮へと運ぶ線毛運動を行います。

子宮

・膀胱と直腸の間にある**前傾前屈**の中腔器官で、子宮上部の広がりを子宮底といいます。
・外膜（腹膜からつながっている膜）、中膜（平滑筋の層）、内膜（着床の場となる）の３つの層からなります。
・卵管内で受精した卵細胞（受精卵）は子宮体部の**内膜に着床**します。
・中膜の平滑筋は、子宮内で育んだ胎児を分娩時に外に出す原動力となります。

腟

・平滑筋でできた管状の構造。内面は粘膜で覆われます。
・**デーデルライン杆（桿）菌**により**酸性**に保たれて、他の菌が繁殖するのを防ぐ防御機構（**腟自浄作用**）を持ちます。

出たよ

第107回	午後問題7	解答はP267

[問題14]更年期の女性で増加するのはどれか。
 1．卵胞刺激ホルモン〈FSH〉　　2．テストステロン　　3．プロラクチン
 4．エストロゲン

Check!
出題基準番号
Ⅲ-10-A

117. 妊娠・分娩・産褥の経過

妊娠の成立

　精子と卵子が出会って受精し、受精卵が子宮に着床することで妊娠が成立します。妊娠が成立するためには、**7つの条件**を満たすことが必要で、受精からおよそ6〜7日ほどかかります。

妊娠成立7つの条件

①排卵（卵子の受精能力は24時間）
②卵子が卵管内に取り込まれる
③射精（精子の受精能力は72時間）
④精子が卵管膨大部まで進入する
⑤受精
⑥受精卵が子宮腔内に運ばれる
⑦着床（子宮体部）

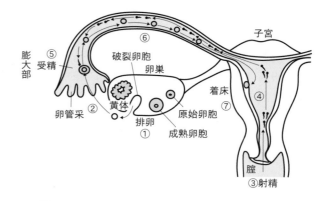

第104回　午前問題5　　　　　　　　　　　解答はP267

[問題15]受精から着床開始までの期間はどれか。
　　1．1～2日　　　2．6～7日　　　3．13～14日　　　4．20～21日

妊娠の経過

　妊娠22週以後に、胎児と**付属物（胎盤・臍帯・羊水・卵膜）**が子宮から排出されることを分娩といいます。排出された時期によって呼び方が異なります。

妊娠週数による区分

流　産：妊娠21週6日（22週未満）の中絶
早　産：妊娠22週0日から妊娠36週6日（37週未満）の分娩
正期産：妊娠37週0日から妊娠41週6日（42週未満）の分娩
過期産：妊娠42週0日以降の分娩

分娩予定日の判定

　一般には、月経が遅れることで妊娠の確認のために受診する方が大半です。はっきりこの日に着床しましたと分かることはまずありません。そこで、妊娠時期の判定には、最終月経、基礎体温、超音波断層法などを用いています。

①最終月経による判定方法（ネーゲル概算法）

　最終月経を含む月に9か月を加えるか、3か月を引いて分娩予定の月を出します。そして、最終月経の第1日に7日を加えて分娩予定日を算出します。

例）最終月経開始日が1月2日の場合	例）最終月経開始日が7月29日の場合
分娩予定日：　　1月　　2日 　　　　　　　＋9か月　＋7日 　　　　　　　　10月　　9日 　　　　　　　分娩予定日：10月9日	分娩予定日：　　7月　　29日 　　　　　　　－3か月　＋7日 　　　　　　　　4月　　36日 →4月は30日までなので 36－30＝6（日）繰り越し 分娩予定日：5月6日

※この計算方法は、月経周期を28日としているので、月経周期の長短によって誤差が生じます。

②基礎体温による判定方法

　基礎体温上の排卵日から判定する方法です。

　基礎体温の排卵日と判定される日に、266日（280日[※1]－14日[※2]）を加えて分娩予定日を算出します。（排卵日の月に8を加え、その日に24を加えると算出できます）

※1　分娩予定日…「最終月経の第1日に**280日（40週）**を加えた日」

※2　月経周期が28日型であれば、月経初日から14日目に排卵が起こる。

③超音波断層法による判定法

　超音波断層法によって、子宮内の胎囊計測値、胎児頭殿長、児頭大横径の計測値を測定し、その値から判定する方法です。

子宮の変化

　妊娠すると、子宮はどんどん大きく変化していきます。

妊娠週数	大きさの目安
3週	鶏卵大
7週	鵞卵大
11週	手拳大
15週	腹壁上から子宮体部が触れるようになる
19週頃	胎児触知可能

　妊娠初期は受精卵の着床部位に血液供給が増し、他の部分よりも早く発育します。そのため、子宮の増大は左右対称ではなく、この着床部位だけ柔らかく膨らんで、腫瘍ができたような状態になります。この膨隆現象を**ピスカチェック徴候**といいます。

　子宮の大きさから、胎児の発育の指標とするために、腹壁表面に沿った恥骨結合上縁から子宮底までの長さを測定します（子宮底長）。正しく測定するためには、しっかりと正しい方法で測定しなければなりません。仰臥位で膝を伸ばして、恥骨結合上縁から子宮底までの長さをメジャーで測定します。

子宮底の位置

妊娠15週：恥骨結合上2〜3横指
妊娠19週：臍下2〜3横指
妊娠23週：臍高
妊娠27週：臍上2〜3横指
妊娠31週：臍と剣状突起のほぼ中央
妊娠35週：剣状突起の下2〜3横指
妊娠40週：妊娠35週より低位

子宮底長の概算法

妊娠週数からの概算法
妊娠週数 − 5 cm

妊娠月数からの概算法

月数	cm	概算法
4か月	12	月数×3
5か月	15	
6か月	21	月数×3＋3
7か月	24	
8か月	27	
9か月	30	
10か月	33	

「あっ、動いた！」突然、お母さんが言いました。胎児が動いた（胎動）瞬間です。では、いつ頃胎動を感じるのでしょうか？　経産婦と初産婦では、少し違いがあります。

経産婦…16〜18週（妊娠16週は胎盤が完成する週数です）

初産婦…18〜20週

胎児が動くといっても、初めは静かなもので腸蠕動と間違えやすいぐらいですが、経産婦さんは一度経験をしている分、初産婦さんより胎動自覚が少し早いようです。では、お腹の中で胎児は、どのような胎位でいるのでしょうか？

胎児の頭部が**子宮口に最も近い胎位**が正常で、これを**頭位**といいます。

頭位	斜位	横位	骨盤位

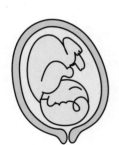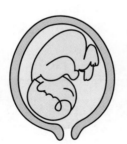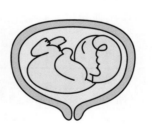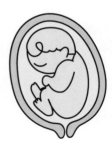

出たよ

第105回	午前問題6	解答はP267

[問題16]正期産の定義はどれか。

1．妊娠36週0日から40週6日　　2．妊娠37週0日から41週6日

3．妊娠38週0日から42週6日　　4．妊娠39週0日から43週6日

分娩の経過

分娩とは胎児とその付属物が母体外に排出される過程をいいます。その過程は分娩第1

期から分娩第3期まであります。分娩第3期で分娩は終了しますが、胎盤娩出後に異常出血がみられることがあり、分娩後2時間ほど分娩室で観察を行います。それを観察のための分娩第4期としています。それではその分娩の各期の経過をみていきましょう。

　まず、**分娩第1期は分娩開始から子宮口が全開大するまで**をいいます。分娩が近づくと個人差はありますが、お腹の張りをよく感じるようになり、ときには痛みを伴ったりします。しかし、それは分娩開始ではなく前駆陣痛といわれる陣痛で、そのうちに消失して分娩には至りません。

　分娩開始とは「規則正しく胎児娩出まで続く陣痛の周期が、10分以内あるいは1時間に6回の頻度となったとき（**分娩陣痛**）」をいいます。そして陣痛は子宮口を開大させる原動力になり分娩は進行し、子宮口は開大していきます。また、分娩第1期では破水がみられます。破水とは卵膜が破れて羊水が流出することをいいますが、破水の時期によって分娩第1期の終わりの破水を適時破水、分娩第1期の途中の破水を早期破水、分娩開始前の破水を前期破水といいます。

　次は分娩第2期です。**分娩第2期は子宮口全開大から胎児娩出まで**をいいます。子宮口が全開大になったら、陣痛発作時に陰裂の間から児頭の一部が見え、陣痛間欠時には見えなくなります。この児頭一部が見え隠れする状態を**排臨**といいます。それを繰り返したのちに、陣痛間欠時にも児頭は見えたままの状態となります。この状態を**発露**といいます。そして陣痛と努責によって胎児が娩出されます。

　胎児が娩出されると次は胎盤が娩出されます。**分娩第3期は胎児娩出から胎盤娩出まで**です。胎盤が娩出されると分娩は終了し、分娩が開始して胎盤娩出までにかかった時間（分娩第1期から分娩第3期までの合計時間）が分娩所要時間となります。分娩所要時間は初産婦では平均12～15時間、経産婦では平均5～8時間です。この時間の違いは初産婦と経産婦では子宮口の開大の経過の違いによるためで、平均では経産婦は初産婦の1/2の時間となります。

　胎盤が娩出されると分娩が終了し、ほっと一息つきたいところですが、異常出血が起こりやすい時期です。**分娩第4期として分娩終了後2時間**ほど分娩室で一般状態や出血の観察を行います。分娩時の出血量はこの分娩第4期までの出血量を含めて合計します。500mL以上は異常出血です。

分娩各期	期　　間
分娩第1期	分娩開始から子宮口全開大まで
分娩第2期	子宮口全開大から胎児娩出まで
分娩第3期	胎児娩出から胎盤娩出まで
分娩第4期	分娩後2時間まで

| 第106回 | 午前問題25 | 解答はP267 |

[問題17]経腟分娩の正常な経過で最初に起こるのはどれか。

　1．発　露　　2．排　臨　　3．胎盤の娩出　　4．児頭の娩出　　5．子宮口の全開大

■ 産褥の経過

産褥の定義

　分娩が終了し、妊娠・分娩によって生理的に変化した母体が非妊時の状態に回復するまでの期間（およそ6～8週間）をいいます。

1．子宮復古

　分娩直後の子宮底は臍下3横指で、その後時間とともに上昇して12時間後には臍の高さまで上昇します。その後、子宮底は再び下降し、産褥1日目には臍下1横指、**産褥3日目には臍下3横指**、産後10日以降でほぼ腹壁から触れなくなります。

悪　露

産褥中に子宮および腟から排泄される分泌物を悪露という。
一般的にみられる変化は以下のとおりである。
産褥3日頃まで‥‥‥‥赤色悪露
産褥4日～9日頃‥‥‥褐色悪露
産褥10日～14日‥‥‥黄色悪露
産褥2週～6週‥‥‥‥白色悪露

※悪露の排泄がみられなくなるのと、子宮が非妊時の状態に戻るのがほぼ同じです。

2．乳汁分泌

　胎盤が排出されると、プロラクチンを抑制していたエストロゲンとプロゲステロンが急激に減少し、**プロラクチンの作用**が活発になり、乳腺が乳汁を産生するようになります。そこに児の乳頭への**吸啜刺激**が**下垂体後葉**からの**オキシトシン**の分泌を促し、乳汁を圧出（**射乳**）します。

　　プロラクチン…乳汁産生ホルモン（脳下垂体前葉）
　　オキシトシン…射乳ホルモン（脳下垂体後葉）

※オキシトシンは子宮筋も収縮させるので、**直接授乳は子宮の復古（収縮）**を促進させます。
※初乳と成乳の違い

　①初乳：蛋白質が多い。黄身の色。
　②成乳：乳脂肪が多い。このためエネルギーが高く白っぽい。

第109回	午前問題6	解答はP267

[問題18]児の吸啜刺激によって分泌が亢進し、分娩後の母体の子宮筋の収縮を促すのはどれか。
　1．オキシトシン　　2．プロラクチン　　3．テストステロン　　4．プロゲステロン

118．遺　伝

　細胞の中には、「核」があります。基本的には細胞中に1つだけあります。この核内をよく観察すると、細胞分裂のある時期では「**染色体**」と呼ばれる棒状の構造をした物体がみられます。この染色体は男性と女性で少し異なります。**常染色体**と呼ばれる染色体は、男

女問わず**22対**あります。一方、**性染色体**と呼ばれるものは、XとYがあり、女性は「XX」を持ち、男性は「XY」を持ちます。このように、**人間は23対46本の染色体を持っている**のです。この23対ですが、もともとは私たちの親から受け継いだものです。親の卵子と精子が受精してできた受精卵が出発で、細胞分裂を繰り返し、私たちの体ができあがるのです。

精子と卵子の染色体数は、減数分裂により体細胞の半分の23本となっています。そのうち22本は常染色体で精子、卵子とも同じです。残りの1本が**性染色体、精子にはX染色体かY染色体**のどちらかが、卵子にはX染色体が含まれています。精子の染色体：22＋Xか22＋Y、卵子の染色体：22＋Xとなります。

さて、染色体はDNA（デオキシリボ核酸）と呼ばれるひも状の物質でできています。DNAの基本単位は、4つの塩基（アデニン（A）、シトシン（C）、チミン（T）、グアニン（G））と1つの糖（デオキシリボース）と、1つのリン酸でできています。これらの1つの単位を「ヌクレオチド」と呼び、実際には膨大なヌクレオチドが連結しているのです。DNAは、二本の鎖で「二重らせん構造」をしています。この膨大なDNAの鎖の所々には、「あるタンパク質」の成分が書かれた部分があります。これを「タンパク質をコードしている」といいますが、この領域を【遺伝子】といいます。

こうしてみると、厳密には遺伝子＝DNA、とは言えず、DNAは遺伝子の"材料"であるという方が的確でしょう。DNAは、細胞内で発生する活性酸素や、太陽からの紫外線、または放射線などによって傷が生じる場合があります。そこで、その傷を修復する過程が細胞内には備わっていますが、もし、この修復機構がうまく働かないと、ときにはがんの発生など、重大な結果をもたらす場合があります。つまり、DNAというのは、遺伝情報として非常に大切な暗号書なのです。

次に、DNAと同様に遺伝情報に関わるものに「RNA（リボ核酸）」があります。これはDNAとは少し異なる構造をしています。まず、塩基がチミンではなくウラシル（U）が用いられることと、デオキシリボースではなく「リボース」が使われていることです。RNAには、「メッセンジャーRNA（mRNA）」や「リボソームRNA」、「トランスファーRNA（tRNA）」など多種類あります。では、簡単に遺伝子からタンパク質ができる過程をみていきましょう。

タンパク質合成の仕組み

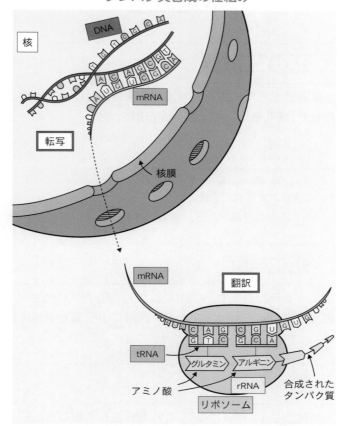

　まず、新たに作りたいタンパク質のDNAの遺伝子領域がRNAにコピーされるのですが、これを**転写**といいます。コピーされてできあがったRNAが「mRNA」なのです。そこで、細胞内小器官の一種リボソームがこのRNAを解読します。解読というのは、「タンパク質」のレシピ（作成方法）が書かれていて、それを読んでいくのです。この作業を**翻訳**といいます。翻訳のときに、tRNAやリボソームRNAも関与し、アミノ酸を1つずつ連結していくことで、レシピ通りのタンパク質ができあがります。

　このように、DNA⇄RNA→タンパク質という生物の原則のことを「セントラルドグマ」といいます。DNAに損傷があると、タンパク質も異常になる場合が出てきます。その場合、遺伝子疾患として、体のさまざまな場所で不具合が生じます。さらに、遺伝子疾患以外にも、染色体疾患があります。染色体は、父親由来、母親由来のものを同数受け継ぐのですが、何らかの原因により、ある染色体が欠損していたり、重複していたりします。これも体にはある種の症状を発生させる原因となります。遺伝子や染色体もとても重要ですね。

第99回	午前問題6	解答はP267

[**問題19**]精子の性染色体はどれか。

　　1．X染色体1種類　　　2．XY染色体1種類　　　3．X染色体とY染色体の2種類

　　4．XX染色体とXY染色体の2種類

人間の死

Check!
出題基準番号
Ⅲ-10-B

119. 死の三徴候

医師は死亡宣告をするにあたり、脈をとり、呼吸を聴診し、瞳孔を確認します。この、「心臓停止」「呼吸停止」「瞳孔散大（および対光反射の消失）」を、死の三徴候といいます。

第109回	午前問題9	解答はP267

[問題20]死の三徴候に含まれるのはどれか。

1．筋の弛緩　　2．角膜の混濁　　3．呼吸の停止　　4．呼名反応の消失

Check!
出題基準番号
Ⅲ-10-B

120. 死亡判定

死の判定は医師によって行われます。一般的には、前述した死の三徴候に基づきます。今まで生きていた人に死を宣告するわけですから、医師にとっても看護師にとっても非常につらい瞬間です。

Check!
出題基準番号
Ⅲ-10-B

121. 脳　死

心臓が止まる＝人の死としていましたが、これを根底から覆したのが「脳死」という概念です。脳死というのは、脳の機能は完全に停止しているのに、人工的に心臓や肺が動いている状態です。

平成21年（2009年）7月改正の臓器移植に関する法律（臓器移植法）により、脳死を人の死とし、脳死移植が認められました。

脳死判定の要件については「臓器移植法施行規則」によって規定されています。

①深昏睡（JCSⅢ−300またはGCS 3）

②瞳孔固定（両側4mm以上）

③すべての脳幹反射の消失（対光反射・角膜反射など）

④平坦脳波

⑤自発呼吸の停止

脳死の判定は、非常に重い責任があるので、移植に関係のない医師（脳死判定医）2名以上で行うこととされています。第1回目の脳死判定後、6時間以上（6歳未満では24時間以上）経過した時点で第2回目の脳死判定を行い、同じ結果であることが必要となります。

これまでわが国では15歳未満の者の臓器摘出が認められず、国内での小児からの臓器移植はできませんでした。そのため平成21年（2009年）に『臓器移植法』の改正が行われ、小児の症例や本人の意志が不明の場合でも、家族の承諾により臓器摘出を行うことができるようになりました。

臓器移植法の改正前と改正後との比較

	改正前	改正後	施行日
親族に対する優先提供	○当面見合わせる（ガイドライン）	○臓器の優先提供を認める	平成22年1月17日
臓器摘出の要件	○本人の書面による臓器提供の意思表示があった場合であって、遺族がこれを拒まないとき又は遺族がないとき	○本人の書面による臓器提供の意思表示があった場合であって、遺族がこれを拒まないとき又は遺族がないとき 又は ○本人の臓器提供の意思が不明の場合であって、遺族がこれを書面により承諾するとき	平成22年7月17日
臓器摘出に係る脳死判定の要件	○本人が 　A　書面により臓器提供の意思表示をし、かつ、 　B　脳死判定に従う意思を書面により表示している場合 であって、家族が脳死判定を拒まないとき又は家族がないとき	○本人が 　A　書面により臓器提供の意思表示をし、かつ、 　B　脳死判定の拒否の意思表示をしている場合以外の場合であって、家族が脳死判定を拒まないとき又は家族がないとき 又は ○本人について 　A　臓器提供の意思が不明であり、かつ、 　B　脳死判定の拒否の意思表示をしている場合以外の場合 であって、家族が脳死判定を行うことを書面により承諾するとき	
小児の取扱い	○15歳以上の方の意思表示を有効とする（ガイドライン）	○家族の書面による承諾により、15歳未満の方からの臓器提供が可能になる	
被虐待児への対応	（規定なし）	○虐待を受けて死亡した児童から臓器が提供されることのないよう適切に対応	
普及・啓発活動等	（規定なし）	○運転免許証等への意思表示の記載を可能にする等の施策	

第108回	午前問題24	解答はP267

[問題21] 臓器の移植に関する法律における脳死の判定基準で正しいのはどれか。

1．瞳孔径は左右とも3mm以上　　2．脳波上徐波の出現　　3．微弱な自発呼吸

4．脳幹反射の消失　　5．浅昏睡

主要な症状と徴候

122. 意識障害

出題基準番号 III-11-A

みなさん、今意識はありますか？　自分の住所や名前などが言えれば、意識がある証拠です。こういった、当たり前のことが言えなくなった状態・わからなくなった状態を意識障害といいます。

意識が障害されると、そのまま死にいたることもあれば、回復して元気になることもあります。この意識の障害には、脳に原因がある場合と、脳以外に原因がある場合とに大別することができます。意識障害を起こすものの例を下記に挙げます。

例：脳出血、くも膜下出血、脳梗塞、糖尿病性昏睡・低血糖、肝性脳症（血中**アンモニア**の過剰による）、アダムスストークス症候群、てんかん、アルコール中毒、一酸化炭素中毒、せん妄など。

意識障害のひとつにせん妄があります。せん妄は、一時的な脳の機能低下によってバランスを崩した状態です。覚醒はしているものの見当識障害や錯覚、幻覚がみられることが多く、無意味な言葉を発したり、暴れたりすることがあり、治療などに影響することもあります。

せん妄発症の促進因子

身体的要因	脳血管疾患、呼吸器疾患、循環器疾患などは直接的、二次的に中枢神経へ影響を及ぼしてせん妄を引き起こす。
心理的要因	不安や緊張
環境的要因	非日常的環境（医療機器、モニター音）、点滴やドレーン、心電図モニター、**身体拘束**、体動制限

第110回	午前問題14	解答はP267

[問題22] 肝性脳症の直接的原因はどれか。
hepatic encephalopathy
1．尿　酸　　2．アンモニア　　3．グルコース　　4．ビリルビン

123. 嚥下障害

出題基準番号 III-11-A

嚥下とは、私たちが食べ物や飲み物などを口から摂取して胃の中に送り込むまでの一連の動作のことです。嚥下がうまくできないと、本来であれば胃へ送り込まれるものが気道に入ってしまいます。健常な人でも話をしながら飲食していると飲食物が誤って気道に入ってむせてしまうことがありますが、疾患や加齢により嚥下機能がうまく働かなくなったり低下してしまったりすることで、日常的に円滑に嚥下ができなくなる状態を嚥下障害といいます。嚥下障害が起こると、食事がうまく摂取できないために栄養状態が低下したり、誤嚥によって呼吸器の障害を起こしたりするなど、さまざまな健康問題を引き起こし

ます。

嚥下機能と嚥下障害

　嚥下障害を理解するためには、嚥下がどのように行われるのかを理解する必要があります。

　嚥下の過程は口腔相、咽頭相、食道相の３相に分けられます。それぞれの機能と併せて各相で起こり得る障害とその原因も確認しましょう。

【口腔相】

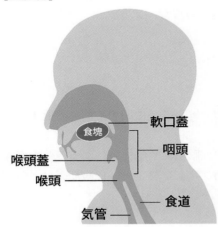

・口腔相は嚥下の開始段階にあたります。

・食物を咀嚼して食塊を作り、咽頭に移送します。これは、私たちが自分の意思で行う随意運動です。

【口腔相の障害】

　口腔相が障害されると、食塊が作れなくなり、咽頭に移送することができなくなります。

【口腔相の障害の原因】

　舌運動の障害や義歯の不具合など

【咽頭相】

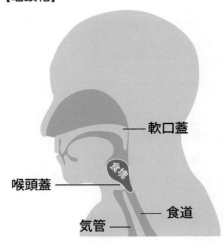

・食塊が咽頭に移送されると延髄の嚥下中枢が刺激され、軟口蓋が咽頭と鼻腔の連絡を絶つ反射が起こることで食塊の鼻への逆流を防ぎます。次に、喉頭蓋が喉頭口（気管への入り口）を閉鎖するという反射が起こります。

【咽頭相の障害】

　咽頭相が障害されると、一連の反射が円滑に起こらなくなり、食塊が鼻腔や気管へと入ってしまう誤嚥が起こります。

【咽頭相の障害の原因】

　神経や筋の機能低下

【食道相】

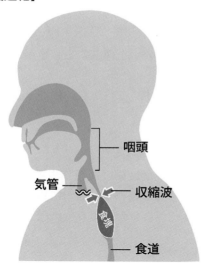

咽頭

気管 —— 収縮波

食道

・食塊が食道に移送されます。
・食道の蠕動運動により、食塊は胃へ送られます。

【食道相の障害】

食道相が障害されると、食塊が胃へ移送されず、口腔へ逆流することがあります。

【食道相の障害の原因】

食道の通過障害：食道癌、食道裂孔ヘルニアなど
食道の蠕動運動の障害：アカラシアなど

このように嚥下障害が起こる原因には、支配神経の障害や嚥下に関する筋力の低下などがあります。

嚥下に関する支配神経や筋肉が障害される疾患には、脳出血や脳梗塞による仮性球麻痺や球麻痺、筋萎縮性側索硬化症、パーキンソン病、筋ジストロフィー、皮膚筋炎などがあります。

嚥下に関連する主な支配神経と筋肉

三叉神経（第Ⅴ脳神経）	咀嚼筋群・舌骨上筋群・軟口蓋筋群
顔面神経（第Ⅶ脳神経）	顔面筋群・舌骨上筋群
舌咽神経（第Ⅸ脳神経）	舌骨上筋群・軟口蓋筋群・咽頭筋群
舌下神経（第Ⅻ脳神経）	舌骨上筋群・舌骨下筋群・内舌筋

Check! ■■■ 出題基準番号 Ⅲ-11-A 124. 言語障害

言語障害を大別すると構音障害と失語症があります。構音障害とは、発声、発語などに関連する神経や筋肉の障害によって、言語としての音を発することができなくなった状態です。失語症とは、言語による意思の表現や、相手の言葉の理解ができなくなった状態をいいます。

言語はコミュニケーションにとって重要なものです。言語障害を持つ患者は、相手との意思疎通が自分の思うようにできないために苛立ち、社会との関わりを持たないようにしてしまうなど、日常生活に大きく影響します。言語障害の内容を的確に把握し、コミュニケーション方法を工夫することで、患者のQOLを低下させないように支援していくことが必要です。

構音障害

構音障害の原因となる障害された場所と疾患は以下の表のとおりです。

大 脳	出血・梗塞・外傷・脳炎など
小 脳	出血・梗塞・外傷・脳炎、脊髄小脳変性症など
脳 幹	末梢神経障害・脳幹障害など
舌・咽頭・喉頭	筋萎縮性側索硬化症・重症筋無力症など

　構音障害では、言葉を発することはできませんが、文字を読んだり、書いたり、理解したりすることはできます。患者の状態によって、筆談やパソコンなどを使用し、コミュニケーションがとれるように工夫します。

失語症

　失語症は、運動性失語症と感覚性失語症に大別されます。運動性失語症は、大脳の前頭葉にある運動性言語野（ブローカ野）の障害によって起こります。相手の話していることは理解できますが、自分の言葉を話すことができません。感覚性失語症は、大脳の側頭葉にある感覚性言語野（ウェルニッケ野）の障害によって起こります。相手の話している言葉が理解できませんが、話がかみ合わないものでも自分の言葉を発することはできます。

　運動性失語症の場合には、絵や図、閉じられた質問法を活用するなどして意思疎通ができるような工夫をします。感覚性失語症の場合には、患者が言葉を理解できないので、患者の発している言葉をじっくりと聞き、行動を観察して何をしてほしいのかを推測して対処することが必要です。また、写真や身ぶり、手ぶりなどの視覚的な要素で伝えるようにします。

125. ショック

出題基準番号 III-11-A

　ショックとは、何らかの原因によって**血圧が低下**し、循環不全に陥ったものをいいます。収縮期血圧が90mmHg以下（通常110mmHg以下の場合20mmHg以上低下）を指標とすることが一般的です。体に及ぼす危機に対して交感神経系の緊張が生じ、**頻脈**、顔面蒼白、冷汗などの症状を伴います。近年、循環障害の要因による新しいショックの分類が用いられるようになりました。

　以下の4つに大別されます。

1. 循環血液量減少性（低容量性）ショック

　循環血液量が減少して血圧が低下します。出血性ショックが代表的なものです。また出血を伴わず、下痢や嘔吐などによる体液の喪失によるものもあります。

- ・出血性ショック
- ・体液喪失性ショック（下痢、嘔吐，熱傷など）

2. 血液分布異常性ショック

　血管の容積が大きくなり、相対的に循環血液量が減少することで血圧が低下します。敗血症性ショックが代表的なものです。特に、グラム陰性菌に関与するエンドトキシンショックなどが該当します。

- ・アナフィラキシーショック（薬剤、食物など）
- ・敗血症性ショック（エンドトキシン、急性膵炎など）
- ・神経原性ショック（脊髄損傷、精神的衝撃など）

３．心原性ショック

心臓のポンプ作用が機能低下し、心拍出量が減少することで血圧が低下します。急性心筋梗塞が代表的なものです。

・心筋梗塞、弁膜症、重症不整脈、心筋症、心筋炎など

４．心外閉塞・拘束性（血管閉塞性）ショック

肺血管の閉塞などにより、静脈還流が減少することで血圧が低下します。心タンポナーデが代表的なものです。

・肺塞栓、心タンポナーデ、緊張性気胸など

ショックの際には、ショック体位といって**下肢を挙上**します。ただし、心原性ショックの時はファウラー位や起坐位にしましょう。

出たよ

第111回	午後問題14	解答はP267

[**問題23**]細菌感染で起こるショックはどれか。

1．心原性ショック　　2．敗血症性ショック
3．アナフィラキシーショック　　4．循環血液量減少性ショック

Check!
出題基準番号
Ⅲ-11-A

126．高体温、低体温

体温はどのくらい上下するものでしょうか？　通常、体温は朝６時頃が最も低く、最も高くなるのは午後２〜８時頃です。その温度差は0.5℃程度です。

微熱・高熱

微熱：37℃〜37.9℃
高熱：39℃以上
その間の熱を中等度熱といいます。

体温は正常な場合、視床下部の体温調節中枢でコントロールされており、42℃を超えないようになっています。しかし、熱中症や悪性高熱症などでの高体温は、体温調節ができない状態なので、42℃を超え体内のタンパク質が変性して死に至ることがあります。

低体温

低体温は、一般的に、低温環境に長期間、身をさらすことによって起こりますが、絶食や飢餓による栄養状態の悪化によって熱の産生が困難になったり、**甲状腺機能低下症**などをきたした場合にも起こることがあることを覚えておきましょう。

低体温とは、体温が35℃以下になった場合をさします。体温が35℃までは生命の危機により交感神経が刺激され、皮膚血管の収縮、ふるえ、筋硬直、頻脈、血圧上昇、呼吸促迫などの寒冷反応が出現し、体温を正常に保とうとします。特に**ふるえ**は、寒冷刺激によって起こる骨格筋のこまかい不随意運動で、骨格筋が収縮することで熱産生を促進します。体温が35℃以下になると血圧・呼吸数・意識の低下などが生じます。32℃以下になると心臓の動きに異常が生じ、さらに低下すると死亡します。

低体温の程度	深部体温	生体の変化
軽度低体温	35℃	健忘、構音障害
	33℃	洞性徐脈、心房細動
中等度低体温	30℃	昏睡、瞳孔散大
	28℃	刺激による心室細動
高度低体温	25℃	心室細動
	23℃	角膜反射消失
超低体温	20℃	心停止

症状

前駆症状：悪寒・戦慄

自覚症状：熱感、発汗、倦怠感・脱力感、関節痛・筋肉痛、頭痛・頭重感・めまい、食欲不振・悪心・嘔吐など

他覚症状：顔面紅潮、乾燥、嗜眠など

熱型の種類

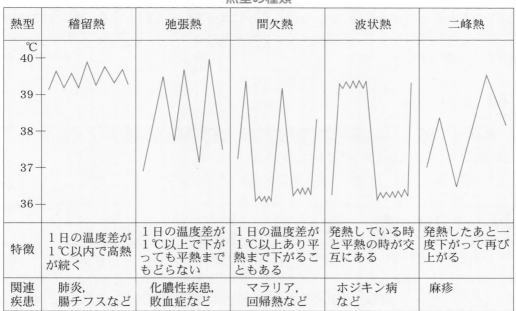

熱型	稽留熱	弛張熱	間欠熱	波状熱	二峰熱
特徴	1日の温度差が1℃以内で高熱が続く	1日の温度差が1℃以上で下がっても平熱までもどらない	1日の温度差が1℃以上あり平熱まで下がることともある	発熱している時と平熱の時が交互にある	発熱したあと一度下がって再び上がる
関連疾患	肺炎,腸チフスなど	化膿性疾患,敗血症など	マラリア,回帰熱など	ホジキン病など	麻疹

第111回 午後問題15	解答はP267

[問題24] 低体温から回復するための生体の反応はどれか。

1．発汗　　2．ふるえ　　3．乳酸の蓄積　　4．体表面への血流増加

出題基準番号
Ⅲ-11-A

127．脱　水

医療における脱水とは、「体液」が不足した状態のことで、単に水が無くなるだけとは限

りません。脱水状態になると、体液量が不足することによって血圧は低下し、その代償として頻脈などがみられ、**尿量は低下**します。毎年夏になるとニュースを耳にしますが、脱水は放っておくと生命の危機に関わることも多く、とても注意が必要な状態なのです。

脱水の分類は、脱水によって血液の組成が変化したかによって分けられます。

1．水欠乏性脱水（1次脱水）

発汗や水分の摂取不足によって、水だけが不足した状態です。一般にイメージされやすい脱水です。体内では水が減った結果、体液は濃くなっています。このように水が減る＝濃くなるということは、赤血球数、血漿浸透圧（＝濃さ）、ナトリウム値、尿比重といった濃度関係の数値はすべて上昇します。**尿量**や発汗量は反対に**低下**します。このような身体の状態を高張というので、水欠乏性脱水は**高張性脱水**ともいいます。特に乳幼児や高齢者に多い脱水です。

2．ナトリウム欠乏性脱水

水とNaの不足に対し、水のみを補充した結果生じるものです。よって水欠乏性脱水とは反対に、体液は全体的に薄くなっていますので、こちらは**低張性脱水**ともいいます。もちろん血液や尿も薄くなっています。

3．混合性脱水

下痢や嘔吐などによって、水もNaも失うことによって起こる脱水です。**等張性脱水**ともいいます。この場合、水のみを補給すると状態を悪化させるので、状態に合わせた各種の輸液製剤を用います。

出たよ🐾

第95回	問題12	解答はP267

[問題25] 水欠乏性脱水で低下するのはどれか。
1．尿　量　　2．尿比重　　3．血漿浸透圧　　4．血清ナトリウム値

Check! 128．黄　疸
出題基準番号　Ⅲ-11-A

人のからだに最も多い成分は水で、次に多い成分はタンパク質です（質量比率）。つまり私たちの身体は、ほとんど水とタンパク質でできています。では、通常のタンパク質は何色かご存じですか？　豆腐や牛乳に代表されるように通常は白色です。ほとんど水とタンパク質の集合体である私たちの身体は、そこにいくつかの色素（たとえばメラニンなど）が含まれることによってさまざまな色合いを持っています。血液（赤褐色）、肝臓（赤褐色）、胆汁（分泌時緑褐色）、便（茶褐色）、尿（黄色）など、特別な色がついていますが、これらには主に**ビリルビン**という同じ褐色系の色素が含まれています。

たとえば肝臓の病気の人などにみられる**黄疸**とは、身体にビリルビン（胆汁色素）が過剰に存在するために、眼球や皮膚が黄色く染まった状態です。

ビリルビンは、老化した赤血球が脾臓で分解されたときに血中に放出されます。この段階ではまだ水にもなじまない状態で、間接ビリルビン（非抱合型ビリルビン）といいます。これが肝臓に運ばれると、抱合という作用を受けて直接ビリルビン（抱合型ビリルビン）になります。直接ビリルビンは、やがて胆汁の成分として胆嚢を経由して十二指腸に分泌

されます。黄疸があらわれた場合、ビリルビンがどこから流出したのかを特定していきます。

黄疸の分類

1. **溶血性黄疸（肝前性）**
   特に間接（非抱合型）ビリルビン上昇
   溶血性貧血・通常の新生児黄疸など

2. **肝細胞性黄疸（肝性）**
   抱合型が優位に上昇
   肝硬変など

3. **閉塞性黄疸（肝後性）**
   特に直接（抱合型）ビリルビン上昇
   胆石・膵頭部癌など

　黄疸ではこのように原因疾患をつきとめて、その治療を優先する必要がありますが、特に黄疸固有の症状としては、まず**眼球結膜**（いわゆる白目）の黄染をみます。それから、特に閉塞性黄疸で顕著なのが**皮膚の掻痒感、褐色尿と灰白色便**です。色素が便に出ないと便は灰白色になるのですね。

出たよ

第111回	午前問題13	解答はP267

[問題26] 黄疸のある成人患者にみられる随伴症状はどれか。
　1. 動　悸　　2. 難　聴　　3. 関節痛　　4. 掻痒感

Check!
出題基準番号
Ⅲ-11-A

129. 頭　痛

　頭痛の大半は原因が不明です。頭痛は下記のように分類することができます。

①**緊張型頭痛**：慢性頭痛の大半を占めます。ストレスによる不安や抑うつ感、緊張などから強い肩こりを伴うことが多いです。

②**片　頭　痛**：片側性で血管の拍動に伴う拍動痛が特徴です。

③**群発頭痛**：30歳前後の男性に多くみられ、眼周囲の自律神経症状を伴って、激しい痛みが起こります。

④**症候性頭痛**：脳腫瘍やくも膜下出血などの原因がはっきりしているものをいいます。特にくも膜下出血では突然起こる後頭部痛が特徴的です。

頭痛の国際分類

一次性頭痛 （機能性頭痛）		1. 片頭痛
		2. 緊張型頭痛
		3. 群発頭痛
		4. その他の一次性頭痛
二次性頭痛 （症候性頭痛）	外科的	5. 頭部外傷に伴う頭痛（むち打ち、硬膜外血腫など）
		6. 血管障害に伴う頭痛（脳梗塞、くも膜下出血など）
		7. 脳腫瘍など頭蓋内疾患に伴う頭痛
	内科的	8. 薬物による頭痛（アルコール、麻薬、鎮痛薬など）
		9. 感染症による頭痛（脳炎、髄膜炎など）
		10. 代謝障害に伴う頭痛（高山病、高血圧など）
	その他	11. 眼・耳・鼻、口腔疾患に伴う頭痛（緑内障、副鼻腔炎など）
		12. 精神疾患による頭痛
その他		13. 頭部神経痛および中枢性顔面痛（三叉神経痛、寒冷刺激など）
		14. 分類できない頭痛

第104回	午前問題13	解答はP267

[問題27]急性の頭痛を起こす可能性が最も高いのはどれか。

1. 複　視　　2. 外斜視　　3. 緑内障　　4. 眼瞼下垂
　　　　　　　　　　　　　　glaucoma

130. 咳嗽、喀痰

出題基準番号 Ⅲ-11-A

　私たちは、風邪をひくと咳が出ることが多いですね。でも、慢性気管支炎や肺気腫、気管支拡張症などの呼吸器疾患でも咳が出ます。これは、気道内に侵入した異物を追い出すための生理的な反応です。また、循環器疾患の**左心不全**でも咳が出ます。左心不全によって肺静脈の血流が悪くなるため、肺うっ血をきたします。やがて呼吸困難や肺水腫に陥ると、咳が頻発します。

　では、痰はどうでしょうか？　煙草を吸う人はよく出るかもしれませんが、吸わない人はほとんど出ないのではないでしょうか。でも、呼吸器疾患で苦しむ人は、喀痰も伴うことが多いです。喀痰にはちょっとした特徴がありますので、下記を参考にしてください。

膿性痰：気管支拡張症

ピンク色泡沫状痰：肺水腫

鉄さび色：肺炎（肺炎球菌）

第105回	午後問題13	解答はP267

[問題28]咳嗽が起こりやすいのはどれか。

1. 右心不全　　2. 左心不全　　3. 心筋梗塞　　4. 肺梗塞
　 right heart failure　 left heart failure　 myocardial infarction　 pulmonary infarction

131. 吐血、喀血

出題基準番号 Ⅲ-11-A

みなさんは怪我をして出血したことがありますよね。でも、口から血を吐いた人はなか

なかいないんじゃないでしょうか。口から血を吐いた場合、どこから出血したかによって、吐血と喀血とに分類されます。

吐血は、胃や十二指腸などの消化管からの出血をいいます。**喀血は、気道や肺などの呼吸器からの出血**です。要するに、胃癌や胃潰瘍の人が血を吐いた場合は吐血、結核や肺癌の人が血を吐いた場合は喀血というのです。もちろん、治療は全く異なりますので、的確に鑑別しなければいけません。また、意識のある状態で血を吐くと、患者自身の精神的ダメージも大きいでしょう。メンタルケアも忘れずに。

	吐　血	喀　血
排出	嘔吐による	咳による
性状	暗赤色またはコーヒー残渣様	鮮紅色・泡沫状
疾患領域	消化器	呼吸器

第110回　　午前問題15　　　　　　　　　　　　　　　　解答はP267

[問題29]喀血の特徴はどれか。

1．酸性である。　　2．泡沫状である。　　3．食物残渣を含む。
4．コーヒー残渣様である。

Check!
出題基準番号
Ⅲ-11-A

132. チアノーゼ

チアノーゼとは、酸欠などからくる**口唇や爪床が青紫色**になる状態のことです。

血液中の赤血球にはヘモグロビンという酸素運搬を行っている色素が存在していますが、このヘモグロビンは酸素の有・無でとてもわかりやすい色の変化がみられます。酸素と結合している酸化ヘモグロビンでは鮮やかな鮮紅色に、そして酸素と結合していない脱酸素化ヘモグロビンでは暗い暗赤色となります。チアノーゼとは、臨床上では**脱酸素化ヘモグロビンの絶対量が増加**（毛細血管で5g/dL以上）することです。よって、もともと赤血球の少ない重症貧血では観察されにくく、反対にもともと多血の傾向にある乳児（だから「赤ちゃん」という）では観察されやすいのです。

チアノーゼの原因は循環器や呼吸器の障害を示したり、他にはファロー四徴症やヘモグロビンの異常が考えられたりします。

第108回　　午前問題13　　　　　　　　　　　　　　　　解答はP267

[問題30]チアノーゼで増加しているのはどれか。

1．血中酸素分圧　　2．還元ヘモグロビン　　3．酸化ヘモグロビン
4．血中二酸化炭素分圧

133. 呼吸困難

出題基準番号
Ⅲ-11-A

　呼吸器や心臓に疾患をもっている人は、何もしなくても呼吸が苦しいです。365日、ずっとしんどいです。でも意識は清明ですので、「このまま死ぬんじゃないだろうか」というような精神的不安も多大です。側にいて手を握り、背中をさすってやさしい言葉をかけてあげましょうね。

　また、**上体を起こす（起坐位・ファウラー位）**のも効果があります。これは、横隔膜が下降して呼吸面積が拡大し、呼吸が楽になるからです。それに、下肢からの静脈還流が減少するので、心拍出量が減ります。心臓の仕事量が減るので、心不全の人には有効です。特に左心不全の患者では呼吸困難や肺うっ血が起こるので自分から楽になるような**起坐呼吸**の体位をとります。

| 第111回 | 午後問題18 | 解答はP267 |

[問題31] 左心不全でみられる症状はどれか。
left heart failure

1. 肝腫大　　2. 下腿浮腫　　3. 起坐呼吸　　4. 頸静脈怒張

134. 胸　痛

出題基準番号
Ⅲ-11-A

　胸痛とは胸部の痛みを訴える自覚症状です。単なる胸の痛みから、胸の圧迫感、締め付けられる感じ（絞扼感）、焼けるような痛み、不快感などさまざまな訴えを含みます。胸痛に際しては、心臓を中心とした緊急性の高い病気に注意が必要です。肺に穴が空いて、胸腔内に入り込んだ空気が肺を圧迫する気胸なども、激しい胸痛が起こります。心臓の痛みにも、心理的ストレスによって起きるものから、生命に影響をおよぼす重大疾患によるものまであります。

　このように胸痛の訴えだけでは病気が特定できないことが多いので、他の随伴症状も判断材料として重要です。

胸痛の訴えを前提としたときの一例

1. 呼吸困難を伴う：気胸、心筋梗塞、肺塞栓症、肺炎など
2. 動悸を伴う：心筋梗塞、狭心症など
3. **胸内苦悶を伴う：心筋梗塞、狭心症**
　＊この**胸内苦悶**とは「心臓が握りつぶされるような」激しい痛みのことで、特に虚血性心疾患で顕著です。
4. ショックを伴う：解離性大動脈瘤、肺塞栓、食道静脈瘤破裂、心筋梗塞
5. 発熱を伴う：心膜炎、肺炎
6. 吐血を伴う：胃潰瘍、食道静脈瘤破裂

| 第106回 | 午前問題13 | 解答はP267 |

[問題32] 胸痛を訴えるのはどれか。

1. 髄膜炎　　2. 腎結石　　3. 急性心筋梗塞　　4. Ménière〈メニエール〉病
　meningitis　　renal stone　　acute myocardial infarction　　Ménière's disease

135. 不整脈

　不整脈とは心臓の拍動とリズムが乱れた状態のことです。一部を除いて多くの不整脈はそれだけなら無症状で問題はありませんが、**心室性頻拍**や**心室細動**のように、致命的となる不整脈には注意が必要です。

　不整脈の分類は種類も多く、専門的な言い方にとまどう人もいるかもしれませんが、ある程度のルールを覚えておくと理解しやすいです。まずは言葉の意味を確認しておきましょう。

- 洞　性：リズムは一定であるということ。
- 上室性（心房も含む）：主に心臓上部のこと。
- 心室性：心臓下部のことで、より重篤となりやすい。
- 頻拍（100～250/分）＜粗動（250～350/分）＜細動（350/分～）の順に心拍数が上がる。
- 脈が飛ぶ・抜ける・つまずくなどの心拍は期外収縮という。
- 刺激伝導系における伝導路の遮断の事をブロックという。

　不整脈の分類を大まかに分けると、脈の速い頻脈性不整脈、脈の遅い徐脈性不整脈に分けられます。さらに、脈が飛ぶ期外収縮を別に分けることも出来ます。

１．頻脈性不整脈に分類される不整脈の例
- 洞性頻脈
- 上室性：心房細動（粗動）・上室性頻拍・WPW症候群
- 心室性：心室性頻拍・心室細動
- 期外収縮：心房性期外収縮・心室性期外収縮

２．徐脈性不整脈の例　※アダムス・ストークス症候群に注意
- 洞性徐脈
- ブロック…洞房ブロック・房室ブロックなど

　心電図は心筋の電気の流れを記録したもので、不整脈の診断に活用されます。多くの不整脈はそれだけなら無症状のものも多いのですが、動悸・呼吸困難・胸部圧迫感・胸痛・めまい・**失神（アダムス・ストークス症候群）**など、明らかな症状を伴う不整脈は注意が必要です。

心電図と心音

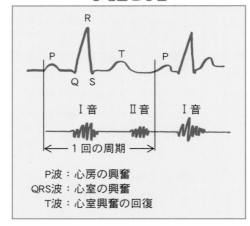

P波：心房の興奮
QRS波：心室の興奮
T波：心室興奮の回復

R on T型心室性期外収縮

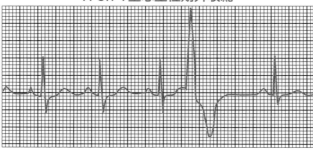

心室性頻拍

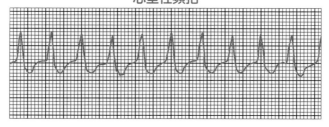

※P波消失・幅広QRS

心室細動

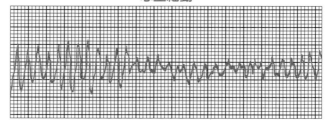

※基線（中心となる横軸）がゆらぎ、小さい波のみ存在する。

心房細動（AF）

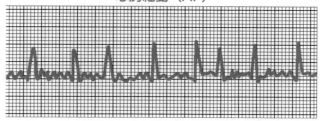

※基線が細かくゆらぎ（細動波）、R-R間隔が不整となる。
　心房が小刻みにふるえ、血栓を生じ、脳塞栓のリスクとなる。

AED（自動体外式除細動器）について

　AEDは主に心室細動の要救助者に対して、**除細動（電気ショック）**を行う装置です。音声の指示に従って操作し、自動的に心電図をとって除細動の必要性を判断するので、一般市民にも使用が可能です。

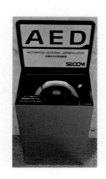

| 第109回 | 午前問題12 | | 解答はP267 |

[問題33] 脳塞栓症を生じやすい不整脈はどれか。
cerebral embolism　　　　　　　　　　arrhythmia

1．心室頻拍　　2．心房細動　　3．心房性期外収縮　　4．完全房室ブロック
ventricular tachycardia　atrial fibrillation　atrial premature contraction　complete atrioventricular block

Check!
出題基準番号
Ⅲ・11・A

136. 腹痛、腹部膨満

　腹痛とは文字通り腹部の痛みのことです。いくつかの例を挙げていくと、みぞおち辺りのことを心窩部といいますが、ここには食道、胃、その後ろに十二指腸と膵臓があります。心窩部痛はまず食道、胃、十二指腸、背中にかけてなら膵臓に絞り込めます。そこから胃酸による胸やけがあれば食道炎など、嘔吐やタール便があり**食後**に痛みが強ければ**胃潰瘍**、**空腹時**に強ければ**十二指腸潰瘍**、暴飲暴食や油っこいものを食べた後に強ければ膵炎の疑いが強まります。

　心窩部を右にずらすと右季肋部（右上腹部）といいますが、こちらには肝臓や胆囊があります。胆汁は脂肪消化に関わりますので、やはり油っこいものを食べた後の**右季肋部痛**は**胆石**などの可能性がみえてきます。

　下腹の痛みもいろいろありますが、やはり多いのは大腸の病気で、他には生殖器や泌尿器の病気群です。血便がみられれば潰瘍性大腸炎や大腸癌の疑いが出てきますし、排尿痛があれば膀胱炎など、他には臍と右上前腸骨棘を結ぶ線の外側1/3の**マックバーネー（マックバーニー）圧痛点の痛みは虫垂炎**です。また左右の上前腸骨棘を結ぶ線を３等分した右1/3の点は、ランツ圧痛点と呼ばれ、虫垂炎の痛みです。

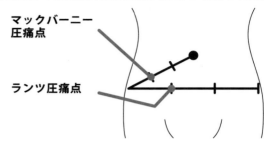

マックバーニー
圧痛点

ランツ圧痛点

　腸内にガスがたまっていると、腹部膨満感といってお腹が張っている感じがみられます。この場合はまず腸閉塞（イレウス）が疑われます。

　あくまで一例でしたが、腹痛の診断はとても奥が深いのです。

出たよ

第112回　午後問題25　　　　　解答はP267

[問題34]腹部前面を図に示す。

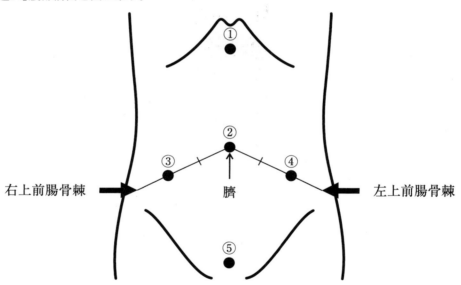

① 　②　 ③　 右上前腸骨棘　 臍　 左上前腸骨棘　 ④　 ⑤

McBurney〈マックバーニー〉圧痛点はどれか。
1．①　　2．②　　3．③　　4．④　　5．⑤

Check!
出題基準番号
Ⅲ-11-A

137. 悪心、嘔吐

　嘔吐は、延髄にある嘔吐中枢が刺激されて起こります。

　抗がん薬の副作用や、放射線療法の宿酔症状、中にはくも膜下出血という重篤な疾患で起こるときもあります。激しい嘔吐は、胃酸が減少するために**代謝性アルカローシス**になります。また、食べものを全て吐きつくしてしまうと、十二指腸からの**胆汁が混じった緑色の吐物**が出てくることもあります。嘔吐で水分が失われていますので、**脱水**症状も併せて観察します。

嘔吐しているときには、**側臥位**または**顔を横**にむけてあげましょう。仰臥位だと、吐物で窒息する危険があるからです。心窩部を冷やすと楽になることもあるので、是非実施してみてください。

| 第107回 | 午前問題12 | 解答はP267 |

[問題35] 頻回の嘔吐で生じやすいのはどれか。

　1．血　尿　　2．低体温　　3．体重増加　　4．アルカローシス

138. 下　痢

出題基準番号 Ⅲ-11-A

　下痢の原因は、細菌やウイルス性腸炎、消化不良、風邪をひいたなどです。

　下痢には腹部の温罨法が効果的です。また、脱水になってしまいますので、水分摂取も欠かせません。さらに、ひどい下痢のときには肛門部周囲の皮膚が腸液によりただれてしまうので、肛門部周囲の皮膚の清潔保持とスキンケアが必要です。

　大腸は水と電解質を吸収するはたらきがありますが、下痢をするとカリウムの排泄量が増え低カリウム血症となります。

下痢の分類

分　類	おもな原因	代表的な疾患
浸透圧性下痢	高浸透圧の食物による腸管の水分の引き込み	人工甘味料の過剰摂取 乳糖不耐症
分泌性下痢	消化管からの水分と塩類の過剰な分泌	ブドウ球菌、コレラ菌などの感染
腸管運動異常による下痢	消化管の蠕動運動の過剰	過敏性腸症候群、バセドウ病
滲出性下痢	腸管の炎症による浸出液の過剰	クローン病、**潰瘍性大腸炎**
脂肪性下痢	脂肪の吸収不全	慢性膵炎

| 第109回 | 午後問題15 | 解答はP267 |

[問題36] 下痢によって生じやすい電解質異常はどれか。

　1．低カリウム血症　　2．高カルシウム血症　　3．高ナトリウム血症

　4．低マグネシウム血症

139. 便　秘

出題基準番号 Ⅲ-11-A

　便秘とは、便の排泄が困難になっている状態のことです。日本内科学会では、「3日以上排便がない状態、または毎日排便があっても残便感がある状態」としています。なかなか病院に相談しづらい方も多いようですが、放っておくと頭痛・吐き気・めまいなどを伴ったり、原因が直腸癌などの重篤な疾患のこともあります。便秘も重要な病気のサインなのです。

　便秘にはその原因によって実にさまざまな種類が存在して、大きく分けると、腸自体の

物理的障害（がん、術後の癒着など）によって**大腸の内腔が狭窄**する器質性便秘と何らかの大腸機能の低下からくる機能性便秘とに分けられます。

　機能性便秘は大腸の機能が低下した「何らか」の原因によってさらに分かれます。まず**食物繊維の不足**や、**運動不足**による筋力の低下によって起こるのが弛緩性便秘です。刺激が足りなくて大腸の筋肉が文字通り弛緩しています。反対にストレスや過敏性大腸炎などによって大腸が緊張し過ぎてしまうのがけいれん性便秘です。さらには便意を度々抑制したり、下剤を乱用したりすると起こる習慣性便秘（直腸性便秘）もあります。お通じを我慢しすぎても便秘になるのですね。

　ここまでいくつかの便秘の原因を理解すると、便秘の予防や改善法も分かってきます。

　①毎日１回排便しようとする習慣を持つ。

　②腹筋などの筋肉を刺激したり、身体を動かす習慣を心がける。

　③野菜・果物・シリアルなどの食物繊維を取ったり、朝、牛乳を飲んだり、１日３食の食習慣を心がける。

などです。下剤の乱用はよくありません。毎朝のお通じは健康の大事な要素のひとつですね。

便秘─┬機能性─┬弛緩性便秘（食物繊維不足・運動不足）
　　　│　　　　├痙攣性便秘（ストレス）
　　　│　　　　└直腸性便秘（便意の抑制・下剤過剰摂取）
　　　├器質性（がん、癒着などによる**大腸の狭窄**）
　　　└医原性（薬の副作用）

出たよ

第111回	午後問題19	解答はP267

[問題37]大腸の狭窄による便秘はどれか。

　1．器質性便秘　　2．痙攣型便秘　　3．弛緩型便秘　　4．直腸性便秘

Check!
出題基準番号
Ⅲ-11-A

140. 下　血

　血液成分が肛門から排泄されることを下血といいます。下血は消化管のどの部位からの出血でも認められます。**トライツ靭帯**から口側の上部消化管（食道・胃・十二指腸）からの出血は吐血もきたしますが、血液の多くは消化管の蠕動に伴って肛門側にも移行し、下血を伴います。よって吐血と下血が同時にみられる場合は、トライツ靭帯より口側からの出血といえます。

　食道・胃・十二指腸・小腸からの出血は腸内細菌によるヘモグロビンの酸化によって変色するので、悪臭を伴うコールタール様の光沢のある黒色便となり、**タール便**と呼ばれます。Ｓ状結腸や**直腸**など肛門に近い大腸からの出血は鮮紅色となります。**下血の原因は、胃・十二指腸潰瘍からの出血など**で生じる場合や、**大腸ポリープ、大腸癌**などの場合もあるので、早期に病院を受診し検査や治療を行う必要があります。

　下血の患者に対しては、下血の性状や発症形式（急性か慢性か）、発症前の便通、薬物の服用状況（鉄剤などは便が黒くなる場合があります）、随伴症状（発熱、腹痛、便秘、悪心・嘔吐、胸やけ）などの観察を行います。

看護に必要な人体の構造と機能および健康障害と回復について基本的な知識を問う

第112回　午前問題13　解答はP267

[問題38]下血がみられる疾患はどれか。

1．肝嚢胞　liver cyst
2．大腸癌　colon cancer
3．子宮体癌　uterine corpus cancer
4．腎細胞癌　renal cell carcinoma

141. 乏尿、無尿、頻尿、多尿

Check!
出題基準番号 III-11-A

私たちが毎日排出している尿は、量にして1日約1,000〜1,500mLになります。成人の場合、膀胱内容量は、個人差はありますが、500mL程度です。一般に、膀胱内の尿量が150〜300mLになると尿意を感じます。尿量が減っているときは、腎臓などの障害を考える必要があります。一般に1日の排尿量が400mL以下になると乏尿、さらに100mL以下になると無尿といいます。逆に1日の尿量が2,500mL以上のときを多尿といいます。

尿量の異常は電解質のバランスをくずしやすいので、観察が必要です。特に乏尿・無尿時は、高カリウム血症を生じやすいので注意が必要です。これらは尿が作られなかったことによる障害ですが、同じ尿量の低下でも、膀胱内に尿があるのに排尿できない状態は尿閉といいます。尿閉の原因として代表的なものは、前立腺が肥大して尿道を圧迫する前立腺肥大症や、手術によって骨盤神経を損傷した場合です。

1日の排尿回数は個体差がありますが5〜7回といったところでしょうか。正確な定義はありませんが、1日の排尿回数が8回を超えたあたりから頻尿とされ、多尿や膀胱から尿道にかけての障害などが考えられます。

尿生成障害 ┬ 乏尿（400mL/日以下）
　　　　　 └ 無尿（100mL/日以下）
尿の排出障害 ― 尿閉
排尿回数の増加 ― 頻尿（8回/日以上）
1日の尿量2,500mL以上 ― 多尿

第110回　午前問題19　解答はP267

[問題39]健康な成人における1日の平均尿量はどれか。

1．100mL　2．500mL　3．1,500mL　4．2,500mL

142. 浮　腫

Check!
出題基準番号 III-11-A

浮腫（むくみ）とは、組織の細胞間に水分がたまって腫れた状態のことをいいます。場合によっては体重増加が著明にみられるなど、ただのむくみでは放ってはおけないこともあります。

ではなぜ細胞間に水がたまるのでしょうか？　この水は主に血漿の成分で、もともとは血液の液体部分です。ここに栄養素やミネラル（電解質）を溶かして身体の各組織に運び、その後ふたたび血液に戻っていきます。この血漿は心臓のポンプで押し出して、動脈を進

んでいき、毛細血管を介して細胞間を行きわたった後、静脈（一部はリンパ）から心臓に戻ってきます。つまり心臓の働きが悪くなったり、静脈の流れが悪いと細胞間に水がたまって「浮腫む」のですね。

浮腫の原因

①**心不全**：毛細血管の内圧が上昇することによる

②**腎性浮腫**：尿量の減少によってからだに水がたまる

③**肝硬変**：血漿蛋白がつくれず血管の外に水があふれる（血漿膠質浸透圧の低下）

④**ネフローゼ症候群**：血漿蛋白が尿にもれる（蛋白尿）（血漿膠質浸透圧の低下）

⑤**リンパ管閉塞**：乳癌の切除後などのリンパ郭清（周辺リンパ節の除去）による**還流不全**

⑥**低栄養**

⑦**その他**：甲状腺機能低下、火傷（やけど）による損傷、副腎皮質ステロイド薬の副作用など

出たよ

第108回	午後問題14	解答はP267

[問題40] 浮腫の原因となるのはどれか。

1. 膠質浸透圧の上昇　　2. リンパ還流の不全　　3. 毛細血管内圧の低下
4. 毛細血管透過性の低下

Check!
出題基準番号
Ⅲ-11-A

143. 貧　血

貧血は酸素を運ぶ赤血球自体が減少した状態です。酸素と結合するのは赤血球の中のヘモグロビンで、ヘモグロビンは血色素ともいいます。そのヘモグロビンの量が低下しても、酸素を全身に運べなくなります。全身の酸素不足で貧血の症状が出現します。

赤血球数が低下しても、赤血球中のヘモグロビンがなくなっても、共通して低下するのが血液中の**ヘモグロビン濃度**（Hb）です。貧血はこのヘモグロビン濃度で診断されます。

> 貧血の基準：ヘモグロビン濃度
> 　男性：13g/dL以下
> 　女性：12g/dL以下
> 　妊婦：11g/dL未満

軽度の貧血では症状が出ないことが多いですが、ヘモグロビン濃度が7g/dL以下にまで低下すると、症状が出ることが多いです。主な症状は**全身倦怠感**や**動悸**、**息切れ**、めまいや立ちくらみ、頭痛等です。

貧血はその原因によって下記のように分類されます。

1．鉄欠乏性貧血

通常の貧血症状に加えて、爪がそりかえるスプーンネイル（匙状爪）が特徴です。ヘモグロビンは鉄分を含みますが、体内を循環している鉄分は出血や月経によって失われます。ほかにも偏食による鉄の摂取不足や、見えない出血、つまり消化管の出血などによっても

起こります。若い女性に特に多い貧血です。

2．巨赤芽球性貧血

　血球は核の成熟や増殖にDNAを合成しますが、このDNAの合成に必要なビタミンB12や葉酸が不足すると、未成熟で巨大な赤血球（巨赤芽球）があらわれ、その多くが骨髄内で死滅します。ビタミンB12は体内に吸収するために、胃から分泌される内因子という物質が必要です。昔、胃を切除した患者に現れる原因不明の貧血として、悪性貧血とも呼ばれていました。現在ではビタミンB12を筋肉注射することで治療が可能になりました。

3．溶血性貧血

　ふつう赤血球の寿命は120日ありますが、何らかの原因によってもっと短い期間で赤血球が壊れてしまう貧血です。通常の貧血に加えて、黄疸や脾臓の腫大などもあらわれます。特に多い原因としては自己免疫性の溶血性貧血です。治療にはホルモン剤を使ったり、脾臓摘出を行ったりします。

4．再生不良性貧血

　指定難病で、貧血の中でも最も重い種類の貧血です。赤血球だけでなく白血球も血小板も減っていくので（汎血球減少）、免疫力が低下して発熱しやすくなり、皮下出血などの出血傾向もみられます。そもそも血球を作っている骨髄の機能が失われていくので、根本的な治療は骨髄移植になります。

5．腎性貧血

　腎障害による腎臓でのエリスロポエチン産生能の低下による貧血のことをいいます。治療には、薬物療法や食事療法が行われます。

第111回	午後問題16	解答はP267

　[問題41]貧血の定義で正しいのはどれか。

　　1．血圧が低下すること　　2．脈拍が速くなること
　　3．立ち上がると失神を起こすこと　　4．ヘモグロビン濃度が減少していること

出題基準番号
Ⅲ-11-A

144. 睡眠障害

　一口に「睡眠障害」といっても、睡眠の量や質などによってさまざまに分類されています。

睡眠の異常

1．不眠症（インソムニア）

　睡眠の量、質とも低下した状態をいいます。睡眠障害では、このタイプが最も多いといえます。原因としては、環境の変化、心理的要因、身体的要因、薬物等が考えられます。治療には睡眠導入薬や睡眠薬等による薬物療法と、心理療法等の非薬物療法があります。

　入眠障害：なかなか寝付けない、なかなか眠れない状態をさします。
　熟眠障害：眠りが浅い、睡眠時間の割りには寝た気がしないものをいいます。
　早朝覚醒：朝早く目が覚めてしまい、結果的に睡眠時間が短縮してしまう状態をいいます。
　中途覚醒：夜中に何度も目が覚めてしまう状態。中高年に多くみられます。

2．ナルコレプシー（居眠り病）

覚醒時に突然眠くなる（睡眠発作）、情動（笑う、怒るなど）によって脱力してしまう情動脱力発作、入眠時幻覚、睡眠麻痺（金縛り）などの症状が起こるもので、15〜20代の発症が多い疾患です。

3．睡眠時無呼吸症候群（SAS）

睡眠時に10秒以上の無呼吸発作を繰り返す疾患です。無呼吸によってたびたび睡眠が妨げられるため、昼間、居眠りをして重大な事故（交通事故など）を引き起こしてしまうこともある深刻な病気です。肥満や高齢の男性に多いといわれています。

> **睡眠中に随伴する症状**

夜きょう（夜泣き症）

小児が睡眠中に突然起きて泣き叫んだり、恐怖の表情を示す症状をいいます。成長とともに消失していきます。

夜尿症（いわゆる「おねしょ」のこと）

睡眠中に無意識に排尿する症状で、5歳以降の小児につけられる病名です。成長とともに消失することもありますが、治療の対象となる場合もあります。

Check! 出題基準番号 Ⅲ-11-A 145．感覚過敏・鈍麻

感覚には**皮膚・粘膜の感覚器から得られる触覚・痛覚（表在感覚）**、骨膜・筋肉・関節から得られる位置覚・運動覚（深部感覚）、内臓感覚などがあります。

外的刺激がないのに感覚を自覚したり、反対に刺激が加えられているにも関わらず、本来感じるはずの感覚とは異なったりするものを感覚異常といいます。

> **分類**

感覚鈍麻：感覚の減弱や消失によるもの
感覚過敏：感覚が強調されて感じるもの
　・異痛感（洋服が触れただけでぴりぴりするような感覚）など
　・蟻走感（蟻がはっているような感覚）など

障害部位からみた感覚障害の診断

分　類		原　因	おもな症状や疾患
1．神経の障害（ニューロパチー）	単一神経障害	**物理的圧迫**、血管炎	正中神経麻痺（猿手）、三叉神経痛
	多発神経障害	糖尿病、抗がん薬の副作用	糖尿病性神経症
2．神経根の障害		脊髄の神経根（感覚は後根）の障害	椎間板ヘルニア、後縦靱帯骨化症
3．脊髄障害（ミオパチー）		脊髄の障害	脊髄損傷、多発性硬化症
4．脳の障害		脳血管疾患、脳腫瘍	片麻痺

[問題42]関節や神経叢の周辺に限局して起こる感覚障害の原因はどれか。

1．脊髄障害　　2．物理的圧迫　　3．脳血管障害　　4．糖尿病の合併症
diabetes mellitus

Check!
■■■
出題基準番号
Ⅲ-11-A

146. 運動麻痺

　私たちはまっすぐ歩くことが出来るし、線の上に字を書くことも出来ます。こういった当たり前にしている随意運動が出来なくなる状態を、麻痺・失調といいます。原因としては、大脳・小脳・脊髄の異常が挙げられます。麻痺を分類すると下記のようになります。

　完全麻痺：骨格筋の運動が全くできなくなった状態。

　不全麻痺：麻痺の範囲が部分的であったり、運動麻痺の状態が不完全な状態。

　単 麻 痺：四肢のうちの一肢だけが麻痺を起こした状態。

　片 麻 痺：右側または左側に麻痺が限局した状態。

　対 麻 痺：両下肢の運動麻痺。

　四肢麻痺：四肢の運動麻痺。

四肢運動麻痺の分類

単麻痺	対麻痺	片麻痺	四肢麻痺

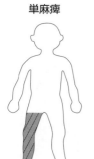 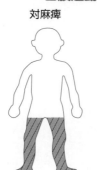 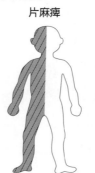 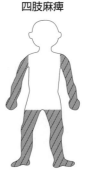

[問題43]四肢のうち麻痺している部位を斜線で図に示す。
片麻痺はどれか。

1.
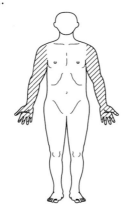

2.
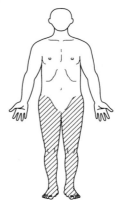

3.
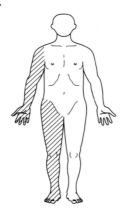

4.
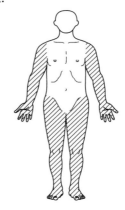

147. けいれん

出題基準番号
Ⅲ-11-A

　子どものときに、熱性けいれんになった人はいるでしょうか？　私は寝ているときによく足がつるのですが、これもけいれんの1つです。けいれんというのは、全身または身体の一部が不随意に収縮を起こすことをいいます。

　けいれんの原因は、小児では大半が熱性けいれんです。脳の異常ではないため、脳波は正常で、後遺症も残さずに6歳ぐらいまでに完治します。成人の場合は、脳梗塞・脳腫瘍などの脳の疾患や、代謝障害・電解質異常などが挙げられます。

　全身性のけいれんがみられた場合は、その場を離れずに応援を呼びましょう。そして、枕をはずして**気道の確保**を行います。嘔吐に備えて、顔を横にむけることも忘れないでください。呼吸が停止することが多いのですが、これは数十秒で回復します。無理に口をあけ

ようとしないで、気管内挿管の準備をしましょう。このように、迅速かつ的確な対応が必要となりますので、普段からイメージトレーニングをしておいてください。

第111回	午後問題17	解答はP267

[問題44]全身性けいれん発作を起こしている患者に最も優先して行うのはどれか。

1．気道確保　　2．周囲の環境整備　　3．末梢静脈路の確保

4．心電図モニターの装着

主要な疾患による健康障害

Check!
出題基準番号
Ⅲ-11-B

148. 生活習慣病

　生活習慣病とは、日々のよくない生活習慣の積み重ねによって引き起こされる疾患です。日本人の2/3近くがこの生活習慣病によって亡くなっています。

　令和2年（2020年）の患者調査によると、医療機関を受診している総患者数は、高血圧疾患約1,551万人、糖尿病約579万人、心疾患（高血圧性のものを除く）約306万人、脳血管疾患約174万人、悪性新生物約366万人となっています。

　これらの疾患は、食生活や運動などの生活習慣との関係が明らかになっており、一次予防に力を入れるとともに、二次予防としての健診でもメタボリックシンドロームの予防に着目した健診と保健指導が実施されるようになりました。

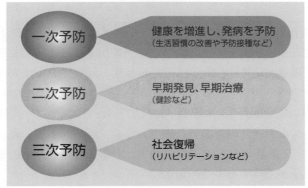

疾病予防対策

（出典）厚生労働統計協会編「図説 国民衛生の動向 2022/2023」P32，厚生労働統計協会，2022年

第111回	午後問題2	解答はP267

[問題45]生活習慣病の三次予防はどれか。

1．健康診断　　2．早期治療　　3．体力づくり

4．社会復帰のためのリハビリテーション

▌虚血性心疾患

　虚血というのは、動脈血の血流が途絶えた状態をいいます。虚血性心疾患には、冠状動脈の血流が一時的に途絶える狭心症と、完全に途絶える心筋梗塞とがあります。冠状動脈とは、心筋に栄養を供給する血管ですので、この血管が虚血に陥ると、胸痛発作を起こします。特に心筋梗塞では、心筋細胞の壊死を伴いますので、のたうちまわるほどの激痛が起こるのです。

　では、なぜ冠状動脈がつまってしまうのでしょうか。原因は、ほとんどが動脈硬化による、アテローム（粥状）硬化です。さらに、動脈硬化の原因となるのは、**脂質異常症（高脂血症）**・高血圧・糖尿病・喫煙などですので、生活習慣を改善することが重要となります。

　狭心症の特徴は、15分以内におさまる胸痛発作です。ニトログリセリンの舌下によって胸痛がおさまります。心電図では、STが低下しますが、発作のときでないと異常波形がみられません。そのため、確定診断の際には、ホルター心電図や負荷心電図が必要となります。

　心筋梗塞の特徴は、30分以上続く胸痛発作です。ニトログリセリンは効果がありませんので、痛みをとるためにモルヒネを使用します。心電図ではSTが上昇し、血液検査では、CK・AST（GOT）・LDHが上昇します。

　また、虚血性心疾患では胸痛発作以外にも**左前胸部から頸部や左上肢への放散痛**（関連痛）がみられることもあります。

| 第111回 | 午前問題14 | 解答はP267 |

　[問題46] 左前胸部から頸部や左上肢への放散痛が生じる疾患はどれか。

　1．胃潰瘍　　2．狭心症　　3．胆石症　　4．尿管結石症
　　gastric ulcer　　angina pectoris　　cholelithiasis　　ureterolithiasis

▌高血圧症

　私たちの身体は、約60兆個の細胞で成り立っています。この細胞に酸素と栄養素を届けているのが血液で、血液を送り出すのは心臓のポンプ作用です。心臓が収縮したときに、血管におよぼす圧力が収縮期血圧で、心臓が拡張するときの血管におよぼす圧力が拡張期血圧です。

　高血圧症（184．バイタルサインの観察「血圧」参照）の大半は、原因不明の本態性高血圧です。その要因となるのは、塩分の摂り過ぎ、肥満、喫煙、多量の飲酒、ストレスなどです。また、加齢によって動脈硬化が進みますので、老年になると高血圧を起こしやすくなります。特に**収縮期血圧が上昇**するのが特徴的です。

　原因が分かっている場合は、二次性高血圧といいます。さらにその原因によって、内分泌性、腎性、血管性、脳中枢神経性などに分類されます。その他にも、薬剤の副作用や妊娠に伴うものもあります。

　高血圧は、放置しておくと脳出血やくも膜下出血の原因になりますので、早めの治療が必要です。

第101回　午前問題8　　　　　　　　　　　　解答はP267

[問題47]加齢による身体機能の変化で上昇・増加するのはどれか。

　1．肺活量　　2．基礎代謝率　　3．収縮期血圧　　4．胃液分泌量

脳血管疾患

　一般的に脳卒中と呼ばれるもので、脳梗塞・脳出血・くも膜下出血をいいます。介護が必要になった原因の第2位（2019年）です。ある程度は予防が可能ですので、できれば予防したいですね。

　脳梗塞には、**血栓症**と**塞栓症**などがあります。前者は、アテローム硬化によって動脈の血流が途絶え、脳細胞が壊死を起こすものです。前兆として、**一過性脳虚血性発作（TIA）**を起こすことがあります。後者は、心疾患（僧帽弁狭窄症・**心房細動**）によって左房内にできた血栓が、脳の動脈を閉塞するものなので、突然起こります。

　脳出血は、高血圧や動脈硬化によって、脳の動脈が破裂するもので、麻痺や失語症などを伴います。くも膜下出血は、脳の表面を覆う膜のひとつであるくも膜の下に出血がある状態をいいます。原因は、ウィリス動脈輪にできた動脈瘤の破裂によることがほとんどです。症状としては、突然の激しい後頭部痛や髄膜刺激症状（項部硬直・ケルニッヒ徴候など）が特徴的で、**意識障害・嘔吐**を伴います。

第94回　　問題16　　　　　　　　　　　　解答はP267

[問題48]脳血管疾患でみられる症状はどれか。

　1．発疹　　2．腰痛　　3．下痢　　4．嘔吐

糖尿病

　ブドウ糖（グルコース）は、私たちの体にとってのエネルギー源で、ごはんなどの炭水化物やイモ類、お菓子の糖分の中に多く含まれています。食事で摂取したブドウ糖が血液の流れにのって全身に運ばれ、そのエネルギーで脳をはじめとする臓器や筋肉が働いて、生命が維持される仕組みになっています。

　血液中のブドウ糖のことを血糖といいます。その量を表しているのが血糖値です。血糖値は食事をしたあと一時的に増えますが、1〜2時間をピークに減少していきます。

　血糖値は、食事以外の影響も受けますが、常にある一定の範囲にキープされています。

　血糖値を一定の範囲に維持しているのが、インスリンをはじめとしたホルモンです。

　血糖値の上昇に働くホルモンは、グルカゴンなどいくつか種類がありますが、血糖値を下げるのはインスリンだけです。インスリンは膵臓でつくられます。

　食事によって血糖値が上昇すると、膵臓からインスリンが分泌され、インスリンの働きによって全身の細胞にブドウ糖がエネルギーとして取り込まれることで血液中のブドウ糖が減り、血糖値は下がります。

　インスリンが分泌されにくくなったり、うまく効かなくなったりする状態が糖尿病です。

　糖尿病は、その原因により大きく2つに分けられます。①インスリンを産生する膵臓の

B（β）細胞が何らかの原因で破壊されてしまい、インスリンがつくられなくなってしまうもの。これを１型糖尿病といいます。②運動不足・過食・肥満といった生活習慣の乱れや、加齢などの要因でインスリンの効きが悪くなるもの。これを２型糖尿病といいます。日本ではほとんどが２型糖尿病です。

糖尿病の成因による分類と特徴

分類	１型糖尿病	２型糖尿病
発症機序	主に自己免疫を基礎として膵臓のランゲルハンス島β細胞の破壊やHLAなどの遺伝子に何らかの誘因・環境因子などが加わることで起きる。	インスリンの分泌の低下やインスリン抵抗性をきたす複数の遺伝因子に過食、運動不足などの環境要因が加わってインスリン作用不足を生じて発症する。
家族歴	家系内の２型糖尿病の場合より少ない。	家系内血縁者に糖尿病患者がいることがある。
好発年齢	小児〜思春期が多い（中年以降でも認められる）。	40歳以上に多い。若年発症も増加している。
肥満	関係ない。	肥満や肥満の既往が多い。
自己抗体	GHD抗体、IAA、ICA抗体などの陽性率が高い。	陰性

　糖尿病の問題は、血液中にブドウ糖が多すぎることで、そのブドウ糖が血管を損傷してしまい、さまざまな合併症を引き起こすことです。

　２型糖尿病の３大合併症として、細小血管障害の神経障害・網膜症・腎症があります。

　神経障害は末端のしびれなどからはじまり、ひどくなると痛みを感じることができなくなり、足に怪我をしていても気づかないこともあります。網膜症は失明につながり、腎症では末期腎不全となり透析を導入せざるを得なくなることがあります。

　糖尿病により、ブドウ糖を細胞に引き込む力がなくなると、ブドウ糖のかわりに脂肪が細胞のエネルギー源として使われ、その結果ケトン体という老廃物がつくりだされ尿中に検出されてしまうことがあります。このケトン体は、血液中に蓄積されると**ケトアシドーシス**と呼ばれる状態になり、**昏睡**（いわゆる意識不明）に至ることもあります。

　糖尿病の合併症には慢性合併症と急性合併症があります。

慢性合併症
　　・細小血管症（３大合併症）…神経障害、網膜症、腎症
　　・大血管障害…脳血管疾患、虚血性心疾患、末梢動脈疾患など
　　・その他…歯周病、感染症など

急性合併症…**糖尿病性ケトアシドーシス、高浸透圧高血糖症候群**

糖尿病の診断基準

　平成22年（2010年）７月から糖尿病の新しい診断基準が導入されました。大きな変更点としては、今までは糖尿病診断の補助的な位置づけであったHbA1c（グリコヘモグロビン）が判定基準の１つに独立して付け加えられたことです。これにより、従来の血糖値検査とHbA1cの測定値が共に異常値を示した場合には１回の判定で糖尿病と診断できるようになりました。実際の判定基準を下に示しますので参考にしてください。

　①早朝空腹時血糖　126mg/dL以上

②75g経口ブドウ糖負荷試験（OGTT）　2時間後血糖値200mg/dL以上

③随時血糖　200mg/dL以上

④HbA1c：6.5％以上NGSP（国際標準値）

　1回の判定で糖尿病と診断される条件

　　・血糖値とHbA1cとも糖尿病型（①〜③いずれか＋④）

　　・血糖値と典型症状か網膜症（①〜③いずれか＋典型症状か網膜症）

　2回の判定で糖尿病と診断できる条件

　　・1回目で血糖値、2回目で血糖値かまたはHbA1c

　　・1回目でHbA1c、2回目で血糖値（④＋①〜③いずれか）

HbA1cで何がわかる？

　ヘモグロビンにブドウ糖が結合した「**グリコヘモグロビン**」のことをHbA1cといい、基準値は6.2％未満です。

　血糖値がずっと高い状態が続いていると、ヘモグロビンの周りにブドウ糖がべたべた結合してHbA1cが出来上がります。ただ、瞬時の内にいきなりHbA1cが出来てしまうのではなく、1〜2か月かけてゆっくりと形成されてくるのです。したがって、現在のHbA1cの存在は、すでに1〜2か月前から血糖値が高かったことを意味し、診断的基準としては「1〜2か月前の血糖値」を反映することになります。

血糖値自己測定

　糖尿病患者が自ら自己採血を行い、自己の血糖値を測定する方法として血糖自己測定（SMBG）があります。インスリンの自己注射を行っている患者の場合、常に血糖値の変動を把握することができ、良好な血糖コントロールを維持できます。

低血糖の症状

血糖値（mg/dL）	症　状
40〜50	空腹感、軽い頭痛、あくび
30〜40	あくび、倦怠感、無表情、会話の停滞、学習力減退、**冷や汗**、脈が多い、腹痛、ふるえ、顔面蒼白または紅潮
25〜30	奇異な行動、意識喪失（低血糖昏睡前期）
25以下	けいれん、深い昏睡

糖尿病の治療

　1型糖尿病はインスリン療法が絶対適応になります。インスリン療法の基本は健常者にみられる血中インスリンの生理的変動パターンを再現することにあります。そのため、24時間分泌されている基礎分泌と、食事のたびに分泌される追加分泌の両方を補う目的で、さまざまな用途に応じたインスリン製剤（速効型、超速効型、中間型、持効型などのインスリン製剤）が使われます。

　一方、2型糖尿病の治療は、食事療法や運動療法が基本となります。（これらの治療法で血糖値がコントロールできなくなると、経口血糖降下薬等による薬物療法が行われます）。食事療法の基本は、標準体重と生活活動強度から1日のエネルギー摂取量を算出し、適切なカロリーコントロールを行うことにあります。

　運動療法としては、ウォーキング、水泳、体操などの適切な有酸素運動を行います。適

切な運動療法によってインスリン抵抗性改善の効果が期待できます。

⊏参考⊐

1日の総エネルギー摂取量

⇒ **標準体重** [22×身長（m）×身長（m）]×生活活動強度

日常の労作の程度と消費エネルギー

労作の強度	職種や状態	1日の消費エネルギー／標準体重（kg）
軽い	老人、専業主婦（幼児保育なし）、管理職、一般事務（短距離通勤）、研究職、作家	25〜30kcal
中等度	主婦（乳幼児保育）、外交、集金員、一般事務（長距離通勤）、教員、医療職、製造業、小売店主、サービス業、販売業、輸送業	30〜35kcal
やや重い	農耕作業、造園業、漁業、運搬業、建築・建設業	35〜40kcal
重い	農耕・牧畜・漁業のハイシーズン、建築・建設作業現場、スポーツ選手	>40kcal

出たよ🐾

第112回	午前問題14	解答はP267

[問題49] 糖尿病の急性合併症はどれか。
diabetes mellitus

1．足壊疽　　2．脳血管疾患　　3．糖尿病網膜症　　4．ケトアシドーシス昏睡
　 foot gangrene 　　　 cerebrovascular disease 　　 diabetic retinopathy

▌依存症（アルコール・ニコチン・薬物）

　「酒は百薬の長」ということわざがあります。本当に飲酒で長生きできるのでしょうか。調査によると全く飲酒をしない集団と適度な飲酒をする集団では、確かに程良い飲酒をする方が長命という結果が得られています。特に日本人に多い脳梗塞は、飲酒経験がある人の方が少ないといわれています。これは、血栓を作る血小板の機能がアルコールによって落ちるためとされています。他にも

　　・HDL-コレステロール（善玉コレステロール）を増加させる

　　・末梢血行が良くなり、冷えを改善する

　　・ストレスを解消させる

　　・コミュニケーションの空間を作る

などの利点があります。しかし、あくまで**適度な飲酒**ということであって、多量飲酒者は逆に短命という結果です。健康のためには何よりもお酒の適量を知っていることが大切です。日本人の1日量として適切とされているのは、純アルコール20gとされています。これに相当するのが、下記の表です。これを上回ると悪影響が出やすくなります。

酒の種類	焼酎	ワイン	ビール	日本酒	チューハイ	ウイスキー
容量	0.6合（110mL）	200mL	500mL	1合（180mL）	350mL	60mL

　アルコールを分解する仕事は肝臓で行っていますので、肝硬変は飲酒に起因する代表疾患です。しかし食道から大腸までを含む消化管の悪性腫瘍に関しても、飲酒によりリスクが増加する傾向があります。また、飲酒直後は血管が拡張するので血圧が下がりますが、長

期的にみると高血圧の原因にもなっています。

　平成28年（2016年）に世界保健機関（WHO）が発表した世界のアルコールによる健康被害の報告書によれば、アルコールの有害摂取により世界で年間300万人が死亡し、多数の疾患や外傷が発生しているということです。また、その影響は特に若年世代や発展途上国の人々に広く及んでいるそうです。さらにこの報告書によると、世界の全死亡件数の5.3％がアルコールに関連した原因による死亡であるとし、これらの死亡の大半は**アルコールの有害摂取に起因した外傷やがん、心血管疾患、肝硬変による死亡**であると発表しています。

　ところで、アルコールが分解されると**なぜ酔う？**　のでしょうか。口から飲んだアルコールは胃に入ります。本来、胃は消化をするだけで何かを「吸収」することはないのですが、アルコールは例外で、飲んだアルコールの10〜20％は胃で吸収されます。そのとき同時に水分も吸収されます。このことがビールが水以上に大量に飲める理由の１つです。

　胃にもアルコールを分解する酵素があります。この酵素の活性が低い人は、アルコールが直接胃に作用してしまうのでお酒が弱いということになります。胃で吸収されたアルコールは一部分解されて肝臓に、胃で吸収されなかった残りの80〜90％は、小腸で吸収されて肝臓に向かいます。胃や小腸から吸収されたアルコールは、肝臓で**アルコール脱水素酵素（ADH）**によって**アセトアルデヒド**になります。さらに**アセトアルデヒド脱水素酵素（ALDH）**に分解されて**酢酸**になり、最終的には**二酸化炭素と水**に分解されます。

　アルコールを飲んだからといって、すぐに酔っ払うわけではありません。アルコールの血中濃度が上がるのに、30分から１時間かかります。肝臓では一気にアルコールを分解できないので、分解されないものはその間、体を駆け巡ることになります。分解されてできたアセトアルデヒドは**血管の拡張作用、心拍数の増加、吐き気、頭痛**などの作用を持ちます。飲酒で顔が赤くなるのはアルコールの作用ではなくて、アルコールが分解された後のアセトアルデヒドの作用によるものです。このようにアセトアルデヒドは、アルコールよりも数倍強い生体反応を起こす**有害物質**であり、肝障害を引き起こす理由です。この有害なアセトアルデヒドを分解するALDHの働きが悪いと、血液中にいつまでも有害なアセトアルデヒドが残りますから、悪酔いを起こすことになります。お酒を飲むとすぐに顔が赤くなる人は、生まれつきALDHが少ないので、アセトアルデヒドが血液中にどんどん流れ出てしまい、アセトアルデヒドの作用で血管が拡張し、そして顔が赤くなるのです。アルコールを分解する酵素や、アセトアルデヒドを分解する酵素には、遺伝的に個人差がありますので、飲めない人に無理にお酒を勧めてはいけません。

　また、アルコールの作用の１つに、脳を麻痺させる作用があります。麻痺は大脳から起こります。大脳が麻痺すると興奮状態になります。酔っぱらうと気分が大きくなったり、陽気になったりするのは、大脳が麻痺して大脳による神経の抑制が取れるからです。

　酔いの程度は、血中のアルコール濃度で決まります。血中濃度が上がると運動に支障が出て、いわゆる呂律が回らない状態や千鳥足状態になります。さらに血中濃度が上昇すれば、意識がなくなり、呼吸中枢が麻痺し、呼吸が停止する可能性もあります。通常の飲酒では、そこまで血中濃度は上がりませんが、アルコール濃度が高い蒸留酒（ウイスキー、ブランデーなど）を短時間で一気飲みすると意識がなくなることがあります。

出たよ

| 第102回 | 午前問題2 | 解答はP267 |

[問題50] 飲酒に起因する健康障害はどれか。

1. 肝硬変　　2. 膠原病　　3. Ménière〈メニエール〉病
　　cirrbosis　　　　　collagen disease　　　Ménières disease
4. Parkinson〈パーキンソン〉病
　　Parkinson's disease

■ メタボリックシンドローム

「近頃おなかがぽっこりしてきた」「私も最近ベルトやズボンがきつくなってきた」、よく聞く会話ですが、実はこれ**メタボリックシンドローム（内臓脂肪症候群）**のサインです。内臓に脂肪がたまった状態は、放っておくとそれだけで動脈硬化が起こりやすいサインなのです。

これまでに虚血性心疾患や脳血管疾患などは、基本的には動脈硬化がベースにあると学びました。メタボリックシンドロームとは、内臓脂肪型肥満を基準に高血糖・高血圧・脂質異常が複数重なって、動脈硬化から心臓や脳に障害を起こす危険が非常に高い状態なのです。

メタボリックシンドロームの診断基準を示します。

	項目	診断基準
必須項目	腹囲	男性　85cm以上 女性　90cm以上 （内臓脂肪面積 男女ともに ≥100cm²に相当）
選択項目 3項目のうち 2項目以上	高トリグリセライド血症 かつ／または 低HDLコレステロール血症	血中トリグリセライド ≥150mg/dL
		血中HDLコレステロール＜40mg/dL
	収縮期（最大）血圧 かつ／または 拡張期（最小）血圧	収縮期血圧 ≥130mmHg
		拡張期血圧 ≥85mmHg
	空腹時高血糖	≥110mg/dL

収縮期血圧：130mmHg以上
拡張期血圧：85 mmHg以上
のいずれか、または両方
高血圧の診断基準（140/90mmHg）より厳しい基準です。

生活習慣病については、若いときからの生活習慣を改善することでその予防、重症化や合併症を避けることができると考え、生活習慣を見直すための手段として「特定健康診査」の実施や、その結果、メタボリックシンドロームと診断された人やその予備群となった人に対して、それぞれの状態にあった生活習慣の改善に向けた「特定保健指導」を実施することとしています。

保健指導対象者の選定と階層化

平成30年度（'18）から

> ステップ1 ○内臓脂肪蓄積に着目してリスクを判定
> ・腹囲　男≧85cm，女≧90cm　　　　　　　　　　　　→(1)
> ・腹囲　男＜85cm，女＜90cm　かつ　BMI≧25 →(2)
>
> ステップ2
> ①血圧　ⓐ収縮期血圧130mmHg以上またはⓑ拡張期血圧85mmHg
> 　　　　以上
> ②脂質　ⓐ中性脂肪150mg/dl以上またはⓑHDLコレステロール
> 　　　　40mg/dl未満
> ③血糖　ⓐ空腹時血糖（やむを得ない場合は随時血糖）100mg/dl
> 　　　　以上またはⓑHbA1c（NGSP）の場合5.6%以上
> ④質問票　喫煙歴あり　（①から③のリスクが1つ以上の場合の
> 　　　　　みカウント）
> ⑤質問票　①，②または③の治療に係る薬剤を服用している
>
> ステップ3 ○ステップ1,2から保健指導対象者をグループ分け
> (1)の場合　①～④のリスクのうち追加リスクが
> 　　　　　　　2以上の対象者は……積極的支援レベル
> 　　　　　　　1の対象者は………動機づけ支援レベル
> 　　　　　　　0の対象者は………情報提供レベル　　とする。
> (2)の場合　①～④のリスクのうち追加リスクが
> 　　　　　　　3以上の対象者は……積極的支援レベル
> 　　　　　　　1または2の対象者は…動機づけ支援レベル
> 　　　　　　　0の対象者は…………情報提供レベル　　とする。
>
> ステップ4
> ○服薬中の者については，医療保険者による特定保健指導の対象
> 　としない。
> ○前期高齢者（65歳以上75歳未満）については，積極的支援の対
> 　象となった場合でも動機づけ支援とする。

（出典）厚生労働統計協会編「国民衛生の動向 2022/2023」P86，厚生労働統計協会，
2022年

腹囲の測り方

- ・立った姿勢で
- ・息を吐いたときに
- ・へその高さで水平に測ります

BMI（ボディマス指数）

肥満の判定に用いられる。BMI＝体重(kg)÷身長(m)^2

やせ	普通	肥満
18.5未満	22	25以上

出たよ

第112回　午前問題15
解答はP267

[問題51] メタボリックシンドローム metabolic syndrome の診断基準において男性の腹囲〈ウエスト周囲径〉で正しいのはどれか。

　　1．80cm以上　　2．85cm以上　　3．90cm以上　　4．95cm以上

149. がん

がん対策基本法

がんとは

　がんと癌は厳密にいうと違います。がんは全部の悪性腫瘍を、癌は上皮性の腫瘍を指します。非上皮性の腫瘍は肉腫といいます。

　がん細胞は、正常な細胞のDNAが何らかの原因で傷ついたときに、DNA情報が組み変わることによってがん細胞が生まれます。これは日常的に起こっていることで、大抵はがん細胞を異物と判断し、免疫システムが発動してがん細胞は破壊されます。ごくまれに免疫システムに引っかからなかったがん細胞が、自分が育ちやすい環境にたどり着くとそこで増殖を始めます。長い年月（10〜20年）をかけて成長したがん細胞は一定の大きさになるとその成長速度を増し、やがて症状が出るようになります。つまり、症状が出たときには十分育ってしまったがんが発見されることになります。したがって、早期がんは検診などで発見される場合が多いのです。

　成長したがん細胞は血管やリンパ管を通って隣の臓器に転移したり、離れた臓器でもそのがん細胞にとって育ちやすい環境ならば、運ばれたときにそこでまた増え始めます。転移はがん細胞にとっても難しい作業の１つです。隣の臓器との間には組織の違う膜が存在するため、膜を食い破る能力が必要となります。特に悪性度が高いのはリンパに転移した場合です。リンパは身体の防御機構の基地です。その中で存在出来るということは、がん細胞がその防御機構を克服したことを意味します。

　がんになるとなぜ痩せるのでしょう？　がん細胞は分裂・成長を繰り返すため、正常な細胞に比べ約10倍ものエネルギーを必要とします。がん細胞は、必要な栄養や酸素を自分で血管を勝手につなげて確保するため、摂取したエネルギーは簡単にがん細胞にとられてしまうから痩せていくのです。腫瘍とは、細胞が異常に増殖してかたまりになったものです。良性腫瘍はそのままそこに留まるだけですが、悪性腫瘍（がん）はさらに周囲を障害しながら広がったり（浸潤）、離れたところに飛び移ったり（転移）します。

胃癌の転移
- ダグラス窩転移 — シュニッツラー転移
- 左鎖骨上窩リンパ節転移 —— ウィルヒョウ転移
- 卵巣転移 ——— クルッケンベルグ腫瘍

良性腫瘍と悪性腫瘍（がん）の違い

	発育速度	発育形式	被膜	脈管への侵入	転移	全身への影響
良性腫瘍	遅い	膨張性	あり	なし	ない	小さい
悪性腫瘍（がん）	速い	浸潤性	なし	あり	多い	大きい

発がんの外因と内因

1．外因
（1）喫煙と発がん

　がんといえば喫煙です。喫煙すると肺気腫、動脈硬化にもなる他、肺癌はもちろん喉頭

癌、食道癌などになります。

（2）放射線による発がん

大量の放射線は皮膚癌や白血病になります。

（3）ウイルスによる発がん

成人Ｔ細胞白血病〈ATL〉はヒトＴリンパ好性ウイルス（HTLV）がＴリンパ球を腫瘍化する疾患です。Ｂ型肝炎やＣ型肝炎は高率に肝細胞癌に移行します。子宮頸癌といえばヒトパピローマウイルス感染によって発病するがんです。

（4）その他

虫歯などで尖ってしまった歯が口腔粘膜に当たります。これをそのままにしておくと、刺激を受けた部位が癌化することが立証されています。

２．内因

遺伝によるがんです。家族性に発生します。有名なのは家族性ポリポーシスです。40歳前後に大腸癌を発症します。他にも小児のウィルムス腫瘍（腎芽細胞腫）などが遺伝と深く関わります。

がん対策基本法

わが国においてがんは、昭和56年（1981年）より死因の第１位であり、令和３年（2021年）には年間約38万人が亡くなり、生涯のうちに約２人に１人が罹患すると推計されています。こうしたことから、がんは、国民の生命と健康にとって重大な問題です。

平成18年（2006年）には、がん対策の一層の充実を図るため、「がん対策基本法」が成立し、平成19年（2007年）に施行されました。また同年に、がん対策の総合的かつ計画的な推進を図るため、「がん対策推進基本計画」が策定されました。その結果「がん診療連携拠点病院」の整備、緩和ケア提供体制の強化及び地域がん登録の充実、小児がん、がん教育およびがん患者の就労を含めた社会的な問題等についても対応してきました。

しかしながら死因の第１位には変わりありません。

そこで、平成28年（2016年）にがん対策基本法の一部を改正しました。その結果、法の理念に、「がん患者が尊厳を保持しつつ安心して暮らすことのできる社会の構築を目指し、がん患者が、その置かれている状況に応じ、適切ながん医療のみならず、福祉的支援、教育的支援その他の必要な支援を受けることができるようにするとともに、がん患者に関する国民の理解が深められ、がん患者が円滑な社会生活を営むことができる社会環境の整備が図られること」が追加されました。

そのことにより、がん対策推進基本計画では、平成29年度（2017年度）から平成34年度（2022年度）までの６年程度を一つの目安として、がん患者を含めた国民が、がんを知り、がんの克服を目指すことを新たな課題としました。

がん対策基本法により予防・医療・研究・就労・教育等が推進

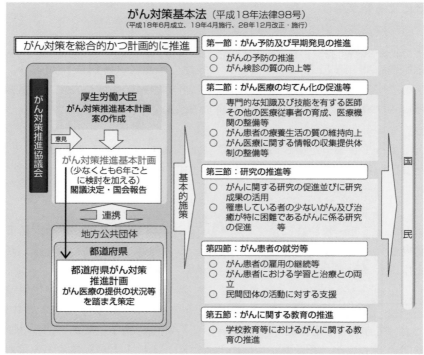

（出典）厚生労働統計協会編「図説 国民衛生の動向 2022/2023」P 60, 厚生労働統計協会編, 2022年

| 第109回 | 午前問題21 | 解答はP267 |

[問題52] 胃がんのVirchow〈ウィルヒョウ〉転移が生じる部位はどれか。

　　1. 腋　窩　　2. 鼠径部　　3. 右季肋部　　4. 左鎖骨上窩

▌診断と告知

1. 診断

　病気を診断していく方法にはさまざまなものがあります。代表的な診断法を下に示します。

①エックス線診断

　　単純撮影（胸部、腹部など）

　　断層撮影

　　造影剤を用いた撮影（消化管など）

　　CTスキャン（肝臓、膵臓、脳、肺など）

　　マンモグラフィー（乳腺）

②内視鏡的検査

　　体内の管腔臓器の表層をファイバースコープなどで直接観察するものをいいます。主に消化管、気道、尿路系の検査に用いられます。また、組織学的検査や細胞診検体も同時に採取できる利点があります。

③RI検査

ラジオアイソトープ（放射性同位元素）による検査法です。

④超音波検査

超音波や超音波ドプラー法等を用いて、体内の臓器や血流を観察します。甲状腺、心臓、肝臓、胆嚢、脾臓、膵臓、腎臓、血管などの病気の発見に有用です。

⑤MRI検査

核磁気共鳴を用いた画像診断法です。脳や肝疾患では有用性が高い検査法です。

⑥生検（組織診、細胞診）

病理学的手法に基づいて行われる検査法で、確定診断を行います。

⑦血液検査

血液中に含まれるさまざまな成分を分析することで病気を推定する検査法です。医療機関では最も一般的に行われる臨床検査で、**腫瘍マーカー**、生化学検査、血算検査、免疫検査等があります。

⑧微生物検査

微生物検査によって、ウイルス、細菌、真菌、寄生虫などの病原体を検出します。感染症の診断に広く用いられています。

主な腫瘍マーカー

AFP（α-フェトプロテイン）：肝細胞癌

PIVKA-II：肝細胞癌

CEA（癌胎児性抗原）：大腸癌、胃癌、膵臓癌、胆嚢癌、肺癌（腺癌）

SCC（糖鎖抗原）：肺癌、子宮頸癌、食道（扁平上皮）癌

hCG：絨毛癌

CA19-9（糖鎖抗原）：胃癌、膵癌、大腸癌、胆嚢癌

PSA：前立腺癌

2．告知

告知に関しては、すでに「告げるか告げないか」という段階ではなく「いかに事実を伝え、その後どのように患者に対応し援助していくか」という告知の質を考えていく時期にきています。患者は告知によるショックを受け、危機的状態に陥ってしまうことも少なくありませんし、家族の苦悩もあるので、看護者にとって、告知に伴う看護の関わりが非常に重要となります。看護者は各段階に関わっていくとともに、継続的に支援していくことが必要です。

出たよ

第102回	午前問題14		解答はP267

[問題53]前立腺癌に特徴的な腫瘍マーカーはどれか。
prostate cancer

1．AFP　　2．CA19-9　　3．CEA　　4．PSA

治療

がんの治療方法には、外科的療法・放射線療法・化学療法の3つが主体となります。その他にはホルモン療法、免疫療法、遺伝子治療などもありますが、単独で行うことは少なく、いくつかの治療を併用します。

1．外科的療法

手術によってがん病巣そのものを切り取る方法です。最近では、内視鏡を使う手術が増えてきたため、傷が小さく、退院・社会復帰がとても早くなりました。

2．放射線療法

体外から放射線を照射し、がん病巣を死滅させたり増殖を防ぐ方法です。放射線の強さは、患者が吸収する**放射線量を表す「Gy（グレイ）」**という単位を使います。皮膚障害や放射線宿酔が起こるのが欠点です。近年、粒子線治療なども行われていますが、最先端医療のため医療保険が使えません。そのため自己負担額が高額になります。

3．化学療法

抗がん薬によってがん細胞を死滅させたり、がんの増殖を防ぐものです。シスプラチン、メトトレキサートなどがよく用いられますが、基本的には数種類の薬剤を同時に使います。消化器症状・骨髄抑制・脱毛などが共通して起こる副作用です。

出たよ

第101回	午前問題13	解答はP267

[問題54] 医療で用いる放射線量の単位はどれか。

　1．Gy　　2．IU　　3．mEq　　4．μg

緩和ケア

緩和ケアの定義（WHO　2002年）

緩和ケアとは、生命を脅かす病に関連する問題に直面している**患者とその家族のQOL**を、痛みやその他の身体的・心理社会的・スピリチュアルな問題を早期に見出し的確に評価を行い対応することで、苦痛を予防し和らげることを通して向上させるアプローチです。

出たよ

第110回	午前問題16	解答はP267

[問題55] 緩和ケアの説明で適切なのはどれか。

　1．入院が原則である。　　　2．家族もケアの対象である。

　3．創の治癒を目的としている。　　　4．患者の意識が混濁した時点から開始する。

150．感染症

「インフルエンザをうつされる」とはいいますが、「心筋梗塞をうつされる」とはいいません。「感染する」、「伝染する」病気は細菌やウイルスなど、主に微生物の侵入によって起こる病気で、薬理学・免疫学・公衆衛生などの発展した現在でも全世界の死因の約25％を占めています。

ただひと口に感染症といっても、原因となる微生物によって種類も多く、O-157（腸管出血性大腸菌）やヒト免疫不全ウイルス（HIV）のような致死性のあるものから、いわゆる風邪（かぜ症候群）のような誰しも一度はかかるものまでたくさんあります。感染そのものは何らかの微生物によるので、抗生物質（＝抗菌薬）や抗ウイルス薬など原因となる微生物を抑制する薬を治療に使います。また、感染しても免疫によって発症させないこと

も大切で、適度な栄養と休養も重要になってきます。そもそも感染させない、つまり予防として消毒や滅菌の知識も必要になります。

　これから具体的な感染症の例を学びつつ、薬や免疫、消毒の知識とも関連付けて学んでいきましょう。

┃感染経路

垂直感染と水平感染

垂直感染
病原体が母親から子どもへと感染すること。母子感染とも。
さらに、胎内感染、産道感染、母乳感染と分けられます。

水平感染
一般的な不特定多数の人々の間に起こる感染を水平感染といいます。
代表的な感染経路として、空気感染、飛沫感染、接触感染、経口感染に分けられます。

空気感染（飛沫核感染）
ウイルスや細菌が飛沫核として空気中に飛び、1ｍ以上超えて人に感染することです。
　例）麻疹、水痘、結核など

飛沫感染
ウイルスや細菌がせき、くしゃみなどにより、唾液や気道分泌物などに包まれて空気中に飛び出し、約1ｍの範囲で人に感染させることです。
　例）インフルエンザ、風疹など

接触感染
皮膚や粘膜の直接的な接触、または医療従事者の手や、手すり、タオルなどからの間接的な接触により病原体が付着して感染することです。
　例）インフルエンザ、プール熱など

経口感染
ウイルスや細菌に汚染された食べ物を、加熱しないで食べた場合や、感染した調理者の手指を介して汚染されたものを食べた場合に感染します。糞便が手指を介して経口摂取される場合を特に糞口感染といいます。
　例）ロタウイルス感染症、ノロウイルス感染症など

出たよ

第107回　　午後問題14	解答はP267

[問題56]母体から胎児への感染はどれか。
　1．水平感染　　2．垂直感染　　3．接触感染　　4．飛沫感染

┃インフルエンザ

　インフルエンザウイルスによる感染症で、鼻、のど、気管支などを標的臓器とし、主に**飛沫感染**します。潜伏期間は1～3日で、急に発症する38℃以上の発熱、頭痛、関節痛・筋肉痛などに加えて、咽頭痛、鼻汁、咳などの症状もみられます。通常、特に治療を行わなくても約1週間で自然治癒します。しかしながら、乳幼児、高齢者、基礎疾患を持つ人では、気管支炎、肺炎などを併発したり基礎疾患の悪化を招いたりするなどして、最悪の

場合死に至ることもあります。例年12～２月に流行し、統計上1,000人の高齢者が死亡しています。ウイルス核タンパク複合体の抗原性により、A，B，C型に分類されますが、A，B型が重い症状を起こします。

平成20年（2008年）５月に感染症法の一部が改正されました。これにより鳥インフルエンザ（H5N1）は、指定感染症から２類感染症に追加されました。また１類から５類までの分類とは別に、「新型インフルエンザ等感染症」という分類が創設されました。

新型インフルエンザ

平成21年（2009年）、新型インフルエンザが世界に広がりました。これはA型インフルエンザウイルスのH1N1亜型に属するもので、新たにヒト－ヒト間の伝染能力を有するようになったウイルスによる感染症です。平成21年（2009年）３月頃よりヒトへの感染が世界各地で起きています。日本では、感染症予防法第６条第７項の「新型インフルエンザ等感染症」の１つとして規定する「新型インフルエンザ」に該当する感染症となりました。

しかし、この新型インフルエンザ（A/H1N1）については、平成22年（2010年）はおおむね通常の季節性インフルエンザと異なる特別な事情が確認されなかったため、平成23年（2011年）４月以降新型インフルエンザとは認められなくなり、名称も「インフルエンザ（H1N1）2009」となりました。

症状

数日の潜伏期の後、悪寒、発熱、頭痛、筋肉痛などの全身症状が突然起こり、やや遅れて咳、痰などの呼吸器症状が出現します。３～５日で解熱します。発病後３日程度までが最も感染力が強いです。インフルエンザウイルスによる肺炎のほか、細菌性の肺炎を合併することもあります。

診断

上記の症状をきたしている場合には、ウイルスのタンパクを迅速に検出する検査キットが用いられるようになり、診断がつきやすくなりました。

治療

1. 対症療法：安静・栄養補給・脱水予防・鎮痛解熱剤の投与など
2. 治療薬　：**抗インフルエンザウイルス薬（症状発現から48時間以内に使用）**
　　　　　　　　ノイラミニターゼ阻害薬
　　　　　　　　オセルタミビル（タミフル）
　　　　　　　　ザナミビル（リレンザ）　　A・B型どちらにも有効

＊小児に鎮痛解熱薬として、アスピリンを投与すると、急性脳症により意識障害やけいれん・肝障害などの症状（ライ症候群）をきたすおそれがあります。インフルエンザや麻疹などウイルスに罹患した小児には、原則として用いません。

予防

1. 外出後の『うがい』『手洗い』『洗顔』
2. 十分な栄養と休養
3. 室内の空気の乾燥を防ぐ
4. 流行時には人ごみを避ける
5. ワクチン接種（不活化）
6. マスクを着用する

65歳以上（60歳以上でも心臓や、呼吸器に障害があり本人が希望する場合）の高齢者に対しては、一部公的負担により予防接種が行われています。

第112回	午後問題15	解答はP267

[問題57] 飛沫感染するのはどれか。

1. 疥癬 scabies
2. 破傷風 tetanus
3. デング熱 dengue fever
4. インフルエンザ influenza

メチシリン耐性黄色ブドウ球菌（MRSA）

ブドウ球菌は人の皮膚などに存在する常在菌で、通常は毒性が弱く、抗菌薬で容易に死滅させることができる細菌です。ところがこのブドウ球菌が、多くの抗生物質に耐性を持つようになり、特に免疫の低下した患者、新生児、高齢者に感染を起こす場合をMRSAと呼んでいます。感染が広がると院内感染の原因にもなる細菌です。院内感染の原因として医療従事者の手から患者へうつしてしまうことが問題になっています。そのため、医療従事者の徹底した手洗い、消毒などの感染防止対策が重要となります。治療には、一般に**バンコマイシン製剤**（抗菌薬）の与薬を行います。

第102回	午前問題15	解答はP267

[問題58] メチシリン耐性黄色ブドウ球菌〈MRSA〉に有効な薬はどれか。

1. バンコマイシン塩酸塩
2. セファゾリンナトリウム
3. ストレプトマイシン硫酸塩
4. ベンジルペニシリンカリウム

腸管出血性大腸菌感染症

みなさんも一度は聞いたことのある「腸管出血性大腸菌『O-157』」。食中毒を起こすこと以外はあまり詳しく知らない方も多いでしょう。普通の大腸菌とは種類の違う大腸菌、そんな感じでしょうか。

普通の大腸菌でも食中毒は起こしますが、お腹をこわして終わるくらいなら、そんなに大騒ぎしてニュースにまではならないはずです。『O-157』は子どもや高齢者にとっては、死亡する可能性のある感染症です。では、普通の大腸菌の感染症とどう違うのでしょうか。

『O-157』に特徴的なのは、『ベロ毒素』という腸管内に出血を起こさせる毒素を産生することです。ベロ毒素は血管内皮細胞を破壊する性質を持っていて、これが腸内の毛細血管を破壊すると、腸管内に出血を起こすので、腸管出血性大腸菌の名前の由来につながっています。これだけだったら死亡することはほとんどありません。

破壊した血管から血液中に入り込んだベロ毒素は、腎臓の糸球体血管内皮細胞を破壊します。壊れた糸球体は、網が所々破れた金属製のザルのようなものです。そこを通った赤血球は次々に傷ついて破れていきます（溶血）。腎臓には全身をめぐる血液の25%が流れ込みますので、たくさんの赤血球が溶血を起こします。平行して、糸球体が次々に破れていく腎臓もその機能を落としていき、やがて『腎不全』になります。腎不全になれば、排泄できなくなった老廃物が各臓器の働きをむしばみ、『尿毒症』を起こして、溶血性尿毒症症候群（HUS）という状態になります。死んでしまうのはこれが原因です。

もちろん食中毒を起こすのはO-157だけではありません。大腸菌をはじめとする細菌が原因になるものは全体の40％を占め、加熱不十分な鶏肉の摂取により感染する「カンピロバクター」や卵・食肉加工品・牛のレバ刺などの摂取により感染する「**サルモネラ属菌**」があります。細菌による発生件数では**カンピロバクター**が全体の約3割を占めています。

また、冬に流行することで有名な**ノロウイルス**は、件数の約2割、患者数の約5割に及んでいます。ノロウイルスは、吐物が乾燥して浮遊したウイルスからでも感染するので、空気が乾燥してほこりなどが舞いやすい冬に多発するのです。原因食品として最も多いのは、魚介類です。

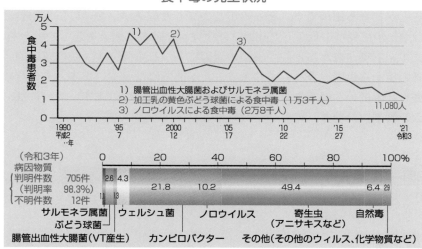

食中毒の発生状況

資料　厚生労働省「食中毒統計調査」
（出典）厚生労働統計協会「図説 国民衛生の動向 2022／2023」P106,
厚生労働統計協会，2022年

| 第104回 | 午後問題3 | 解答はP267 |

[問題59]食中毒の原因となるのはどれか。
food poisoning
　1．セラチア　　2．カンジダ　　3．サルモネラ　　4．クラミジア

ウイルス性肝炎

肝炎ウイルスはA型、B型、C型、その他に分類されます。それぞれ感染経路や感染した結果が違います。

1．A型肝炎（4類感染症）

A型肝炎の特徴は感染経路が**経口感染**であることです。魚介類の生食や井戸水の摂取により急性肝炎を起こします。慢性化することはなく、その地域の衛生環境を反映するともいわれています。A型肝炎に関してはワクチンで予防することができるので、衛生環境が心配な地域に旅行する際には予防接種をしておきましょう。

2．B型肝炎（5類感染症）

感染経路は**輸血、母子感染（垂直感染）、性行為**などの血液・体液による感染です。急性

肝炎を起こし、ときに劇症化して重篤な状態になります。急性肝炎が沈静化せず、慢性化する可能性は、感染した年齢に依存します。慢性化した成人のうち20％から30％は肝硬変や肝癌へと進展します。ウイルスが6か月以上体内にとどまり（HBs抗原陽性）、特に肝炎などを起こしていない感染者をHBVキャリアといいます。現在日本に110万～120万人のHBVキャリアがいるといわれています。治療は、以前はインターフェロンを用いた治療が行われていましたが、現在では急性肝炎では安静、肝庇護療法、重症肝炎や慢性肝炎に移行した場合には抗ウイルス療法が中心に行われるようになっています。医療者など感染率が高い職種ではワクチンで抗体を得ることが可能です。

KEYWORD ▶▶▶ ••

HBVのキャリア数は多いので、入院時などは必ず血液検査を行います。検査結果の意味がわかるようになりましょう。

①HBs抗原、HBs抗体
HBs抗原が陽性の場合は、今現在感染していることを示します。HBs抗体が陽性の場合は、過去に感染があった、またはワクチンを接種して抗体を得たことを示します。

②HBe抗原、HBe抗体
HBe抗原が陽性の場合は、感染力が非常に強いことを示します。HBe抗体が陽性の場合は、感染力が弱いことを示します。

•••▶▶▶ **KEYWORD**

3．C型肝炎（5類感染症）

B型と同じように**血液・体液**による感染です。原因が判明しているものでは針刺し事故など医療行為に関連するものが多く、次いで性的接触、薬物の使用、入れ墨やピアスなど医療以外での針の刺入があります。急性肝炎を起こすことはまれですが、慢性化し肝硬変から肝細胞癌になることが多いのが特徴です。現在、わが国の肝癌による死亡者数（令和3年）は約2.5万人で、そのうち約8割がC型肝炎ウイルスからの持続的な感染（体内から排除されず、長期間続く感染）に起因しています。以前はインターフェロンを用いた治療がおこなわれていましたが、現在ではC型肝炎の抗ウイルス薬治療が主流になっています。ワクチンはありません。

第105回	午後問題16	解答はP267

[**問題60**] C型慢性肝炎に使用するのはどれか。
chronic hepatitis C
　1．ドパミン　　2．インスリン　　3．リドカイン　　4．インターフェロン

▌結　核

結核は**空気感染**を起こす**2類感染症**で、結核と診断された患者が安心して医療を受けられるよう、感染症法により医療費の一部（あるいは全額）を公費で負担しています。

結核登録患者数

	平成30年 (2018)	令和元年 (2019)	令和2年 (2020)
結核登録患者数（人）	37134	34523	31551
活動性全結核患者数（人）	10448	9695	8640
有病率（人口10万対）	8.3	7.7	6.8

１．症状と診断

　結核の**潜伏期間は非常に長く**半年～２年です。結核の症状は咳と痰、胸痛、寝汗、微熱、全身倦怠感、食欲低下など、風邪の初期とよく似た症状が出ます。診断は、胸部レントゲン撮影で石灰化した病変が写ったり、喀痰検査、ツベルクリン反応検査、QFT検査（インターフェロンγ測定試験）、血液検査で行いますが、いずれも感染後少なくとも４～８週間経っていないと正しい判定はできません。

　喀痰検査では、顕微鏡の視野内に結核菌がどの程度いるかをみる**ガフキー号数**が有名です。１～10号までで数の多さを表しますが、最近は『新結核菌検査指針』で１＋～３＋などの簡単な記載法に改められています。１＋はガフキー２号、２＋はガフキー５号、３＋はガフキー９号に相当します。菌数が多いほど感染危険度が増していきます。

２．治療

　抗結核薬で治療しますが、１種類だけでは抵抗性を持つ結核菌が生まれてしまうため、２種類ずつ併用して定期的に薬の種類を変える併用療法が行われます。患者によっては症状が無くなると内服を止めてしまい、多剤に対して抵抗性を持つ結核菌が生まれてしまうので、内服を自己中断させないようにDOTS（直接服薬確認療法）が推進されています。

　代表的な抗結核薬：**入り江にストップ**

　入：イソニアジド

　り：リファンピシン

　江に：エタンブトール

　ストップ：ストレプトマイシン

３．予防

　平成15年（2003年）から、小学校１年生と中学校１年生に行われていた、ツベルクリン反応検査とBCGの再接種は中止になりました。また、平成16年（2004年）からBCG接種前のツベルクリン反応検査を廃止し、１歳未満に達するまでの間にBCGの直接接種を行うことになりました。このBCG接種や一般住民の定期健康診断の責任者は市町村長で、就学後や就職後の定期健康診断の責任者はその施設の長が行うことになっています。

第111回	午前問題25	解答はP267

[問題61]感染症の予防及び感染症の患者に対する医療に関する法律〈感染症法〉において、結核が分類されるのはどれか。

　　1．一　類　　2．二　類　　3．三　類　　4．四　類　　5．五　類

ヒト免疫不全ウイルス〈HIV〉感染症/後天性免疫不全症候群〈AIDS〉

　エイズ〈AIDS〉は**ヒト免疫不全ウイルス〈HIV〉**の感染によって引き起こされる疾患です。感染経路は、HIV感染者との性行為（精液、腟分泌液）、HIVに汚染された血液または血液製剤、母親がHIV感染者の場合に生じる母子感染などです。血液、精液、腟分泌物による感染で、唾液や汗にはウイルスは含まれません。

　累計届け出数は、令和２年（2020年）12月31日現在HIV感染者数が２万2,489人で、エイズ患者数が9,991人です。令和２年（2020年）の新規HIV感染者数は750人で過去17位になりました。また、新規エイズ患者の報告件数は345人で過去17位でした。新規HIV感染の85.2％は性的接触であり、中でも同性間性的接触が72.4％と引き続き多数を占めています。

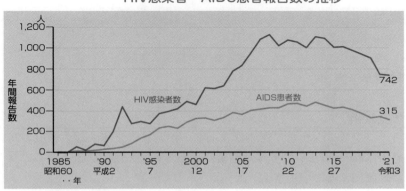

HIV感染者・AIDS患者報告数の推移

資料　厚生労働省エイズ動向委員会
注　　報告数は凝固因子製剤によるHIV感染を含まない。

（出典）厚生労働統計協会編「図説 国民衛生の動向 2022／2023」P56, 厚生労働統計協会, 2022年

症　状

　初発感染時は風邪に似たような症状が出ることもありますが、多くは無症状です。そのほとんどは６〜８週間で抗HIV抗体が陽性となります。その後、無症候性キャリアの状態で平均10年程度経過し、発熱、盗汗（寝汗）、リンパ節腫脹、下痢、体重減少などが起こってきます。この状態をエイズ関連症候群〈ARC〉といいます。ARCと寛解を繰り返しながら、最終的に**ニューモシスチス肺炎**、重症カンジダ症、難治性ヘルペス症、カポジ肉腫などの**日和見感染症**を発症するとエイズと診断されます。HIVはヘルパーT細胞を標的にするので、細胞性免疫の大部分と液性免疫のシステムが役に立たなくなり、日和見感染症や悪性新生物の餌食になってしまいます。

治　療

　HIVは多剤併用療法〈HAART〉の開発によって、不治の病からコントロール可能な一般的な慢性感染症になりつつあります。しかし、発症を遅らせたり発症後の延命が可能になっただけで、根本的な治療法や予防薬がない疾患であることに変わりはありません。

予　防

　平成15年（2003年）11月からエイズは感染症法で第５類感染症になり、国をあげて予

防・研究・治療法の開発を行っています。私たちができることは予防行動です。

１．思春期の性教育

学校・家庭・地域の連携を図り、生徒自身による活動（ピア・エデュケーション）も含めた予防的介入を行っています。

２．コンドーム使用の啓蒙活動

男性同性愛者への啓蒙活動として、各地にあるコミュニケーションセンターを活用して啓発普及を図っています。

３．医療従事者の針刺し事故防止対策

血液に接触することの多い医療従事者は、特に注射針を扱う際に、リキャップの禁止やワンハンド法などで針刺し事故の防止を図る必要があります。

第98回	午後問題9	解答はP267

[問題62]日和見感染症はどれか。

1．麻　疹　　2．インフルエンザ　　3．マイコプラズマ肺炎

4．ニューモシスチス肺炎

■ 感　冒〈かぜ症候群〉

普通の風邪からインフルエンザまでさまざまなものが含まれます。最も頻度の高い呼吸器感染症です。感冒は80〜90％が**ウイルス感染**によるもので、残りは肺炎マイコプラズマや肺炎球菌などの細菌によるものです。

普通の風邪の症状は、咽頭痛や鼻汁、咳などの局所症状が中心で、発熱も微熱から中等度の熱が一般的で、重症化することはほとんどありません。通常は自宅で療養していれば１週間以内に自然治癒します。

かぜ症候群の原因

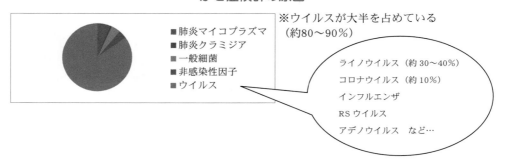

第99回	午後問題15	解答はP267

[問題63]感冒の原因で最も多いのはどれか。

1．真　菌　　2．細　菌　　3．ウイルス　　4．クラミジア

特殊なウイルス感染症

感染症の中でも、一部のがんや白血病に属する疾患では、ウイルスの感染によるものが発見されています。

疾患	原因となるウイルス
子宮頸癌	ヒト乳頭腫ウイルス（HPV）
成人T細胞白血病	ヒトTリンパ好性ウイルス（HTLV）
伝染性単核球症	エプスタイン・バール・ウイルス（EBV）

第103回	午後問題15	解答はP267

［問題64］ウイルスが原因で発症するのはどれか。

1. 血友病
   hemophilia
2. 鉄欠乏性貧血
   iron-deficiency anemia
3. 再生不良性貧血
   aplastic anemia
4. 成人T細胞白血病〈ATL〉
   adult T-cell leukemia

Check!
出題基準番号
Ⅲ-11-B

151. 精神疾患

令和2年（2020年）患者調査によると、わが国の精神疾患による総患者数は約502万5千人となっています。このうちの約23万6,600人は精神科病院や施設などにおいて入院治療を受けています。入院患者の半数以上が統合失調症で最も多く、次いで気分障害（躁うつ病を含む）となっています。

統合失調症

精神科の入院患者約23万6,600人の内、約14万3千人（60.4％）が統合失調症です（令和2年度患者調査より）。

統合失調症は、幻覚や妄想という症状に加え、それに伴う生活の障害、病識の障害が特徴的な精神疾患です。慢性的な経過をたどりやすく、その間に幻覚や妄想が強くなる急性期の症状が出現します。

統合失調症は10歳台中頃から30歳台、思春期から青年期にかけて多い精神疾患です。

スイスの精神医学者ブロイラーは、統合失調症の慢性的な経過の中で必ず出現する4つの徴候を挙げています。これをブロイラーの基本症状（4A）といいます。

①連合弛緩（loss of association）：思考がまとまらない。文脈のまとまりがなくなる。

②感情障害（affect disturbance）：感情鈍麻やその逆の状態。

③両価性（ambivalence）：両価感情ともいう。同一対象に対して、真逆の感情を同時に向ける状態。

④自閉性（autism）：外部との接触を避け、自分の殻に閉じこもる。

ドイツの精神科医シュナイダーは、統合失調症にみられやすい症状を8つ挙げ、経過観察中にこれらの症状がみられたら、統合失調症の診断ができるシュナイダーの1級症状を

示しました。

①考想化声：思考化声ともいう。自分の考えている内容が他者の声で聞こえる幻聴。

②数人で自分のことについて話をしているような会話形式の幻聴。

③自分の行動や思考についての批判的幻聴。

④身体被影響体験：「電磁波で頭の中をいじられている」などと感じること。

⑤思考奪取や思考への干渉：自分の考えが抜き取られるような気がすること。

⑥思考伝播（筒抜け体験）：自分の考えが周りの他人に知れ渡ってしまうという妄想に取り付かれてしまうこと。

⑦妄想知覚：ある知覚に対して、独特な意味づけをすること。

⑧自分の感情、意志、行動などが、「他の人から操られている」などと感じられる体験。

　イギリスの精神医学者クロウは、統合失調症の症状を幻覚妄想などの陽性症状と感情の平坦化などの陰性症状に分類し、治療方針の違いについて述べています。陽性症状には抗精神病薬などの薬物療法がよく効きます。陰性症状には薬物療法と、精神科リハビリテーションなどで回復を目指します。

　統合失調症には3つの病型があり、それぞれに特徴があります。

1．破瓜型（思春期に発病）

　感情鈍麻（感情の平坦化）や意欲の低下などの陰性症状が主症状です。自分の殻に閉じこもるように引きこもってしまいます。幻覚や妄想は少ないといわれています。早期発見が難しく人格崩壊が生じます。

2．緊張型（20代前後の発病）

　緊張型は精神運動性障害が主な症状で、興奮状態と昏迷状態が特徴です。この2つの両極端な状態を繰り返すのです。薬物療法によく反応しますが、再発しやすいのも特徴です。

　興奮状態では、動き回る、大声、支離滅裂な言動などがみられます。ときには周囲の人に対して攻撃的になることもあります。

　昏迷状態では、周囲に対する反応の鈍化、自発的活動や運動が低下します。

　また、カタレプシーといって、誰かに手や足を動かされると、そのままの状態で固まるといった症状がみられることもあります。

3．妄想型（30代以降の発病）

　その名の通り、幻覚・妄想が主な症状で、人格は比較的保たれていることが多いです。幻覚は幻聴が多く、妄想は他者からの被害妄想がみられます。慢性に経過することが多いです。

薬物療法

抗精神病薬（メジャートランキライザー）

　幻覚や妄想、陽性症状に効果がある定型抗精神病薬と、陰性症状にも効果がある非定型抗精神病薬に大別されます。

　ドパミンなど神経伝達物質の分泌を抑える働きがあるので、興奮を抑える鎮静作用が強い薬です。幻覚や妄想も抑えられます。しかし、その作用のせいでパーキンソン病と似た症状が副作用として出ます。これをパーキンソン症候群といい、仮面様顔貌、筋硬直、前傾姿勢、小刻み歩行などがみられます。他にもじっと座っていられないアカシジアや発作

的に出現する急性ジストニア、長期にわたっての服用時にみられる遅発性ジスキネジア（口の周囲が不随意に動く）などの錐体外路症状がみられます。

　ドパミンの分泌低下のせいで血圧低下や徐脈も起こり、起立性低血圧による転倒に注意する必要があります。アセチルコリンの働きを阻害するので、口渇や尿閉、便秘などの抗コリン作用も出現します。また、突然の高熱、頻脈、発汗、筋強剛などの**悪性症候群**が出現する場合があります。進行すると死亡することもある危険な状態です。

　非定型抗精神病薬に特徴的な副作用として、メカニズムはよく分かっていませんが**高血糖**になりやすいことは覚えておきましょう。

気分〈感情〉障害

　おもな気分障害はうつ病と双極性障害です。うつ病はうつ状態のみが現れ、双極性障害は、うつ状態と躁状態が交互に繰り返し現れます。

うつ病

　うつ病の原因として、遺伝的要因、性格的要因、環境的要因などが挙げられています。さらには生化学的要因として、セロトニンやノルアドレナリンの減少で起こると考えられていますが、実証はされていません。

　うつ病では抑うつ気分、不安、焦燥、無気力、食欲の低下、睡眠障害などの症状がみられます。抑うつ気分は、朝（午前中）にひどく、夕方には軽快するといった日内変動があります。ICD-10では、「抑うつ気分」「興味と喜びの喪失」「易疲労性」の３つを典型症状としています。うつ病のポイントを下記に示します。

- ・三大妄想：心気妄想、罪業妄想、貧困妄想
- ・睡眠障害：入眠障害（夜なかなか寝つけない）、早朝覚醒（朝早く目がさめてしまう）中途覚醒（夜中に何度も目が覚める）、熟眠障害（熟眠感が得られない）
- ・自殺企図：特に初期と回復期に多い。
- ・思考・行動面とも抑制症状が強い。
- ・完璧主義：勤勉で責任感が強く几帳面な性格の人がなりやすい。

　うつ病の薬物治療は抗うつ薬の使用が中心となります。三環系・四環系抗うつ薬やSSRI（選択的セロトニン再取り込み阻害薬）・SNRI（選択的セロトニン・ノルアドレナリン再取り込み阻害薬）があります。治療によって多くの人は数か月で症状が改善します。副作用として、副交感神経の作用を抑えて交感神経の作用が優位になる抗コリン作用（口渇、便秘、排尿障害など）などがあります。SSRIやSNRIは比較的抗コリン作用が少ないのですが、消化器症状といった副作用があります。抗うつ薬は効果が出るまで１〜２週間かかりますが、副作用は服用開始後早期に出現します。そのため患者さんは薬を飲み始めたのに、さらに調子が悪くなったと不安になることがあります。

　うつ病の人に励ましや、しかったりするのは（叱咤激励）禁忌です。非指示、支持的療法が中心となります。

双極性障害

　双極性障害は、うつ状態と躁状態が交互に繰り返し現れます。うつ状態の症状はおおむねうつ病の症状と同じです。躁状態の症状としては、気分の高揚、意欲の亢進、多動で多

弁、観念奔逸、誇大妄想などがあります。

　薬物療法としては炭酸リチウムなどの気分安定薬が第一選択になります。双極性障害のうつ状態で抗うつ薬を使用してしまうと、うつ状態から躁状態に変わってしまう躁転という状態を起こすことがあるため使用しません。

出たよ

第107回	午後問題13	解答はP267

[問題65]典型的なうつ病の症状はどれか。
depression
　1．幻　聴　　2．感情失禁　　3．理由のない爽快感　　4．興味と喜びの喪失

神経症性障害

不安症

過度の不安を主徴とします。

パニック発作（不安発作）

漠然と感じていた不安が、現実に危険が迫っている訳でもないのに、突如激しく意識されて動悸、息苦しさなどの自律神経症状が出現します。患者は死にそうな恐怖感に襲われて泣き叫んだり、救急車で運ばれたりしますが症状はまもなく消失します。

過換気症候群

心理的不安から強制的な過呼吸が起こり、呼吸困難、胸痛、動悸、眩暈、四肢末端のしびれ感、時に意識消失を起こします。

心気症

器質疾患がないのに、さまざまな不調を訴え、重い身体疾患にかかっているのではないかと極度に心配します。自覚症状は、全身倦怠感、不眠、頭痛、呼吸困難、眩暈、視力障害、記銘力の低下などです。

離人症

外界の物事や自分自身について生きいきとした現実感が感じられず、生命感や実在感の喪失に悩む状態です。

強迫性障害

強迫症状を主徴とする疾患で、青年期の発症が多くみられます。

自分では不合理だと分かっていても、ある考えが繰り返し頭に浮かぶ「**強迫観念**」、それを打ち消すために繰り返し行う行為を「**強迫行為**」といいます。

たとえば、外出後に手が汚染されてしまったという不安から手洗いを繰り返してしまい、社会生活に支障をきたしてしまいます。

摂食障害

食行動を中心にさまざまな問題があらわれます。主には神経性やせ症（神経性無食欲症・神経性食欲不振症）、神経性過食症などがあります。神経性やせ症ではやせることにこだわり、極端なダイエットをする結果極度のやせになります。思春期の女性に多い疾患です。生活そのものが体重コントロールが中心となり、過活動になります。食事制限のみの場合と、無茶食いをして、自己誘発嘔吐、下剤や利尿剤、あるいは浣腸を乱用したり、隠れ食いや盗み食いをすることもあります。極度のやせによりホルモンバランスの崩れから無月経・低血圧・**徐脈**などの症状があらわれます。

第102回　午後問題23　　　　　　　　　　　解答はP267

[問題66]神経性食欲不振症の症状または所見はどれか。
anorexia nervosa
　1．発　熱　　2．咳　嗽　　3．徐　脈　　4．高血圧　　5．過多月経

心的外傷後ストレス障害〈PTSD〉

　PTSD（Post-Traumatic Stress Disorder）とは、事故・大災害や虐待など生命にかかわるような強い恐怖感を伴う経験により、心に加えられた傷がもとで、後にさまざまなストレス障害を引き起こすものをいいます。

基本症状

1．再体験症状

　原因になった出来事の記憶が何らかの形で繰り返され、その人の意思に反して侵入的に生じてしまうことをいいます。**フラッシュバック**は再体験の程度が強まったもので、今まさにその出来事を体験しているかのような現実感を伴うことをいいます。

2．回避症状

　トラウマ（心的外傷）に関係する状況場所を、意識的あるいは無意識的に避けたり、感情や感覚などが麻痺したりする症状をいいます。

3．過覚醒

　トラウマに関与しないささいな刺激であっても過剰な驚愕反応などの、過敏状態をいいます。不眠やいらいらしたり、感情の不安定さなどがあらわれます。

　＊このような症状が**１か月以上持続**している場合、PTSDと診断されます。

　症状に伴う看護ケアとして、第一に安全が確保できることが重要になります。身体的安全が確保されたら、次第に心理的な安全を確保していきます。また、症状を「異常な事態に対する正常な反応」と説明することで、症状に対する不安の軽減に努めていきます。そのことで、自責、羞恥、自信喪失などの感情を抱かなくてよいことを理解してもらいます。

第100回　午後問題16　　　　　　　　　　　解答はP267

[問題67]心的外傷後ストレス障害〈PTSD〉で正しいのはどれか。
　1．数日間で症状は消失する。
　2．特定の性格を持った人に起こる。
　3．日常のささいな出来事が原因となる。
　4．原因になった出来事の記憶が繰り返しよみがえる。

Check! 152. 小児の疾患
出題基準番号 Ⅲ-11-B

　21世紀を生きる子どもが、より健やかに成長・発達を遂げていくのは、人類共通の願いです。現代の少子高齢化や核家族化のような社会の中で子どもの健康を守り、健やかな成長・発達を支えるためには、対象である子どもの特徴を知る必要があります。

　子どもの特徴として、つねに大人への成長・発達の過程にあることを忘れてはいけませ

ん。これは単に、子どもの身体が小さくて未熟であるということにとどまらず、子どもは自らの持てる力と環境との相互作用の中で、各時期の発達課題を達成していくもので、成熟に向けて常に変化する存在であるということです。またその中で、子どもの病気や障害は、家族にも悲しみや不安、ときには絆の深まりをもたらします。子どもや家族が病気や障害、その治療をどのようにとらえているかが、治療や生活上の意向に大きく影響していきます。

よって、子どもの病気や障害の特徴のみならず、成長・発達段階、子どもや家族の反応など、各側面から子どもの状況を総合的に判断して、看護の方向性を見つけていくことが必要となってきます。

■ 気管支喘息

小児に多いのは、アレルゲン（ハウスダストやダニが最多）の吸入によって生じるⅠ型アレルギー反応が関与するもので、多くは思春期までに治癒します。

症状

呼気性呼吸困難（重症例では起坐呼吸）・咳嗽・喘鳴・笛声・血清IgE上昇。
聴診では呼吸音の減弱があり、連続性副雑音を聞く場合があります。

喘息発作の程度の区分

	小発作	中発作	大発作
呼吸	軽い喘鳴 軽い陥没呼吸	明らかな喘鳴 明らかな陥没呼吸	著明な喘鳴，呼吸困難，起坐呼吸
遊び	ふつう	やや困難	不能
睡眠	ふつう	ときどき覚める	不眠
会話	ふつう	返事をする	返事ができない
食事	ふつう	やや不良	不能

看護

・発作時について
　起坐位（乳幼児は抱っこ、おんぶなどで保持）・経口水分補給・不安の除去・腹式呼吸の指導・輸液等薬剤の管理等があります。
・日常生活について
　アレルゲンの除去等環境の整備、体力づくり、本人・家族への生活についての指導を行います。

■ 小児感染症

小児は免疫機構が未熟で感染症に罹りやすく、また罹った場合は重症化しやすいといえます。特に乳児は母親からの経胎盤移行抗体（IgG）により、感染症から守られていますが、生後6か月ころには、母体由来の抗体はほとんど消失します。ワクチンのある疾患は、自然感染の重症度や合併症を考慮すると、ワクチンで予防することが基本となります。

主な感染症

1．突発性発疹

　ヒトヘルペスウイルス６型、７型によって発症します。多くは生後６か月頃から２歳までに発症します（生後６か月以内の乳児に好発）。潜伏期は１〜２週間で、急に38〜39℃の発熱で始まり、３〜４日持続したのち急に解熱します。解熱とともに体幹部を中心に発疹が認められ、約３日で消退します。咳や鼻汁は少なく、発熱の割りには機嫌が良いことが多いのが特徴です。また約１割に熱性けいれんがみられます。

2．麻疹

　麻疹ウイルスの飛沫感染・空気感染により発症します。一般に「はしか」と呼ばれます。発症すると有効な治療法はありませんが、ワクチンによって予防できます。潜伏期は約９〜11日で好発年齢は１〜５歳です。カタル期、発疹期、回復期に分けられます。カタル期は３〜４日続き、咳や鼻汁を認めます。麻疹特有の症状として、口腔粘膜に**コプリック斑**と呼ばれる白斑を認めることが多く、麻疹の診断に重要な所見となります。

　カタル期は最も感染力が強い時期です。カタル期の発熱が３〜４日続いたあと、一度解熱し、再び発熱（二峰性発熱）し、同時に皮膚に発疹があらわれます。それが発疹期です。

　発疹期は４〜５日続き、解熱して回復期となります。解熱とともにカタル症状は軽快していきますが、咳嗽は数日持続します。発疹は、バラ色→暗赤色→色素沈着へと変化していきます。

　麻疹は合併症がなければ特別な治療は必要なく、対症療法と安静で軽快します。しかし気をつけなければならないのは合併症です。脳炎や肺炎などの重大な合併症があり、他の感染症に比べ死亡率が高く、妊婦が感染した場合、流早産の可能性が高くなります。

　平成27年（2015年）３月に、WHO西太平洋事務局は「日本は麻疹排除を達成した」と認定しましたが、2019年以降麻疹の症例が報告されています。特に海外からの輸入によるものが挙げられています。世界保健機関（WHO）はすべての小児が２回接種することを勧めています。

3．風疹

　風疹ウイルスの飛沫感染により発症します。ワクチンで予防できます。潜伏期は約２週間で発熱と同時に発疹を認め、色素沈着を残しません。合併症に血小板減少性紫斑病や脳炎などがありますが麻疹よりは頻度は少なく、風疹や合併症で死亡することはほとんどありません。しかし妊娠初期の妊婦が感染すると、胎児の先天性風疹症候群（白内障、**難聴**、心奇形）が問題となります。

4．水痘

　水痘−帯状疱疹ウイルスの初感染により、飛沫感染・接触感染・空気感染により発症します。「水ぼうそう」とも呼ばれます。潜伏期は10〜20日です。軽い発熱とともに発疹があらわれ、**紅斑から水疱へと進行し**、やがて**痂皮化**して行き、色素沈着を残さず治癒します。なお、水痘ワクチンは平成26年（2014年）10月から定期予防接種に移行されました。

5．伝染性紅斑

　パルボウイルスB19によって発症します。学童期前後の小児に起こる流行性発疹症です。有効な治療やワクチンはなく、潜伏期は約１〜２週間で発症し、微熱、頭痛や軽度の上気道炎を前駆症状とし、顔がりんごのように赤くなるので「りんご病」と呼ばれます。感染力は弱く、発疹を認めるころにはほとんど感染力はありません。

6．流行性耳下腺炎

　ムンプスウイルスによる感染症で、飛沫感染により鼻・咽頭から侵入します。潜伏期は2〜3週間です。「おたふくかぜ」と呼ばれ、有効な治療はなくワクチンでの予防が可能です（任意接種）。唾液腺である耳下腺や顎下腺が腫脹し、疼痛を感じ、発熱を伴います。多くは3〜7日で腫脹が消失し、数日後に治癒します。思春期以降の合併症に精巣炎があり、不妊の原因となることもあります。

7．百日咳

　百日咳菌によって発症します。百日咳ワクチンは四種混合ワクチンに含まれます。生後6か月未満の乳児が感染すると重症化する場合があります。潜伏期は7〜10日で、主な症状はカタル症状で1〜2週間続きます。カタル期→痙咳期（熱はなく乾性の咳嗽）→回復期と1か月ほどは感染の可能性があります。

8．手足口病

　エンテロウイルスやコクサッキーウイルスによって発症します。有効な治療やワクチンはなく、夏に多く発症するので「夏かぜ」と呼ばれます。潜伏期は3〜6日で手のひらや足のうらに水疱ができたり、口内炎ができます。合併症に無菌性髄膜炎があります。

9．急性灰白髄炎（ポリオ）

　急性灰白髄炎（poliomyelitis）は、ポリオとも呼ばれるポリオウイルスによって発症するウイルス感染症です。ポリオの感染によって、脊髄の灰白質が炎症を起こし、左右非対称性の弛緩性麻痺（下肢に多い）があらわれます。5歳以下の小児の罹患率が高い（90％以上）ので、一般には脊髄性小児麻痺（小児麻痺）と呼ばれることが多いのですが、成人にも感染します。

　ポリオウイルスは、感染者の咽頭に存在しますが、主な伝染源になるのが感染者の便から排出されたウイルスで、さまざまな経路で経口感染します。感染者のごく一部で、消化管から神経組織へとウイルスが侵入すると急性灰白髄炎になります。

　日本では、昭和55年（1980年）に野生株によるポリオ感染が根絶され、その後は定期接種で行われる経口生ポリオワクチンからしか発症していません。世界保健機関（WHO）は世界的な根絶を目指しています。

　生ワクチンでは弱毒化した生きたポリオウイルスそのものを**経口接種**して感染させるため、一定の確率でワクチンウイルス感染による麻痺性ポリオが発症します。不活化ワクチン接種の場合は、ホルマリン処理された死んでいるウイルスを接種するため、ポリオは発症しません。現在は安全な不活化ワクチンによる予防接種になっています。

　予防できるものに対しては予防接種があります。予防接種の目的は、病気にかかる前にワクチンによって免疫をつけ感染を予防します。また感染した場合も軽くすみます。

　予防接種には定期のものと任意（有料）のものがあります。

　1）定期接種

　　予防接種法に定められていて市町村が実施主体となります。

　　努力義務接種であり、対象者は定められた期間内に予防接種を受けるように努めなければなりません。

　2）任意接種

　　法律によって定められた予防接種ではなく、希望者に接種されます。

インフルエンザ（定期の対象者以外）、ムンプスなどがあります。

　子どもたちの多くは集団の中で生活をしています。子どもは成人に比べて免疫力が未熟なため、学校で伝染病が発生すれば、学校が病原体を媒介する場となり、伝染病が広がっていく可能性があります。そこで感染症の蔓延を防ぐために「**学校保健安全法**」で出席停止期間が規定されています。

出席停止の基準

分類	病名		出席停止の基準
第1種	（※）		治癒するまで
第2種	インフルエンザ		発症後5日、かつ、解熱後2日（幼児3日）が経過するまで
	百日咳		特有の咳が消失するまで、または、5日間の適正な抗菌剤による治療が終了するまで
	麻しん（はしか）		解熱した後3日を経過するまで
	流行性耳下腺炎（おたふくかぜ）		耳下腺、顎下腺または舌下腺の腫脹が発現した後5日間を経過し、かつ、全身状態が良好となるまで
	風しん		発疹が消失するまで
	水痘（みずぼうそう）		すべての発疹が痂皮化するまで
	咽頭結膜熱		主要症状が消失した後2日を経過するまで
	結核		症状により学校医その他の医師が感染の恐れがないと認めるまで
	髄膜炎菌性髄膜炎		症状により学校医その他の医師が感染の恐れがないと認めるまで
第3種	コレラ		症状により学校医その他の医師が感染の恐れがないと認めるまで
	細菌性赤痢		症状により学校医その他の医師が感染の恐れがないと認めるまで
	腸管出血性大腸菌感染症		症状により学校医その他の医師が感染の恐れがないと認めるまで
	腸チフス		症状により学校医その他の医師が感染の恐れがないと認めるまで
	パラチフス		症状により学校医その他の医師が感染の恐れがないと認めるまで
	流行性角結膜炎		症状により学校医その他の医師が感染の恐れがないと認めるまで
	急性出血性結膜炎		症状により学校医その他の医師が感染の恐れがないと認めるまで
	その他の感染症	溶連菌感染症	適正な抗菌剤治療開始後24時間を経て全身状態が良ければ登校可能
		ウイルス性肝炎	A型・E型：肝機能正常化後登校可能
			B型・C型：出席停止不要
		手足口病	発熱や喉頭・口腔の水疱・潰瘍を伴う急性期は出席停止、治癒期は全身状態が改善すれば登校可
		伝染性紅斑	発疹（リンゴ病）のみで全身状態が良ければ登校可能
		ヘルパンギーナ	発熱や喉頭・口腔の水疱・潰瘍を伴う急性期は出席停止、治癒期は全身状態が改善すれば登校可
		マイコプラズマ感染症	急性期は出席停止、全身状態が良ければ登校可能
		感染性胃腸炎（流行性嘔吐下痢症）	下痢・嘔吐症状が軽快し、全身状態が改善されれば登校可能
		アタマジラミ	出席可能（タオル、櫛、ブラシの共用は避ける）
		伝染性軟属腫（水いぼ）	出席可能（多発発疹者はプールでのビート板の共用は避ける）
		伝染性膿痂疹（とびひ）	出席可能（プール、入浴は避ける）

※第1種学校感染症：エボラ出血熱、クリミア・コンゴ出血熱、痘そう、南米出血熱、ペスト、マールブルグ熱、ラッサ熱、ジフテリア、重症急性呼吸器症候群（SARS）、急性灰白髄炎（ポリオ）、鳥インフルエンザ（H5N1）

（出典）公益財団法人日本学校保健会ホームページより

定期の予防接種

令和4年（'22）5月現在

<table>
<tr><th colspan="2" rowspan="2">対象疾病
（ワクチン）</th><th colspan="3">接　種</th><th rowspan="2">回　数</th></tr>
<tr><th></th><th>対　象　年　齢　等</th><th>標準的な接種年齢等2)</th></tr>
<tr><td rowspan="21">A類疾病1)</td><td rowspan="3">ジフテリア
百日せき
破傷風
急性灰白髄炎（ポリオ）</td><td rowspan="3">沈降精製百日せきジフテリア破傷風不活化ポリオ混合ワクチン，沈降精製百日せきジフテリア破傷風混合ワクチン，沈降ジフテリア破傷風混合トキソイド，不活化ポリオワクチン3)4)</td><td>1期初回</td><td>生後3月から生後90月に至るまでの間にある者</td><td>生後3月に達した時から生後12月に達するまでの期間</td><td>3回</td></tr>
<tr><td>1期追加</td><td>生後3月から生後90月に至るまでの間にある者（1期初回接種（3回）終了後，6カ月以上の間隔をおく）</td><td>1期初回接種（3回）終了後12月から18月までの間隔をおく</td><td>1回</td></tr>
<tr><td>2期</td><td>11歳以上13歳未満の者</td><td>11歳に達した時から12歳に達するまでの期間</td><td>1回</td></tr>
<tr><td rowspan="2">麻しん
風しん</td><td rowspan="2">乾燥弱毒生麻しん風しん混合ワクチン，乾燥弱毒生麻しんワクチン，乾燥弱毒生風しんワクチン</td><td>1期</td><td>生後12月から生後24月に至るまでの間にある者</td><td></td><td>1回</td></tr>
<tr><td>2期</td><td>5歳以上7歳未満の者であって，小学校就学の始期に達する日の1年前の日から当該始期に達する日の前日までの間にある者</td><td></td><td>1回</td></tr>
<tr><td>風しん</td><td>乾燥弱毒生麻しん風しん混合ワクチン，乾燥弱毒生風しんワクチン</td><td>5期</td><td>昭和37年4月2日から54年4月1日までの間に生まれた男性</td><td></td><td>1回</td></tr>
<tr><td rowspan="3">日本脳炎5)</td><td rowspan="3">乾燥細胞培養日本脳炎ワクチン</td><td>1期初回</td><td>生後6月から生後90月に至るまでの間にある者</td><td>3歳に達した時から4歳に達するまでの期間</td><td>2回</td></tr>
<tr><td>1期追加</td><td>生後6月から生後90月に至るまでの間にある者（1期初回終了後おおむね1年をおく）</td><td>4歳に達した時から5歳に達するまでの期間</td><td>1回</td></tr>
<tr><td>2期</td><td>9歳以上13歳未満の者</td><td>9歳に達した時から10歳に達するまでの期間</td><td>1回</td></tr>
<tr><td rowspan="3">B型肝炎</td><td rowspan="3">組換え沈降B型肝炎ワクチン</td><td>1回目</td><td rowspan="3">1歳に至るまでの間にある者</td><td rowspan="3">生後2月に至った時から生後9月に至るまでの期間</td><td rowspan="3">3回</td></tr>
<tr><td>2回目</td></tr>
<tr><td>3回目</td></tr>
<tr><td>結核</td><td>BCGワクチン</td><td></td><td>1歳に至るまでの間にある者</td><td>生後5月から生後8月に至るまで（ただし，結核の発生状況等市町村の実情に応じて，標準的な接種期間以外の期間に行うことも差し支えない）</td><td>1回</td></tr>
<tr><td rowspan="2">Hib感染症</td><td rowspan="2">乾燥ヘモフィルスb型ワクチン</td><td>初回3回</td><td rowspan="2">生後2月から生後60月に至るまでの間にある者</td><td>初回接種開始は，生後2月から生後7月に至るまで（接種開始が遅れた場合の回数等は別途規定）</td><td>3回</td></tr>
<tr><td>追加1回</td><td></td><td>1回</td></tr>
<tr><td rowspan="2">肺炎球菌感染症
（小児）</td><td rowspan="2">沈降13価肺炎球菌結合型ワクチン</td><td>初回3回</td><td rowspan="2">生後2月から生後60月に至るまでの間にある者</td><td>初回接種開始は，生後2月から生後7月に至るまで（接種開始が遅れた場合の回数等は別途規定）</td><td>3回</td></tr>
<tr><td>追加1回</td><td>追加接種は，生後12月～生後15月に至るまで</td><td>1回</td></tr>
<tr><td rowspan="2">水痘</td><td rowspan="2">乾燥弱毒生水痘ワクチン</td><td>1回目</td><td rowspan="2">生後12月から生後36月に至るまでの間にある者</td><td rowspan="2">1回目の注射は生後12月から生後15月に達するまで。2回目の注射は1回目の注射終了後6月から12月までの間隔をおく</td><td>1回</td></tr>
<tr><td>2回目</td><td>1回</td></tr>
<tr><td>ヒトパピローマウイルス感染症6)</td><td>組換え沈降2価ヒトパピローマウイルス様粒子ワクチン，組換え沈降4価ヒトパピローマウイルス様粒子ワクチン</td><td></td><td>12歳となる日の属する年度の初日から16歳となる日の属する年度の末日までの間にある女子</td><td>13歳となる日の属する年度の初日から当該年度の末日までの間</td><td>3回</td></tr>
<tr><td rowspan="2">ロタウイルス感染症</td><td>経口弱毒生ヒトロタウイルスワクチン</td><td>1回目
2回目</td><td>出生6週0日後から24週0日後までの間にある者</td><td rowspan="2">初回接種については，生後2月に至った日から出生14週6日後までの期間</td><td>2回</td></tr>
<tr><td>5価経口弱毒生ロタウイルスワクチン</td><td>1回目
2回目
3回目</td><td>出生6週0日後から32週0日後までの間にある者</td><td>3回</td></tr>
<tr><td rowspan="2">B類疾病1)</td><td>インフルエンザ</td><td>インフルエンザHAワクチン</td><td></td><td>・65歳以上の者
・60歳以上65歳未満であって，心臓，腎臓または呼吸器の機能に自己の身辺の日常生活が極度に制限される程度の障害を有する者およびヒト免疫不全ウイルスにより免疫の機能に日常生活がほとんど不可能な程度の障害を有する者</td><td></td><td>毎年度
1回</td></tr>
<tr><td>肺炎球菌感染症
（高齢者）</td><td>23価肺炎球菌莢膜ポリサッカライドワクチン</td><td></td><td>ア　65歳の者
イ　60歳以上65歳未満であって，心臓，腎臓または呼吸器の機能に自己の身辺の日常生活が極度に制限される程度の障害を有する者およびヒト免疫不全ウイルスにより免疫の機能に日常生活がほとんど不可能な程度の障害を有する者。
ただし，イに該当する者として既に当該予防接種を受けた者は，アの対象者から除く。
（対象者の詳細は，注の7）を参照）</td><td></td><td>1回</td></tr>
</table>

資料　厚生労働省健康局調べ

（注）　1）平成13年の予防接種法の改正により，対象疾病が「一類疾病」「二類疾病」に類型化され，平成25年の予防接種法の改正により，「A類疾病」「B類疾病」とされた。両者は国民が予防接種を受けるよう努める義務（努力義務）の有無，法に基づく予防接種による健康被害が生じた場合の救済の内容などに違いがある。
　　　　2）標準的な接種年齢とは，「定期接種実施要領」（厚生労働省健康局長通知）の規程による。
　　　　3）ジフテリア，百日せき，破傷風，急性灰白髄炎の予防接種の第1期は，原則として，沈降精製百日せきジフテリア破傷風不活化ポリオ混合ワクチンを使用する。

看護に必要な人体の構造と機能および健康障害と回復について基本的な知識を問う

Ⅲ

4）DPT-IPV混合ワクチンの接種部位は上腕伸側で、かつ同一接種部位に反復して接種することはできるだけ避け、左右の腕を交代で接種する。

5）平成7年4月2日〜19年4月1日生まれの者については、積極的勧奨の指し控えにより接種の機会を逃した可能性があることから、90月〜9歳未満、13歳〜20歳未満も接種対象としている。同様に、平成19年4月2日から平成21年10月1日に生まれた者で、平成22年3月31日までに日本脳炎の第1期の予防接種が終了していない者は、9〜13歳未満も1期の接種対象としている。

6）HPVワクチンについては、広範な慢性の疼痛または運動障害を中心とする多様な症状が接種後にみられたことから、平成25年6月以来、この症状の発生頻度等がより明らかになり、国民に適切に情報提供できるまでの間、定期接種の積極的な勧奨を差し控えていたが、令和4年4月より、接種対象者への個別の接種勧奨を順次実施している。

7）（ⅰ）対象者から除外される者
　これまでに、23価肺炎球菌莢膜ポリサッカライドワクチンを1回以上接種した者は、当該予防接種を定期接種として受けることはできない。
（ⅱ）接種歴の確認
　高齢者の肺炎球菌感染症の予防接種を行うに当たっては、予診票により、当該予防接種の接種歴について確認を行う。
（ⅲ）予防接種の特例
　平成31年4月1日から令和6年3月31日までの間、アの対象者については、65歳、70歳、75歳、80歳、85歳、90歳、95歳または100歳となる日の属する年度の初日から当該年度の末日までの間にある者とする。さらに、平成31年度中においては、30年度末に100歳以上の者についても、アの対象者とする。

（出典）厚生労働統計協会編「国民衛生の動向 2022／2023年」P149〜150，厚生労働統計協会，2022年

| 第106回 | 午後問題16 | 解答はP267 |

［問題68］水痘の症状はどれか。
varicella

1．耳下腺の腫脹　　2．両頬部のびまん性紅斑　　3．水疱へと進行する紅斑

4．解熱前後の斑状丘疹性発疹

■乳幼児突然死症候群〈SIDS〉

　それまでの健康状態や既往歴から予測することはできず、しかも死亡の状況や剖検によっても原因がわからない、乳幼児に突然死亡をもたらす症候群をいいます。

危険因子

1．うつ伏せ寝

2．父母等の喫煙

3．非母乳保育

■虐　待

　虐待とは自分の保護下にある者に対し、長期間にわたって暴力をふるう、世話をしない、嫌がらせや無視をするなどの行為をいいます。

虐待の行為による分類

・**身体的虐待**…身体的暴力を加える

・**心理的虐待**…言葉による暴力や無視、拒否、自尊心を踏みにじるなど

・**性的虐待**…性的暴力を加える

・**ネグレクト**…**養育放棄**・無視、必要な資源を提供しない

・**経済的虐待**…金銭を使わせない、あるいは勝手に使う

　子どもや高齢者は虐待の対象となりやすく、虐待の相談件数や虐待件数は増加しています。

1．児童虐待

　平成12年（2000年）5月に「児童虐待の防止等に関する法律」が成立し、同年11月に施行されました。同法により、児童虐待は下記のように定義されています。（第二条）

　第二条（原文）

この法律において、「児童虐待」とは、保護者（親権を行う者、未成年後見人その他の者で、児童を現に監護するものをいう。以下同じ）が、その監護する児童（十八歳に満たない者をいう。以下同じ）について行う、次に掲げる行為をいう。

1. 児童の身体に外傷が生じ、又は生じるおそれのある暴力を加えること。
2. 児童にわいせつな行為をすること又は児童をしてわいせつな行為をさせること。
3. 児童の心身の正常な発達を妨げるような著しい減食又は長時間の放置、（中略）その他の保護者としての監護を著しく怠ること。
4. 児童に対する著しい暴言又は著しく拒絶的な対応、（中略）著しい心理的外傷を与える言動を行うこと。

1、2、3、4はそれぞれ「身体的虐待」「性的虐待」「ネグレクト」「心理的虐待」とよばれています。

（注）児童虐待には経済的虐待は含まれません。

＊児童虐待の早期発見努力

同法第6条において、学校・病院などの教職員・医師・保健師・弁護士等は、児童虐待に関して早期発見に努めなければならないとしています。

＊児童虐待の通告義務

同法6条において、**児童虐待を受けたと思われる児童を発見した者は、速やかに福祉事務所・児童相談所に通告**しなければならないとされています。

児童虐待の発生要因には下記のようなものがあります。

虐待者側：若年、健康問題、被虐待経験、暴力的、アルコール、薬物依存、妊娠、夫婦不和、育児ストレス、育児知識の不足など

子ども側：低出生体重児、多胎、成長や発達の遅れ、障害、出生後早期の養育者との分離体験

環　　境：経済的困窮、社会的孤立、文化的孤立、定住地や定職がない、家庭外援助者の不在など

2. 高齢者虐待

家庭・施設内での高齢者に対する虐待防止のために、平成18年（2006年）に「高齢者虐待防止法」が制定され、同年4月に施行されました。高齢者虐待者の分類では、経済的虐待が特徴です。高齢者への虐待は、養護者によるもの、養護施設従事者によるものがあり、増加しています。

また発見者は、市町村または市町村から委託を受けた**地域包括支援センターに通報するよう努力する義務、または通報する義務**が課せられています。

第99回	午前問題16	解答はP267

[問題69] ネグレクトはどれか。

1. 無理強い　　2. 養育放棄　　3. 性的虐待　　4. 家庭内暴力

▌先天性疾患

　出生時からみられる疾患の総称で、先天異常ともいわれます。先天性疾患には、形態の異常、機能の異常、代謝の異常などをそれぞれ主とする疾患が存在するため、多種多様な形であらわれます。

　先天性疾患の発生には、遺伝的素因が重要であるとされています。たとえば、血友病、色覚異常、夜盲、青色強膜、白皮症、小頭症、多指症、先天性魚鱗癬などです。また性染色体異常によるものとしては、クラインフェルター症候群、ターナー症候群などがあり、常染色体異常ではダウン症候群が有名です。

> 先天性疾患：生まれつきの疾患（生下時に機能異常が生じている）
> 遺伝性疾患：遺伝する疾患（遺伝子変異が病因となる）

先天性風疹症候群

　風疹に対する免疫のない女性が、妊娠の初期に風疹ウイルスに感染した場合、胎児に先天性奇形（白内障、難聴、心奇形など）を生じることがあります。先天性ではありますが遺伝性ではなく、風疹ウイルスという外因によるものです。

先天性心疾患

　心室中隔欠損症や**心房中隔欠損症**、**ファロー四徴症**などがあります。一般的には遺伝せず、家族性心奇形はまれです。

染色体異常症

　ダウン症候群は常染色体21番トリソミーです。また、18番トリソミーはエドワーズ症候群とも呼ばれます。いずれも心臓などの奇形を伴うことが多いです。

　疾患の遺伝形式には、常染色体優性遺伝や常染色体劣性遺伝、伴性劣性（X連鎖性）遺伝などがあり、血友病、デュシェンヌ型筋ジストロフィーは伴性劣性遺伝の形をとります。

出たよ

第101回　　午前問題7	解答はP267

[問題70] 先天異常はどれか。

1．尋常性白斑
vitiligo vulgaris
2．急性灰白髄炎
poliomyelitis
3．重症筋無力症
myasthenia gravis
4．心房中隔欠損症
atrial septal defect

Check!
出題基準番号
Ⅲ-11-B

153. 高齢者の疾患

　高齢者の疾患とは、加齢による変化によって引き起こされる疾患のことです。加齢による身体的な変化は多岐にわたります。

　認知・知覚機能の老化では、認知症や老眼、白内障、難聴などが挙げられます。呼吸・循環機能は、老化により徐々に低下し、120歳前後で生きていくための最低限の機能が保てなくなります。腎機能は80歳で20代の半分になります。これに伴って電解質バランスも

乱れます。骨代謝機能の老化により骨粗鬆症になります。

　高齢者の身体的特徴は、Ⅱ章にまとまっていますが、その他について簡単にみていきましょう。

高齢者の特徴

- ホメオスタシスの低下により、**体温調節がうまくできない**。そのため環境変化に弱い。
- 胸腺の萎縮によりTリンパ球が減少し、細胞性免疫も**液性免疫（抗体産生）も低下する**。免疫力が低下する。
- 寝つきは悪く、レム・ノンレム睡眠ともに短縮し、中途覚醒、早朝覚醒になりやすい。
- 消化機能の低下と蠕動運動の低下で便秘になりやすい。
- 心機能の低下により心肥大がみられる。
- 呼吸機能では残気量が増加し、肺活量が低下する。1秒量が低下し、呼気が延長する。
- 気道の繊毛運動は低下し、体内水分量が少ないため痰の量が増えず出しにくい。唾液の量も減るため、口腔内細菌が増える。自律神経反射が低下し、誤嚥してもむせにくくなる。誤嚥性肺炎を起こしやすい。
- 味覚は塩味が著明に低下し、酸味は比較的維持される。塩分を多く摂取することにより血圧が上昇する。
- インスリン分泌能、感受性が低下するため、**血糖値は上昇しやすい**。
- 腎でのエリスロポエチン産生が低下し、**赤血球数やヘモグロビン濃度が低下し**、貧血になりやすい。

これらの変化によって起こる代表的な疾患の分類、症状などをみていきましょう。

認知症

　認知症とは、「**一度正常に発達した認知機能**が、後天的な脳の障害によって**持続的に低下**し、日常生活や社会生活に支障をきたした状態」と定義されています。

　ところで、昨日の夕飯は何を食べましたか？　思い出せないことがありますよね。これは単なる物忘れです。認知症では、夕飯を食べたこと自体を忘れています。もっと言うと、夕飯を食べたことを記憶していないのです。このように、健常であれば体験の一部を忘れるのに対して、認知症では体験そのものを覚えていないのです。

　認知症の原因として最も多いのは、アルツハイマー型認知症です。これは、大脳（特に側頭葉）が全般的に萎縮します。次に多いのが、脳血管性認知症です。これは、多発性脳梗塞や脳出血などの脳血管疾患を基礎とします。どちらにしても、中核症状となるのは記憶障害（記銘力障害）、**見当識障害**、判断力低下などです。新しいことが覚えられない、以前のことが思い出せない、最近の記憶がないなどの症状がみられます。中核症状に伴う症状として次のような症状があります。

妄　　　想	………	自分で財布をしまった場所を忘れ、盗られたと主張する	
幻　　　覚	………	見えないものがみえたり、音が聞こえる	
抑 う つ	………	ふさぎこんだり、ぼーっとする	
介護拒否	………	入浴や着替えなどでからだに触れられるのをいやがる	
暴力暴言	………	ささいなことで興奮して大きな声をだしたり、暴力をふるう	
徘　　　徊	………	家に帰るといって外出し、迷ってしまうことが多い （本人には目的があって歩きまわるが周囲には目的がわからない）	
食行動異常	……	食べ物でないものを食べる	
睡眠覚醒リズム障害	…	夜起きて、昼間ウトウトする昼夜逆転の生活	

　認知症にはアルツハイマー型認知症や脳血管性認知症、レビー小体型認知症、前頭側頭型認知症などがあります。それぞれの特徴をまとめます。

	脳血管性認知症	アルツハイマー型認知症	レビー小体型認知症	前頭側頭型認知症
障害されやすい部位	大脳全般に梗塞巣	側頭葉、海馬、頭頂葉	後頭葉	前頭葉、側頭葉
症状	まだら認知症 感情障害、運動障害、情動失禁など	記憶障害、見当識障害、物盗られ妄想など	幻視、妄想、パーキンソニズムなど	人格変化、感情鈍麻など
人格変化	保たれる	晩期に崩壊	晩期に崩壊	早期に崩壊
経過	段階的に進行	ゆっくり、常に進行		
基礎疾患	高血圧、糖尿病、脂質異常症、心疾患	特になし		
頭部CT	脳実質内に梗塞巣	大脳の全般的萎縮、海馬の萎縮	海馬の萎縮は比較的軽度	前頭葉と側頭葉の萎縮

　認知症の診断には、長谷川式簡易知能評価スケールや認知テスト（MMSE）などが使われます。

出たよ

第105回　　午前問題16　　　　　　　　　解答はP267

[問題71] 認知症の中核症状はどれか。
　dementia
　1．幻　聴　　　2．抑うつ　　　3．希死念慮　　　4．見当識障害

▌骨粗鬆症

　骨は、破骨（骨を壊すこと）と造骨（骨を作ること）を繰り返しています。この破骨が盛んになって、骨がスカスカの状態になるのを骨粗鬆症といいます。

　閉経後の女性に圧倒的に多いのは、エストロゲンの減少によって、破骨の歯止めがきかなくなるためです。また、慢性腎不全や副腎皮質ステロイド薬を長期にわたって服用している場合にもみられます。

　治療としては、カルシウムとビタミンDを多く摂り、適度な運動を心がけ、日光にあたるようにします。また、転倒すると容易に骨折するため、転倒しないようにすることも重要になります。

基本的な臨床検査値の評価

Check!
出題基準番号
Ⅲ-11-C

154. 血液学検査

血液学検査には、「**血球検査**」と血液凝固や線維素溶解に関わる「凝固・線溶系検査」があります。血液学検査は、貧血・多血・炎症・脱水などの初診時の基本検査、血液疾患の診断や経過観察に用いられます。

主な血液学検査

赤血球（RBC）数	貧血・多血の有無などを確認できます。 【基準値】男性：420〜550万/μL　女性：350〜450万/μL
白血球（WBC）数	炎症や易感染状態でないかを確認できます。 【正常値】4,000〜9,000/μL
血小板（Plt）数	出血傾向・血栓傾向でないかを確認できます。 【正常値】約25万/μL
プロトロンビン時間（PT）	血液凝固異常の確認や肝機能の評価にも用いられます。 【正常値】11〜13秒

出たよ

第111回　　午前問題15	解答はP267

[**問題72**]成人女性の赤血球数の基準値はどれか。

1．150〜250万/μL　　2．350〜450万/μL　　3．550〜650万/μL
4．750〜850万/μL

Check!
出題基準番号
Ⅲ-11-C

155. 血液生化学検査

血液生化学検査とは、化学検査とも呼ばれる検体検査のひとつです。体液・尿・血液に含まれている栄養素・酵素・ホルモン・電解質などの成分を化学的に分析します。検体検査の中でも検査項目は最も多く、その中心をなしています。

さまざまな臓器の疾患の診断や障害の程度の評価をする際に用いられたり、生活習慣病などの診療にも欠かせない検査となっています。

主な血液生化学検査

血清総タンパク質（TP）	肝機能の状態や腎障害などの評価に用いられます。 【正常値】6.5～8.0g/dL
アスパラギン酸アミノトランスフェラーゼ（AST）	心筋や肝臓に含まれる酵素で障害によって血中に増加します。 【正常値】10～40IU/L
アラニンアミドトランスフェラーゼ（ALT）	肝臓に含まれる酵素で、肝臓の障害によって血中に増加します。 【正常値】5～40IU/L
心筋トロポニンT	上昇していると急性冠症候群（ACS：冠動脈の動脈硬化性プラークの破綻に伴う血栓により発症した疾患のこと）が疑えます。 【正常値】0.05ng/mL未満
クレアチンキナーゼ（CK）	心筋梗塞や狭心症、心筋炎などの循環器系の疾患や筋ジストロフィーなどの神経筋疾患などの評価に用いられます。 【正常値】男性：60～250U/L　女性：50～170U/L
アミラーゼ（AMY）	上昇していると膵臓や腎臓の障害が疑えます。 【正常値】40～130U/L
血糖値	糖尿病やバセドウ病といったさまざまな疾患の評価に用いられます。 【正常値】（空腹時）70～110mg/dL （75g OGTT後2時間後）140mg/dL未満
尿酸値（UA）	血中濃度が高くなると関節などに沈着して**痛風**発作が起こりやすくなります。 【正常値】3～7mg/dL

出たよ

第110回	午後問題15	解答はP267

[問題73] 痛風の患者の血液検査データで高値を示すのはどれか。
gout
1．尿　酸　　2．尿素窒素　　3．アルブミン　　4．トリグリセリド

Check!
■■■
出題基準番号
Ⅲ-11-C

156. 免疫血清学検査

　私たちの身体がウイルスや細菌などの抗原に侵されると、それに対抗するために抗体を産生します。免疫血清学検査とは、抗原に対する抗体反応を利用して、炎症マーカー・自己抗体・腫瘍マーカー・病原微生物など免疫関連の項目を調べる検査です。がんや感染症、膠原病の診断に用いられます。

III

看護に必要な人体の構造と機能および健康障害と回復について基本的な知識を問う

主な免疫血清学検査

CRP （C反応性蛋白質）	上昇していると、**炎症**を生じる疾患や感染症、熱傷などが疑われます。 【基準値】0.3mg/dL以下
AFP （αフェトプロテイン）	肝細胞癌の診断や治療の効果、再発の指標として用いられます。 【基準値】20ng/mL以下
CEA （がん胎児性抗原）	陽性の場合、大腸癌・膵癌・胆道癌・肺癌などが疑えます。 【基準値】5.0ng/mL以下
CA19-9	膵癌や胆管癌・肝細胞癌の場合、高確率で陽性になります。 【基準値】37U/mL以下
リウマトイド因子〈RF〉	関節リウマチなどで高値を示すことがあります。 【基準値】15IU/mL以下
抗核抗体	膠原病で高値を示すことがあります。 【基準値】抗体価40倍未満

第112回　午前問題16　　　　解答はP267

[問題74] 炎症マーカーはどれか。

1．CA19-9　　2．抗核抗体　　3．C反応性蛋白質〈CRP〉
4．リウマトイド因子〈RF〉

157. 尿検査
Check!
出題基準番号
Ⅲ-11-C

　泌尿器の異常を知る上で欠かせないのが尿検査です。採尿時に腟分泌物や月経血が混入したり、起立時、発熱時に尿蛋白陽性になるなど、採尿方法や採尿時の状態で検査結果に影響がでます。また、膀胱内にある尿は無菌であったとしても、排尿されると細菌が増殖し、採尿した尿の性質が変わることがあります。適切に採尿を行い、検体は適切に取り扱うことが大切です。

採尿方法

＜男性の場合＞

　2杯分尿法（トンプソン法）があり、1杯目のカップには50mL、2杯目のカップには残りを採尿して検査します。尿道疾患では1杯目に、膀胱頸部や後部尿道の疾患では2杯目に、膀胱や腎臓の疾患では両方に異常が強くみられます。

＜女性の場合＞

　砕石位で中間尿を採尿することが望ましいといわれています。しかし現状では難しいので、カテーテル導尿が行われます。カテーテル挿入によって膀胱尿が採取できるだけでなく、尿道狭窄の有無も知ることができます。

＜小児の場合＞

　幼児であれば上記の方法で行われます。新生児・乳児の場合は採尿バッグを使用します。採尿バッグを貼りつける前に男女ともに外陰部の清拭を行います。ただし、感染の有無を調べるときは、女児は導尿、男児は膀胱穿刺を行うこともあります。

尿の肉眼的異常

採尿したものは時間をおかず、すぐに検査をします。尿は淡黄色から淡黄褐色で水のように透明な色調をしています。しかし、疾患や薬の影響で通常とは異なる色調に変化することがあります。異常を鑑別するのも有用となります。

尿の色調と異常

疾患	橙色	ビリルビン尿、ウロビリン尿
	赤色～褐色	血尿、ミオグロビン尿
検査	赤紫色	PSP（フェノールスルホンフタレイン）
	青色	インジゴカルミン
薬	黄褐色～赤色	センナ（便秘薬）
	赤色～コーラ色	ワルファリン

＜試験紙法＞

一般的な尿検査として行われているものです。採尿された尿に試験紙を浸すことで尿潜血、尿蛋白、尿糖などの有無や程度を速やかに調べることができます。

主な薬物の効果と副作用（有害事象）

158. 抗感染症薬

出題基準番号 Ⅲ-12-A

抗菌薬

抗菌薬とは、広く微生物に対する薬剤のことをいいますが、一般的には抗生物質をさします。

代表的抗細菌性化学療法剤

系統	作用	薬剤名	注意点
βラクタム系（ペニシリン系、セフェム系）	細菌の細胞壁合成阻害	ペニシリン、セファロスポリン、メチシリン、アンピシリンなど	アナフィラキシーショック（ペニシリンショックが有名）に注意。アンピシリンやセフェム系はスペクトルが広い。
マクロライド系	蛋白合成を阻害	エリスロマイシン、ロイコマイシン、スピラマイシンなど	グラム陽性・陰性球菌ならびに一部のリケッチアやスピロヘータ類・レジオネラ菌に有効。副作用は肝障害など。
アミノ配糖体系（アミノグリコシド系）	蛋白合成を阻害	ストレプトマイシン、カナマイシン、ゲンタマイシン（緑膿菌などに作用）など	グラム陽性・陰性菌や抗酸菌に有効でスペクトルが広い。副作用は腎障害や第Ⅷ脳神経障害。
テトラサイクリン系	蛋白合成を阻害	テトラサイクリン、テラマイシン、ドキシサイクリン、ミノサイクリンなど	グラム陽性・陰性菌ならびに一部のリケッチア（ツツガムシ病）やクラミジア・マイコプラズマ肺炎にも有効。胃腸障害、小児では歯芽着色・骨発育不全に注意。
クロラムフェニコール	蛋白合成を阻害		グラム陽性・陰性菌ならびに一部のリケッチアやクラミジア・チフスにも有効。造血機能障害（再生不良性貧血）・肝障害、胎児／新生児グレイ症候群などの副作用が強く、現在は使用が少ない。
バンコマイシン（ペプチド系）	細菌の細胞壁合成阻害		MRSA（メチシリン耐性黄色ブドウ球菌）に有効なことで知られる。※なお、MRSAに使用される薬剤としては、他の系統の薬剤でアルベカシンやホスホマイシン、テイコプランンがある。
サルファ剤（スルホンアミド剤）	葉酸合成阻害による代謝拮抗作用	スルファジアジン、スルファメトキサゾール、DDS（ハンセン病に作用）など	副作用として腎障害・胎児への催奇形性があり新生児核黄疸の原因になる。またST合剤（スルファメトキサゾール・トリメトプリム配合剤）がある。

※MRSAがバンコマイシンに耐性をもつようになると治療はほとんど不可能になる。最近、バンコマイシン耐性菌が発見され問題になっている。なお、**VRE（バンコマイシン耐性腸球菌）**の名前は知っておこう。

抗結核薬の与薬方法と副作用

イソニアジド（INH）	経口与薬（単独で予防的に与薬されることがある）注射薬	末梢神経障害（ビタミンB₆与薬で予防）、視神経炎、肝障害
リファンピシン（RFP）	経口与薬	肝障害、胃腸障害
ピラジナミド（PZA）	経口与薬	肝障害、腎障害
エタンブトール（EB）	経口与薬	視覚障害、末梢神経障害
ストレプトマイシン（SM）	筋肉内注射	腎障害や第Ⅷ脳神経障害
カナマイシン（KM）		

※多剤併用が多く行われる。治療前に耐性検査を行う。

抗ウイルス薬

ウイルスの構造は、遺伝子（DNAまたはRNA）とそれを包む外膜だけです（ウイルスの中の遺伝子がDNAのものをDNAウイルス、RNAのものをRNAウイルスといいます）。ウイルスは細菌と違って、自分で栄養を作るなどする代謝器官を持っていません。そのため、ウイルスが増殖するためには、他の細胞に寄生する必要があります。ウイルスの持つ遺伝子を寄生した細胞の代謝機能を利用して増殖していくのです。このような性質を持つウイルスが細胞内に入り込んだ場合、ウイルスのみを破壊することは難しくなります。したがって、抗ウイルス薬は①細胞内にウイルスが入るのを防ぐ、②細胞内に入り込んだウイルスの増殖を阻害する、③増殖したウイルスが細胞外に出ないようにする、の３点などで作用するようになっています。

細胞内へのウイルス侵入を防止する

ウイルスが細胞へ侵入して増殖しようとするとき、ウイルスは細胞に吸着して侵入し、その構造の外膜を外して（脱外被といいます）遺伝子だけが細胞内に入ろうとします。この吸着・侵入・脱外被を阻害してウイルスが細胞内に侵入するのを防ぐ抗ウイルス薬です。この種類の抗ウイルス薬には次のようなものがあります。

１．アマンタジン塩酸塩

A型インフルエンザに有効です。なお、この薬剤は、たまたま投与したパーキンソン症候群の患者の症状が改善したことから、現在ではパーキンソン症候群にも使用されています。

２．抗HBs人免疫グロブリン

B型肝炎に使用される薬剤です。B型肝炎ウイルス抗原陽性血液に曝露したときやB型肝炎ウイルス抗原陽性の母親から出生した新生児の垂直感染によるB型肝炎発症防止のために投与します。血液汚染事故の場合には原則48時間以内に、新生児の垂直感染防止のためには生後12時間以内（12時間を超えてしまった場合にもできる限り早く）筋肉内注射で投与します。

細胞内に入り込んだウイルスの増殖を阻害する

細胞内に入り込んだウイルスの増殖を阻害する方法の薬剤には次のようなものがあります。

１．逆転写酵素阻害薬：ジドブシン、ジダノシン

ヒト免疫不全ウイルス〈HIV〉の抗ウイルス薬です。ウイルスは細胞に侵入すると、細胞の核に入り、その遺伝子プログラムをウイルスの遺伝子情報がコピーできるようにして増殖していきます。

通常のヒトの細胞分裂では、核内のDNA情報をmRNAがコピーして新たな細胞を作ります。このコピーのことを転写といいますが、HIVは持っている遺伝子がRNAのウイルスです。そのためRNAからDNAを合成する酵素を用いてコピーします。通常の細胞の遺伝子情報のコピーとは逆なので、これを逆転写といいます。この逆転写するための酵素を阻害してウイルスの増殖を防ぐ薬剤が逆転写酵素阻害薬といわれるものです。この薬剤は通常の細胞分裂にも影響を与えてしまうので、骨髄抑制、膵炎、肝障害などの副作用があります。

２．プロテアーゼ阻害薬：インジナビル硫酸塩、リトナビル

ヒト免疫不全ウイルス〈HIV〉の抗ウイルス薬です。宿主細胞内で作られたウイルス前

駆体タンパク質からウイルスが産生される際に必要な酵素（プロテアーゼ）を阻害することでウイルス産生が阻止されます。副作用には、下痢、吐き気、頭痛、めまいなどがあります。

３．DNAポリメラーゼ阻害薬：アシクロビル

単純ヘルペスウイルスの抗ウイルス薬です。ヘルペスウイルスはDNAウイルスで、そのDNAの複製に関わる酵素のDNAポリメラーゼの働きを阻害してヘルペスウイルスの増殖を抑えます。

４．核酸分解酵素誘導薬：インターフェロン

Ｂ型・Ｃ型肝炎の抗ウイルス薬です。細胞内でＢ型・Ｃ型肝炎ウイルスのmRNAを分解する酵素を作り出したり、ウイルス合成に必要なタンパク質の機能を阻害したりすることで増殖を防ぎます。副作用としては間質性肺炎や精神神経症状（抑うつ、不安、不眠）などがあります。

増殖したウイルスが細胞外に出ないようにする

増殖したウイルスが細胞の外に遊離するのを防ぐことで、他の細胞へのウイルス感染拡大を防ぎます。

ウイルス遊離阻害薬：**オセルタミビルリン酸塩、ザナミビル水和物**

Ａ型・Ｂ型インフルエンザの抗ウイルス薬で、Ａ型・Ｂ型ウイルスが産生するノイラミニダーゼを阻害します。ノイラミニダーゼは、Ａ型・Ｂ型ウイルスが細胞膜から遊離するときに必要な酵素で、この酵素を阻害することでウイルスの増殖を防ぎます。発症から２日以内に投与することで、症状の改善や合併症の減少が期待できます。

※オセルタミビルリン酸塩

行動異常発現のおそれがあるため、10歳以上の未成年では原則使用を控えることとされています。

第99回　午後問題16　　　解答はP267

[問題75] 抗ウイルス薬はどれか。

1．ペニシリン　　2．アシクロビル　　3．エリスロマイシン
4．アンホテリシンB

Check!
出題基準番号
Ⅲ-12-A

159. 抗がん薬

癌というのは、私たちの身体の細胞が突然変異を起こしたものです。要するに自分の細胞の一部ですので、初期には何の症状も起こらないんです。この癌細胞だけをやっつけるのが抗がん薬なのですが、どうしてそんな器用なことができるのでしょうか？　癌細胞というのは、細胞分裂のスピードがとっても速いんです。なので、このスピードを弱めてやると、癌は大きくならないということになります。

ところが、骨髄や毛根、消化管粘膜なども細胞分裂が速いので、同時にこれらも阻害してしまいます。これが、**骨髄抑制**（貧血、**白血球減少**による易感染状態、出血傾向（**歯肉出血**等））や脱毛、消化器症状を引き起こす要因です。他の副作用としては、口内炎・腎障害・下痢などがみられることもあります。抗がん薬は下記の３種類に大別できます。

１．DNA複製阻害薬

アルキル化薬（シクロフォスファミド）、白金製剤（シスプラチン）、抗菌薬など。この薬剤は、DNAの情報を破壊することによって、細胞を死滅させてしまいます。

２．代謝拮抗薬

葉酸代謝（メトトレキサート）、ピリミジン代謝（フルオロウラシル）、プリン代謝（メルカプトプリン）など。

DNAの持っている核酸ににせものをまぜて、DNAが正常にはたらかないようにし、細胞を死滅させるものです。

３．ホルモン薬

抗女性ホルモン、女性ホルモン、男性ホルモン、蛋白同化ホルモンなど。

癌の中には、ホルモンに依存しているものがあります。このホルモンを絶ってやると、癌細胞は大きくならず、うまくいけば死滅させることができます。

第108回	午前問題16	解答はP267

[問題76]骨髄抑制が出現するのはどれか。
　　1．麻　薬　　2．利尿薬　　3．抗癌薬　　4．強心薬

160. 強心薬、抗不整脈薬

出題基準番号 Ⅲ-12-A

みなさんは、世界最古の薬が何か知っていますか？　これがジギタリス（**ジゴキシン**）なんですよ。可愛い花が咲いて、ときどきホームセンターなどでも売っていたりします。

ジギタリスは**強心薬**の代表です。心筋の収縮力を強め、１回の心拍出量を増やし、徐脈にする作用があります。しっかりと血液をためて、一度にたくさんの血液を送り出すイメージですね。心不全には欠かせない薬なんですが、安全域が非常に狭く、コントロールが難しいんです。そのため、定期的に血中濃度を測定しなくてはなりません。安全域を上回ってしまうと、ジギタリス中毒を起こすので、観察を怠ってはいけませんね。

ジギタリス中毒

①**不整脈**：徐脈になりすぎると、房室ブロックが出現することがあります。動悸などの自
　　　　　覚症状や、心電図モニターの観察を怠らないようにしましょう。
②中枢神経症状：めまいや頭痛・意識障害を起こすことがあります。
③消化器症状：**悪心**・嘔吐、食欲不振が出現することがあります。

このジギタリス中毒は、低カリウム血症があると起こしやすいのです。ところが、うっ血性心不全では、ジギタリスと利尿剤を併用することが多いため、より一層中毒を起こしやすくなります。早期発見できるように、十分に観察しましょう。また、加齢や腎疾患などでは、ジギタリスの排泄が低下するので、やはり中毒を起こしやすくなります。

強心薬には、アドレナリンやドパミンもあります。ただし、これらはショック時などの緊急性の高いときに使用します。

第107回　午後問題21　　　解答はP267

［問題77］ジギタリスの副作用（有害事象）はどれか。
　1．難　聴　　2．悪　心　　3．易感染　　4．低血糖

161.　狭心症治療薬

Check!
出題基準番号
Ⅲ-12-A

狭心症発作時治療薬といえば**ニトログリセリン**を舌下に服用します。

狭心症というのは、虚血性心疾患の1つでしたね。心筋に栄養を届ける冠状動脈にアテローム硬化が起こり、心筋の血流が少なくなります。これによって、心筋が酸素不足に陥り、胸痛発作を生じる疾患です。ということは、冠状動脈を広げてあげると、また血流が再開して胸痛がおさまるわけですね。

ニトログリセリンには、冠状動脈を拡張させるはたらきがありますので、胸痛発作が起こったら、即時に**舌下投与**します。通常1～2分で効果がでます。でも、同時に**末梢血管を拡張**させて**血圧が低下**しますので、臥床するか、座って服用するようにしてください。発作予防のためには、持続的効果のある貼り薬もあります。

第108回　午後問題15　　　解答はP267

［問題78］狭心症発作時に舌下投与するのはどれか。
　1．ヘパリン　　2．ジゴキシン　　3．アドレナリン　　4．ニトログリセリン

162.　抗血栓薬

Check!
出題基準番号
Ⅲ-12-A

私たちの身体に何らかの原因で出血が起こったとしましょう。そうすると私たちの身体は、その出血を止めようと血小板による止血（1次止血）と血液凝固因子による止血（2次止血）の作用が働きます。

しかし、出血していないのにさまざまな要因で1次止血および2次止血が起こってしまうことがあります。その場合、それぞれの要因を取り除く目的で、抗血小板作用のものと抗血液凝固作用のものの抗血栓薬が使用されます。

ちなみにこれらの薬は当然、出血傾向となりますので抜歯や手術前に投与の中止を検討することがあります。

代表的な抗血栓薬

抗血小板作用 （動脈硬化時：虚血性心疾患・脳血管疾患など）	アスピリン、クロピドグレル、シロスタゾールなど
抗血液凝固作用 （血栓時：下肢静脈血栓・心房細動など）	ヘパリン、**ワルファリン**カリウム、クエン酸ナトリウムなど

Ⅲ 看護に必要な人体の構造と機能および健康障害と回復について基本的な知識を問う

第107回　午後問題15　　　　　　　　　　　　解答はP267

[問題79]出血傾向を考慮し手術前に投与の中止を検討するのはどれか。
1．アドレナリン　　2．テオフィリン　　3．ワルファリン
4．バンコマイシン

163. 降圧薬、昇圧薬

降圧薬

　血圧とは、動脈血が血管壁に及ぼす圧力のことでしたね。血圧が高い状態が長く続くと、虚血性心疾患や脳血管疾患などを引き起こすことがあります。したがって、高血圧と診断されたら、減塩を中心とした食事療法や、薬物療法が必要となります。

1．カルシウム拮抗薬

　血管は平滑筋という筋肉でできていて、この筋肉は伸びたり縮んだりします。伸びると血管が拡張して血圧は下がります。逆に縮むと、血管は収縮して血圧が上がります。収縮の際にはカルシウムイオンが必要になりますが、このカルシウムイオンの働きを阻止して、血管を拡張させるのがカルシウム拮抗薬です。

2．アンジオテンシン変換酵素阻害薬（ACE阻害薬）

　アンジオテンシンⅡという物質は、血圧上昇作用を持っています。したがって、この物質を作らなければ血圧は上がらないということになります。アンジオテンシンⅡは下記のようにして作られます。

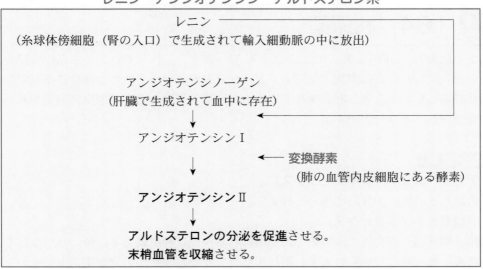

レニン－アンジオテンシン－アルドステロン系

　アンジオテンシン変換酵素がないと、アンジオテンシンⅡは作られないんですね。したがって、この酵素の働きを阻止すると、血圧は低下するわけです。

3．アンジオテンシン受容体拮抗薬

　アンジオテンシンⅡは、受容体と結合することによって血管を収縮させます。したがっ

て、この受容体と結合しないようにすれば、血圧は下がります。

4．α遮断薬

血管平滑筋にあるα受容体を遮断することで、血管を拡張させて血圧を低下させます。

5．β遮断薬

心臓にあるβ受容体を遮断することで、心臓の働きを弱めて血圧を低下させます。

6．利尿薬

循環血液量を減少させることによって血圧を低下させます。

昇圧薬

普通に生活していると、血圧が下がって困るということはありませんね。ですから、昇圧薬を使うというのは、ショックなどの緊迫した場面なのです。

主に使用するのはカテコールアミンです。カテコールアミンの中には、ドパミン・**アドレナリン**・ノルアドレナリンがあります。ドパミンは腎血流量も増加させる万能薬です。アドレナリンはショック時に使用するもので、強心作用や血圧上昇作用をもっています。ノルアドレナリンは、α受容体に作用するため全身の血管が収縮します。これによって、画期的に血圧を上げることができるのです。

出たよ

第101回	午前問題15		解答はP267

[問題80] 昇圧作用があるのはどれか。
1．インスリン　　2．ワルファリン　　3．アドレナリン
4．ニトログリセリン

Check!

出題基準番号
Ⅲ・12・A

164. 利尿薬

私たちは毎日1,000〜1,500mLの排尿をしています。これよりもたくさんの排尿を維持したいときに使われるのが利尿薬です。どんなときかというと、うっ血性心不全で全身に水分が貯留しているとき、肝硬変などで腹水が貯留しているとき、循環血液量を減らして血圧を下げたいときなどです。

主な利尿薬

1．アセタゾラミド（ダイアモックス）

緑内障などの眼圧上昇時に用いられます。

2．フロセミド（ラシックス）

作用発現が速く確実性も高いのでよく使われる**ループ利尿薬**です。特にうっ血性心不全や、浮腫・腹水時に用いられます。副作用に低カリウム血症があります。

3．ヒドロクロロチアジド（ダイクロトライド）

慢性の浮腫時に用いられます。低カリウム血症・高尿酸血症・高血糖などの副作用があります。

4．スピロノラクトン（アルダクトンA）

カリウム保持性利尿薬ともいいます。原発性アルドステロン症に伴う高血圧や、肝硬変

に伴う浮腫時に用いられます。副作用には高カリウム血症があります。

5．Dマンニトール（マンニゲン）、グリセリン（グリセロール）

浸透圧利尿薬ともいいます。脳浮腫の改善に用いられます。

第110回	午後問題16	解答はP267

[問題81] ループ利尿薬について正しいのはどれか。

1．作用発現が速い。　　2．眠前の服用が望ましい。

3．抗不整脈薬として用いられる。　　4．副作用〈有害事象〉に高カリウム血症がある。
_{hyperkalemia}

165．消化性潰瘍治療薬

胃液（pH1〜2）に常にさらされている胃・十二指腸の粘膜が、胃液によって障害されることを消化性潰瘍といいます。

胃液はどのようにして分泌されるのでしょうか。図のように、胃粘膜にある壁細胞が大きくかかわっています。壁細胞はさまざまな刺激を受けて胃酸を分泌します。胃のG細胞が分泌するガストリン、副交感神経の神経伝達物質のアセチルコリン、この2つは生理的範囲内で胃酸をコントロールするものですが、一方でヒスタミンの作用を促進させるという働きがあります。そして、消化性潰瘍を理解する上で最も重要なのは肥満細胞が分泌するヒスタミンです。

ヒスタミンは上記2つの物質やアレルギー反応によって肥満細胞から分泌されるもので、最も胃酸分泌作用が強い物質です。これらの3つの物質が作用することで胃の壁細胞はH^+（水素イオン、別名プロトン）を胃内に分泌して、塩酸（HCl）をつくります。この仕組みをプロトンポンプといいます。

このように、3つの物質の結合→プロトンポンプという順で、胃酸は分泌されます（プロトンポンプ作用）。

胃酸分泌の仕組み

プロトンポンプ　胃の壁細胞　← ガストリン ← 胃のG細胞

塩酸（PH1〜2）　← ヒスタミン ← 肥満細胞

← アセチルコリン ← 副交感神経

消化性潰瘍治療薬には、その原因となる胃液分泌を抑制するという目的の薬と粘膜の保護という2種類があります。

胃液分泌を抑制する薬

制酸薬	pH 1～2の強酸である胃酸を中和する作用があります。
H₂遮断薬	ヒスタミンが壁細胞の受容体に結合することを阻害することで、胃酸分泌を抑制します。
プロトンポンプ阻害薬	壁細胞が塩酸を分泌する最後のパーツであるプロトンポンプを阻害することで、胃酸分泌を抑制します。
抗菌薬	ピロリ菌感染は胃潰瘍や胃癌の要因となっているので、その除菌を目的に用いられます。
その他	アセチルコリンやガストリンも胃液を分泌させる働きがあるため、アセチルコリンの作用を抑える抗コリン薬、ガストリンの作用を抑えるオキセサゼイン（ストロカイン）があります。

粘膜を保護する薬

アルギン酸ナトリウム（アルロイドG） L-グルタミン（L-グルタミン） メチルメチオニンスルホニウムクロリド（キャベジンU）	胃の粘液を増加させて粘膜を保護します。
アズレンスルホン酸ナトリウム水和物（アズノール）	抗炎症作用と胃粘膜の修復作用があります。
スクラルファート水和物（アルサルミン） ＊透析患者にはアルミニウム脳症を引き起こす可能性があるので禁忌	潰瘍部でタンパクと結合し保護層を形成して、胃液から粘膜を保護します。また、胃液中のペプシンと結合し不活化にします。
テプレノン（セルベックス） セトラキサート塩酸塩（ノイエル）	胃粘膜の血流を増加させて胃粘膜を保護します。
プロスタグランジン関連薬物	プロスタグランジン（PG）は胃酸の分泌を抑え、胃粘膜の血流を増加させて胃粘膜を保護します。

166. 下剤、止痢薬

Check!
出題基準番号
Ⅲ-12-A

▌下　剤

　便秘や消化管内視鏡検査の前処置に用いられるのが下剤です。下剤は、緩下剤、刺激性下剤、腸管作動薬に分けられます。

緩下剤

　内服しても腸管で吸収されずに、腸管内にとどまる性質のものです。腸管内にとどまって水分などを溜めこむことで、腸壁を刺激して蠕動運動を促進します。酸化マグネシウムやクエン酸マグネシウムなどの塩類下剤、カルメロースナトリウムなどの膨張性下剤などがあります。

刺激性下剤

　腸管を直接刺激する物質です。ヒマシ油、アントラキノン誘導体、ラクツロースなどがあります。

腸管作動薬

　麻痺性イレウスや術後の腸管麻痺に対して用いられる、腸管作動作用（腸を動かす作用）の強い薬です。パンテチン、ジノプロスト、ネオスチグミンなどがあります。

■ 止痢薬

止痢薬とは、下痢を止める薬剤のことです。下痢の原因に対する治療ではなく対症療法として使用されます。止痢薬には、腸管の蠕動運動を抑制するものと、腸管粘膜からの分泌を抑制したり、過剰な分泌物を吸着したりするものがあります。

腸管の蠕動運動を抑制するもの

腸管にはオピオイド受容体があります。オピオイド受容体とは、麻薬性鎮痛薬と同様の作用を持つ中枢神経系に存在する物質（エンドルフィンなどのペプチド）が結合する受容体です。このオピオイド受容体に結合する薬物を投与すると、アセチルコリンの分泌を抑えて副交感神経の作用を抑えます。それによって腸管の蠕動運動が抑制され下痢の症状が軽減します。ロペラミド塩酸塩（ロペミン）やトリメブチンマレイン酸塩（セレキノン）などがあります。

腸管粘膜の分泌を抑制するもの

腸管粘膜の分泌を抑制するタイプの止痢薬は腸管粘膜のタンパク質と結合し、被膜を作ることで腸管粘膜からの分泌を抑えます。タンニン酸アルブミン（タンナルビン）があります。

過剰な分泌物を吸着するもの

天然ケイ酸アルミニウム（アドソルビン）は、下痢の原因となる有害物質や水分、粘液を吸着することで下痢を止めます。

Check!
出題基準番号
III-12-A

167. 抗アレルギー薬

気管支喘息やアトピー性皮膚炎などの I 型アレルギー反応では、アレルゲンとの接触によって、肥満細胞や白血球から出されるヒスタミンやロイコトリエンやトロンボキサンなどのケミカルメディエーター（化学伝達物質）によって炎症反応が引き起こされます。そのため、アレルギー症状を抑えるためには、このケミカルメディエーターを阻害するような薬が用いられます。

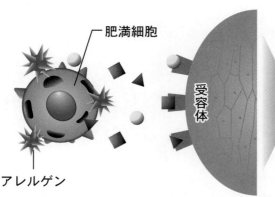

肥満細胞

アレルゲン

受容体

アレルギー反応（血管透過性亢進）
気管支喘息
アトピー性皮膚炎
アナフィラキシーショック
花粉症　　　　　　　　　　など

ケミカルメディエーター：●ヒスタミン　■ロイコトリエン　▲トロンボキサン

ケミカルメディエーター遊離抑制薬

クロモグリク酸ナトリウム：肥満細胞からのケミカルメディエーターの遊離を抑制しますが、H1 受容体遮断作用はありません。

ケトチフェンフマル酸塩　：肥満細胞からのケミカルメディエーターの遊離を抑制し、抗ヒスタミン作用もあります。

エピナスチン塩酸塩　：ヒスタミンの遊離を抑制し、Ｈ１受容体遮断作用もあります。またロイコトリエン、セロトニン、血小板活性化因子に対して拮抗作用があります。

抗ロイコトリエン薬

ロイコトリエンは気管支を収縮させて、血管透過性を高める作用があるため、その作用を抑制させます。

モンテルカストナトリウム：ロイコトリエン受容体選択的拮抗作用があります。

抗トロンボキサンＡ₂薬

トロンボキサンＡ₂は炎症により血小板から遊離します。気管支収縮作用と気道過敏性を高める作用があります。その作用を抑制する薬です。

オザグレル塩酸塩水和物：トロンボキサンＡ₂合成酵素を阻害する作用があります。

セラトロダスト：トロンボキサンＡ₂受容体拮抗作用があります。

168. 免疫療法薬

免疫療法薬とは、ヒトの持つ免疫機能を誘導、増強、抑制することで病気の予防や治療をする薬物です。

1. 免疫誘導薬

免疫誘導薬は、予防接種がこれにあたります。予防接種は、弱毒化した病原体やその構成成分を少量ワクチンとして接種することで、病気を発症させずに能動的に免疫機構を作りあげるものです。予防接種を受けることの目的は、実際にその病気に感染したときの重症化予防で、完全な発症予防はできません。また、副反応といって接種部位の発赤や痛み、発熱などが起こる場合があります。稀ですが、最も重篤なものとして、アナフィラキシーショックを起こすこともあります。免疫誘導薬を投与する際には、患者にメリット、デメリットを十分に説明して行います。

予防接種の内容の詳細は「152. 小児の疾患」を参照してください。

2. 免疫増強薬

免疫増強薬は、免疫を一時的に増強させる作用を持つ物質です。ヒトの血液や細胞から作られます。

ヒト免疫グロブリン製剤

人免疫グロブリンは、ヒトの血液や胎盤から生成された抗体です。低γグロブリン血症や重症の感染症患者に使用されます。

・乾燥抗Ｄ（Rho）人免疫グロブリン

乾燥抗Ｄ（Rho）人免疫グロブリンは、Rh式血液型不適合妊娠の防止のために使用されます。Rh式の血液型でRh（－）の母親がRh（＋）の胎児を妊娠すると、母親の血液中にRh（＋）に対する抗Ｄ抗体を産生してしまいます。抗Ｄ抗体の産生をそのままにしておくと、次回妊娠時に胎児がRh（＋）の場合、母体の血中の抗Ｄ抗体が胎児の血球を

壊してしまうため、胎児や新生児が溶血性疾患を発症してしまいます。これをRh式血液型不適合妊娠といいます。その防止のためには、母体に抗D抗体を産生させないようにする必要があります。第1子の分娩後72時間以内に褥婦に乾燥抗D（Rho）人免疫グロブリンを筋肉内注射すると、母体の抗D抗体の産生を阻止することができます。

・乾燥抗HBs人免疫グロブリン

　　乾燥抗HBs人免疫グロブリンは、針刺し事故などでHBs抗原陽性の血液に汚染した場合や、HBs母子垂直型の肝炎発症予防のために、原則として48時間以内に筋肉内注射されます。

インターフェロン

　インターフェロン（IFN）はサイトカインのひとつで、体内でウイルスなどの病原体や腫瘍細胞などの異物に対して産生されるタンパク質です。インターフェロンには、抗ウイルス作用や細胞増殖抑制作用などがあり、その作用を利用してウイルス性の肝炎（B型・C型）、腎癌や慢性骨髄性白血病などの患者に投与されます。

その他

　血管肉腫、腎癌の治療に使用されるインターロイキン2（T細胞で作られるサイトカイン）や、悪性腫瘍の化学療法時の好中球減少症などに使用される顆粒球コロニー刺激因子としてのレノグラスチム（ノイトロジン）などがあります。

3．免疫抑制薬

　免疫抑制薬は、自己免疫疾患や臓器移植時の拒絶反応などに対して使用されます。免疫抑制薬には、T細胞の機能を抑える特異的免疫抑制薬と、免疫関連因子の機能全般を抑制する非特異的免疫抑制薬の2つに大別されます。

特異的免疫抑制薬

・シクロスポリン、タクロリムス水和物

　　ヘルパーT細胞によるサイトカインの生合成を抑制するものとして、シクロスポリン（ネオーラル）、タクロリムス水和物（プログラフ）があります。これらは、腎臓、肝臓、骨髄移植などの際の拒絶反応の防止などに使用されます。

・抗ヒト胸腺細胞ウサギ免疫グロブリン

　　ヒトの胸腺細胞をウサギに接種して得られた抗体を生成して作られた薬剤に抗ヒト胸腺細胞ウサギ免疫グロブリン（サイモグロブリン）があります。これをヒトに投与すると、T細胞が減少して免疫機能を抑制します。造血幹細胞移植の術前治療、腎移植後の拒絶反応抑制などに使用されます。

非特異的免疫抑制薬

・アザチオプリン

　　アザチオプリン（アザニン、イムラン）は、投与すると体内で代謝されてDNA合成を阻害する物質となります。それによりリンパ球増殖の初期段階に作用してリンパ球を障害して免疫を抑制します。腎移植後の拒絶反応などに対して使用されます。

・副腎皮質ステロイド薬

　　副腎皮質ステロイド薬はマクロファージの機能を低下させてリンパ球の増殖を防ぎ、免疫を抑制します。副腎皮質ステロイド薬の詳細は「169．副腎皮質ステロイド薬」を参照してください。

169. 副腎皮質ステロイド薬

　病院で最もよく使われている薬といっても過言ではない副腎皮質ステロイド薬。もともと副腎皮質から分泌される「**糖質コルチコイド**」「**電解質コルチコイド（または鉱質）**」「**性ホルモン（アンドロゲン）**」のうち、糖質コルチコイドを中心に人工的に合成したものがステロイド薬の**プレドニゾロン**です。副腎皮質ステロイド薬の効果はたくさんあって覚えるのが大変ですが、ポイントを押さえれば大丈夫です。

　副腎皮質ステロイド薬が病院でよく使われる最大の理由は、免疫抑制効果による**抗炎症作用**です。**炎症の症状**は、**①発赤、②腫脹、③熱感、④疼痛、⑤機能不全**です。この炎症は、免疫システムが頑張ったせいで起こるものです。副腎皮質ステロイド薬は、この免疫システムそのものを抑制する効果があるので、炎症も起こらないのです。他の消炎鎮痛薬とは比べものにならないほどの効果が認められます。そのかわり、副作用もたくさんあります。

　まずは糖質代謝、蛋白質代謝の促進による高血糖です。もともと副腎皮質ホルモンは、ストレスを感じると分泌されるホルモンです。ストレスを感じたときには、身体はストレスに対応するために、血糖を上昇させるのです。これが糖質コルチコイドの作用です。蛋白質代謝は、蛋白質を分解してできたアミノ酸を、糖分に変える働きのことで、「糖新生」と呼ばれます。蛋白質は筋肉の主要成分です。四肢の筋肉を分解して糖分に変えてしまうと、四肢は細くなっていきます。

　次は脂質代謝の促進により、血中の糖分を脂質に作りかえて体幹部にためる作用です。このため、**血中脂質の増加、高血糖、動脈硬化症、中心性肥満、満月様顔貌（ムーンフェイス）**になります。

　骨代謝の促進により、**骨粗鬆症**にもなります。胃粘液の分泌を抑えてしまい、消化管潰瘍にもなります。身体はストレスを長期間感じているのと同じ状態になるため、精神状態が不安定（うつ傾向、多幸感）になります。

　身体がストレスを感じると、交感神経のスイッチが入ってアドレナリンが分泌され、血圧と心拍数が上がります。副腎皮質ステロイド薬を使用しても同じことが起こります。

　いやな副作用がたくさんあるため、使用し続けるのがつらくなって止めてしまいそうですね。ところが、3日以上継続して副腎皮質ステロイド薬を使用すると、副腎皮質の機能が低下し、ステロイドホルモンの分泌を止めてしまいます。この状態で副腎皮質ステロイド薬の使用を突然止めると、体内でステロイドホルモンが枯渇して、全身倦怠感・吐き気・頭痛・血圧低下・関節痛などのステロイド離脱症候群をきたします。これを予防するためには、中止に向けてステロイド薬を少しずつ減量していく必要があります。使用する際は、自己判断で服用を止めないよう理解を図りましょう。

出たよ

第108回	午前問題25	解答はP267

[問題82]副腎皮質ステロイドの作用はどれか。

　1．体重の減少　　2．血糖の低下　　3．血圧の低下　　4．免疫の促進

　5．炎症の抑制

170. 糖尿病治療薬

糖尿病の治療薬と聞いて、真っ先に思い出すのはインスリンですね。でも、糖尿病患者は、全員インスリンを使っていますか？　違いますよね。運動療法と食事療法だけという人も大勢おられます。では、この違いはなんでしょうか。

糖尿病は1型と2型に大別されます。前者は、インスリンが全く分泌されなくなるもので、小児の糖尿病に多くみられます。インスリンが出ないために、インスリン注射で補うことになります。後者は、インスリンが少ないか、インスリンに対する抵抗を示すもので、生活習慣病として起こる場合が多いですね。運動療法と食事療法とで血糖値を下げることが主になります。また、高血糖を起こさないために、経口血糖降下薬を使うこともあります。

インスリン注射

食前または食直前に、腹部や大腿部などの**皮下に注射**します。緩徐に効果を出すためにマッサージはしてはいけません。また、硬結を防ぐために、毎回少しずつ注射部位をずらしていきます。

使用する量は「**単位**」であらわします。mLではないので注意してください。

バイアルに入ったものや、カートリッジ式のペン型インジェクター、カートリッジ交換不要の使い捨てペン型注射器などがあります。使用後は**低血糖症状**に注意しましょう。

出たよ

第104回	午前問題16	解答はP267

[問題83]副作用（有害事象）として低血糖症状を起こす可能性があるのはどれか。
1．ジゴキシン　　2．インスリン　　3．フェニトイン　　4．ワルファリン

171. 中枢神経作用薬

中枢神経というのは、脳と脊髄のことをいいます。要するに中枢神経作用薬というのは、脳そのものに作用するという、非常に効果の強い薬剤なんです。したがって、使い方を誤ると死に至ることもあるぐらい怖い薬です。

催眠薬

ベンゾジアゼピン系
　トリアゾラム（ハルシオン）：超短時間型
　ニトラゼパム（ベンザリン）：中間型
　エスタゾラム（ユーロジン）：中間型
バルビツール酸系
　フェノバルビタール（フェノバール）：長時間型

抗不安薬

ベンゾジアゼピン系
　ジアゼパム（セルシン）：筋弛緩作用や抗けいれん作用もあります。

抗精神病薬

①定型抗精神病薬

フェノチアジン系

クロルプロマジン（ウインタミン・コントミン）

ブチロフェノン系

ハロペリドール（セレネース）

②非定型抗精神病薬

リスペリドン（リスパダール）

オランザピン（ジプレキサ）

⊂副作用⊃

①**パーキンソン様症状**…パーキンソン病はドパミンの不足が原因なので抗精神病薬の
副作用でパーキンソン病様の症状（錐体外路症状）に注意

②**肝障害**

③**眠気**…鎮静薬一般の作用

④**抗コリン作用**…伝達物質のアセチルコリンを阻害するので消化器の抑制が起こり、便
秘、口渇を起こすことがある

⑤**悪性症候群**…高熱、筋拘縮、昏睡

抗うつ薬 ：効果の出現に1〜2週間かかります。

三環系抗うつ薬

イミプラミン（トフラニール）

四環系抗うつ薬

ミアンセリン（テトラミド）

SSRI（選択的セロトニン再取り込み阻害薬）

フルボキサミン（デプロメール）

SNRI（セロトニン・ノルアドレナリン再取り込み阻害薬）

ミルナシプラン（トレドミン）

⊂副作用⊃

口渇、排尿障害、便秘などの抗コリン作用が強くみられます。
また、SSRIには消化器症状を伴うことが多いです。

抗てんかん薬

フェニトイン（アレビアチン）

フェノバルビタール（フェノバール）

カルバマゼピン（テグレトール）

ジアゼパム（セルシン）

第106回	午前問題16	解答はP267

[問題84]目的とする効果が安定して発現するまでに最も時間がかかる薬はどれか。

1．睡眠薬　　2．鎮痛薬　　3．抗うつ薬　　4．抗血栓薬

Check! 出題基準番号 Ⅲ-12-A 172. 麻 薬

　麻薬と聞いて思い出すのはモルヒネではないでしょうか。モルヒネは、癌性疼痛や急性膵炎などの際に使用する非常に強力な薬で、注射薬・内服薬・坐薬があります。

　NSAIDsに代表される一般的な鎮痛薬は、プロスタグランジンやブラジキニンなどの発痛物質の合成を阻害します。これに対してモルヒネは、脳にあるオピオイド受容体に作用し、痛みを感じられなくするのです。

　作用が強い薬には、重い副作用も伴います。まず全員に起こるのが**腸蠕動の抑制**による**便秘**です。これは、平滑筋の緊張を強めるために起こるので、緩下剤を使って対処します。他には、眠気や悪心・嘔吐があります。これらには制吐剤で対処します。そして、絶対に忘れてはならないのが**呼吸抑制**ですね。急激に量を増やしたり、体内に蓄積したときに起こります。この場合には、拮抗薬であるナロキソンで対処します。

　さて、保管方法は覚えていますか？　鍵のかかる堅固な保管庫に保管するのでしたね。これは、「麻薬及び向精神薬取締法」で定められています。麻薬管理者の資格のある医師・歯科医師・獣医師・薬剤師が麻薬の管理を行います。また、麻薬を処方できるのは医師・歯科医師・獣医師のうち麻薬施用者の免許を都道府県知事から取得した者に限られます。

　使用しなかった薬剤や、空のアンプル、アンプルに残った薬剤などは、処方箋を添えて麻薬管理者に返却します。捨ててしまってはいけませんよ。

　麻薬には以下のものがあります。

〈弱オピオイド鎮痛薬〉
　　リン酸コデイン（内服薬）
　　少量オキシコドン（注射薬・内服薬）
〈強オピオイド鎮痛薬〉
　　モルヒネ（注射薬・内服薬・坐薬）
　　フェンタニル（注射薬・**貼付剤**）

出たよ

第112回	午後問題16	解答はP267

[問題85]モルヒネの副作用（有害事象）はどれか。
　1．出 血　　2．難 聴　　3．便 秘　　4．骨髄抑制

Check! 出題基準番号 Ⅲ-12-A 173. 消炎鎮痛薬

　みなさんは熱が出たことはありますか？　そのとき、解熱剤を飲んだり、坐薬を入れた経験はないでしょうか。また、頭痛や腰痛、生理痛などで鎮痛剤を飲んだことはありませんか？　このときに使った薬は、NSAIDsという非ステロイド性抗炎症薬というのが大半を占めるんです。字の通り、ステロイドではないけれど、炎症をおさえたり、痛みをとったりする薬のことです。**NSAIDsには、抗炎症、鎮痛、解熱作用があります。**主な薬品を下記に挙げます。

　・アスピリン（バファリン）：**血小板凝集抑制作用**もあり

　・インドメタシン（インダシン）

・ジクロフェナクナトリウム（ボルタレン）

・ロキソプロフェンナトリウム（ロキソニン）

これらの薬には、消化性潰瘍や腎障害などの副作用があるので注意が必要です。また、NSAIDsではない鎮痛・解熱薬もあります。これには炎症をおさえる作用がありません。

・スルピリン（メチロン）

・アセトアミノフェン（カロナール）

第103回	午前問題15	解答はP267

[問題86] 抗血小板作用と抗炎症作用があるのはどれか。

　1．ヘパリン　　2．アルブミン　　3．アスピリン　　4．ワルファリン

薬物の管理

Check!
出題基準番号
Ⅲ-12-B

174. 禁　忌

　決して行ってはならないこと、それが「禁忌」です。各医薬品の**添付文書に赤枠**で記載されます。

カリウム製剤

　カリウムは細胞内液にたくさん含まれる電解質です。細胞外液に多く含まれるナトリウムとペアになって、細胞が電気を起こすときに役立っています。これを活動電位といいますが、ナトリウムとカリウムのアンバランスがカギになっています。このアンバランスは、細胞膜にあるナトリウム－カリウムポンプによって、わざわざ作り出しているのです。

　細胞内液にだけ多いはずのカリウムが、細胞外液にも増えてくると、せっかく作っているアンバランスが壊れてしまい、電気が起こせなくなってしまいます。電気が起こせなくなると困る器官って思い浮かびますか？　そうです。心臓です。心臓は、電気がその働きに重要な役割を持つ器官です。電気が起こせなくなると、**心臓が停止**してしまいます。その他、神経も電気で働く器官です。

　カリウム製剤は、原液を静脈注射することは絶対にありません。必ず**希釈**して使用します。低カリウム血症の患者には、点滴内に混入することがありますが、カリウムが入っていることがわかるように、「危険」を意味する黄色でわざわざ着色してあります。また、最近では静脈注射ができないようにプラスチック製の針がついて、最初からシリンジに入っています。また、針を外しても、三方活栓につながらないサイズになっています。

　ここまですれば、カリウム製剤による事故は起こらないと思いたいですね。しかし、普通に使用する点滴内に入っているわずかなカリウムが危ない患者もいるのです。高カリウム血症の患者です。

　高カリウム血症は、腎不全や高度の脱水などで**無尿**の場合などに起こります。無尿＝高カリウム血症と思って、点滴はカリウムの入っていないタイプのものを使います。カリウムが入っている点滴が、無尿の患者に処方されたときに、患者を救えるのは看護師であるあなたです。

抗コリン薬

コリンは、副交感神経の神経伝達物質である「アセチルコリン」です。「抗」という字がつくと、コリンに逆らうという意味になります。つまり、副交感神経の神経伝達を邪魔する薬（副交感神経遮断薬）です。副交感神経の働きが抑制されると、排尿、縮瞳、消化管の活動（消化液の分泌、腸管の蠕動運動）などができなくなります。つまり、**排尿障害、瞳孔散大、口渇、便秘**などが起こります。これを**抗コリン作用**といいます。内視鏡検査時などは、この作用を使うと消化管の動きが止まるので都合がいいのです。

しかし、もともと**前立腺肥大**などで排尿困難のある患者や、重症の腸閉塞の患者はもちろん、**緑内障**の患者の場合は、瞳孔散大によって眼圧が上昇してしまうので**禁忌**になります。患者の既往を確認してから使用しましょう。

抗コリン薬としては「**アトロピン**」が有名です。また、精神科で使われる向精神薬には、副作用に抗コリン作用がある薬が多いことも覚えておきましょう。

ワルファリン（ワルファリンカリウム）

ワルファリンは、血液が凝固するときに働くプロトロンビンの作用を邪魔する薬です。つまり、血液が固まりにくくなります。心臓に人工弁や血管内ステントなどの人工物（異物）がある場合は、血栓が形成されやすくなるので、血栓予防のために使われます。反対に、**出血傾向のある患者には禁忌**です。

ビタミンKのKは「Koagulation：凝固（ドイツ語）」の頭文字です。**プロトロンビンの材料になるのがビタミンK**です。

ワルファリンを内服している患者が、ビタミンKを産生する納豆菌を摂取すると、ワルファリンの効果がなくなってしまいます。**ワルファリンとビタミンK**（納豆）は、**拮抗作用があるので禁忌**になります。納豆の他にも、ブロッコリーやニンジンなどの緑黄色野菜も摂りすぎないように説明しましょう。

カルシウム拮抗薬

カルシウム拮抗薬の作用は何でしたか？　降圧薬でしたね。カルシウム拮抗薬は、肝臓で酵素を使って分解されます。**グレープフルーツ**に含まれる成分は、この分解酵素の働きを邪魔するのです。つまり、カルシウム拮抗薬は分解されずに体内に残り**濃度が上がる**、ということです。そこに次の分のカルシウム拮抗薬を飲むと、体内には2回分の薬が溜まることになります。血圧は著明に低下し、その影響で頻脈になります。

カルシウムは筋収縮作用があるので、拮抗薬には筋弛緩作用があります。重症筋無力症の患者には使用を控えます。

非ステロイド性消炎鎮痛薬（NSAIDs）

前の「消炎鎮痛薬」の項目でも見た通り、アスピリン、**インドメタシン**などの非ステロイド性消炎・鎮痛・下熱薬（NSAIDs）は、炎症時に発生するプロスタグランジンという物質の合成を阻害することによって作用しています。しかし、このプロスタグランジンは同時に胃の粘膜を防御する作用も持っています。だから、これらの薬は**消化性潰瘍**のある患者には、消化性潰瘍が悪化するおそれがあるため投与禁忌となります。

第110回　午前問題17　　　　　　　解答はP267

[問題87] カルシウム拮抗薬の血中濃度を上げる食品はどれか。

1．牛　乳　　2．納　豆　　3．ブロッコリー　　4．グレープフルーツ

Check! 出題基準番号 Ⅲ-12-B 175. 保存・管理方法

　薬剤は、患者に安全に投与するために、それぞれの薬剤にあった保存と管理方法が決められています。

　未開封のインスリン製剤や、油剤を固めた坐薬、水薬、ワクチン、吸入用剤などは原則として冷蔵保存です。また**新鮮凍結血漿**（FFP）は**冷凍保存**です。そして、アンプルのガラスが茶色の薬は遮光のためです。危険な薬剤の表示ですが、毒薬はすぐにわかるように、通常の薬剤の表示：白地に黒文字を反転させて、目立つように表示しています（**黒地に白文字**）。**劇薬は白地に赤文字**です。**麻薬には⑨の表示、向精神薬には⑨の表示**が定められています。

　保管場所については、麻薬が一番厳しく規定されていて、**鍵のかかる堅固な設備**（麻薬金庫）に保管すること、と定められています。向精神薬は、鍵のかかる設備が規定されています。毒薬は、他の薬品と区別され、鍵のかかる設備に保管します。劇薬は他の薬品と区別はしますが、鍵のかかる設備という規定はありません。

薬物の表示法と保管法

	ラベルの表示	保管
毒　薬	黒地に白わく、白字をもって薬品名と **毒**（**毒**）の表示　■■毒	カギをかけた場所 他の医薬品と区別
劇　薬	白地に赤わく、赤字をもって薬品名と **劇**（**劇**）の表示　□□劇	他の医薬品と区別
普通薬	特定の取り決めなし	特定の取り決めなし
麻　薬	⑨の表示	カギをかけた堅固な設備（麻薬金庫） 他の医薬品と区別
向精神薬	⑨の表示	カギをかけた設備

出たよ

第109回　午前問題14　　　　　解答はP267

[問題88]医薬品、医療機器等の品質、有効性及び安全性の確保等に関する法律〈医薬品医療機器等法〉による毒薬の表示を示す。正しいのはどれか。

1. A
2. B
3. C
4. D

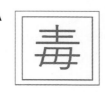 白地・赤枠・赤字　　 赤地・白枠・白字

 白地・黒枠・黒字　　 黒地・白枠・白字

A　B　C　D

 Check! 出題基準番号 Ⅲ-12-B

176. 薬理効果に影響する要因

　たとえば、5人の人が同じ薬を飲んだとします。おそらく、効果が出る時間は5人とも異なるでしょうし、効果の度合いもみんな違うでしょうね。このように、薬理効果には個人差があるのです。

　では、なぜこのような違いが出るのでしょうか。最も考えられるのは、肝臓の機能とアルブミンの量です。もちろんそこに個人の感覚の違いも重なってきます。

薬物動態

　患者に投与された薬物は、血中への**吸収**、血中から各臓器・組織への**分布**、そこでの**代謝**、そして体外への**排出**という段階をたどります。

吸収：経口投与の場合、消化管、特に胃や小腸の状態が影響します。
分布：水分量、血漿タンパク質、脂溶性などの因子が影響します。
代謝：おもに**肝臓**の酵素によって行われます。
排泄：おもに腎機能によって尿中に排泄されます。

初回通過効果

　薬物が全身に移行する過程では分解や代謝が起こります。これを初回通過効果といい、特に内服の場合**肝臓**の酵素によって大半が分解されます。肝臓の初回通過効果によって効果が期待できない薬物は注射や坐薬などの投与経路にします。また、肝機能が低下している患者では内服薬が分解されず薬効が大きくあらわれることもあります。

小児

　小児は肝機能や腎機能が未熟な上に、酵素の活性も低いので、半減期が長くなります。そのため、薬の効果が強く、長く出るようになります。一般的には、ハルナックの表を用いて薬用量を計算します。

老年

　老年は、肝機能や腎機能が低下している上に、アルブミンが減少しています。そのため、薬物が蓄積しやすく、副作用が出現しやすくなっています。さらに老年は、複数の疾患を合併していることが多く、多量の薬剤を服用していることがあります。薬の併用による相乗作用や、拮抗作用などにも十分注意をはらわなくてはなりません。また、ノンコンプライアンス状態であることも多いため、薬効や服用方法などについて、わかりやすく説明することも重要となります。

　また、薬物の血中濃度が治療効果と副作用に密接に関係する場合は、患者の血中濃度を定期的に測定していく必要があります。

〈実際に血中濃度が測定されている薬物〉
- ジギタリス製剤
- 抗けいれん薬
- 炭酸リチウム
- 抗不整脈薬
- **テオフィリン製剤**
- アミノ配糖体系抗菌薬　　など

第112回	午前問題17	解答はP267

[問題89] 薬物動態で肝臓が関与するのはどれか。

　1．吸　収　　2．分　布　　3．代　謝　　4．蓄　積

問題1	4	問題2	3	問題3	5	問題4	2	問題5	1	問題6	3	問題7	2	問題8	4
問題9	1	問題10	2	問題11	4	問題12	3	問題13	3	問題14	1	問題15	2	問題16	2
問題17	5	問題18	1	問題19	3	問題20	3	問題21	4	問題22	2	問題23	2	問題24	2
問題25	1	問題26	4	問題27	3	問題28	2	問題29	2	問題30	2	問題31	3	問題32	3
問題33	2	問題34	3	問題35	4	問題36	1	問題37	1	問題38	2	問題39	3	問題40	2
問題41	4	問題42	2	問題43	3	問題44	1	問題45	4	問題46	2	問題47	3	問題48	4
問題49	4	問題50	1	問題51	2	問題52	4	問題53	4	問題54	1	問題55	2	問題56	2
問題57	4	問題58	1	問題59	3	問題60	4	問題61	2	問題62	4	問題63	3	問題64	4
問題65	4	問題66	3	問題67	4	問題68	3	問題69	2	問題70	4	問題71	4	問題72	2
問題73	1	問題74	3	問題75	2	問題76	3	問題77	2	問題78	4	問題79	3	問題80	3
問題81	1	問題82	5	問題83	2	問題84	3	問題85	3	問題86	3	問題87	4	問題88	4
問題89	3														

Ⅳ章　看護技術に関する基本的な知識を問う

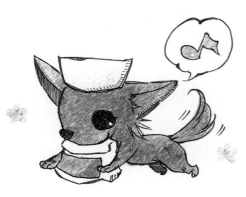

コミュニケーション

Check!
出題基準番号
Ⅳ-13-A

177. 言語的コミュニケーション

看護場面におけるコミュニケーションの基本

- ♥話しやすい環境をつくる。
- ♥第一印象を良くし、患者の不安や緊張を和らげる。
- ♥**否定的感情の表出を受容**し、共感的態度で接し、患者の言動を傾聴する。
- ♥患者の身体的・精神的・社会的背景に対して配慮する。
- ♥患者に応じたわかりやすい言葉を選び、意思を伝える。
- ♥非言語的コミュニケーションを活用する。

　自分の感じたことや考えていることを、他人に伝える際の方法としてコミュニケーションがあります。具体的には、話したり、書いたり（筆談）、サイン（手話など）を送ったり、自分の身体などを使って相手に伝えています。
　言語的コミュニケーションには、伝達する言葉の意味内容そのものと、伝達する際の声の高さやアクセント、間の取り方といったものがあります。しかし、言語的コミュニケーションだけでは、相手に伝わる情報量は全体の半分以下といわれています。伝達の半分以上は、非言語的コミュニケーションによって行われています。

Check!
出題基準番号
Ⅳ-13-A

178. 非言語的コミュニケーション

　人への伝達において、非言語的コミュニケーションの占める割合がとても高く、言語以外の表現を重視していかなくてはなりません。特に受容的・共感的態度で接するためには、お互いの**目の高さを同じ**にすることや**適度な距離**を考えていきましょう。その上で自然な目線を心がけるとよいでしょう。

非言語的表現

- ♥身振り手振り・顔の表情・目の動き
- ♥体の特徴
- ♥握手、なでる等の身体への接触
- ♥衣服や化粧・装飾品
- ♥色やにおい
- ♥沈黙

出たよ

第109回　午後問題19　　　　　　　　　　　　　解答はP355

[問題1]患者とのコミュニケーションで適切なのはどれか。

1．否定的感情の表出を受けとめる。
2．沈黙が生じた直後に会話を終える。
3．看護師が伝えたいことに重点をおく。
4．患者の表情よりも言語による表現を重視する。

Check!
出題基準番号
Ⅳ-13-A

179. 面接技法

　面接の方法は、コミュニケーション技法が基本となります。

　看護師が中心になるのではなく、**傾聴・共感・受容**を活用して、情報を聞き出していきましょう。その際、患者が話せるような場を作ることが大切です。プライバシーの保護・尊重ができる場所を確保するよう配慮していきましょう。

　質問の仕方には、開かれた質問と閉ざされた質問形式があります。

開かれた質問（Open-ended question）＆　**閉ざされた質問**（Closed question）

> **開かれた質問**
> 　　自由な応答を促すもの。
> 　　（「はいorいいえ」では答えられない質問）
> 　例）看護師「退院後は何をしたいですか？」　　患者「温泉にでも行きたいね」
> 　　　看護師「どのように痛みますか？」　　患者「心臓を圧迫されたような痛みです」
> **閉ざされた質問**
> 　　答えが限定されているもの。
> 　　（基本的に「はいorいいえ」で答えられる質問）
> 　例）看護師「夕べは眠れましたか？」　　　患者「はいorいいえ」
> 　　　看護師「何時に朝食をとりましたか？」　　患者「7時です」

　これらの質問形式を使用して、情報収集、コミュニケーションを図っていきましょう。

出たよ

第111回　午前問題16　　　　　　　　　　　　　解答はP355

[問題2]Open-ended question〈開かれた質問〉はどれか。

1．「頭は痛みませんか」　　2．「昨夜は眠れましたか」
3．「気分は悪くありませんか」　　4．「自宅ではどのように過ごしていましたか」

看護過程

　看護過程とは、対象者が必要としている援助内容を明確にして、それを提供するための方法論のひとつです。問題点を明確にしてそれを解決するための方法を系統的に考えてい

くという点で、**問題解決過程**の思考と同じプロセスをとります。そして、系統的に考えていくために必要とされるのが、クリティカル・シンキングとなります。

　看護過程は次の5段階で構成されています。

アセスメント⇒看護問題の明確化（看護診断）⇒計画立案⇒実施⇒評価

　看護過程の最終段階の評価は、行った一連の看護過程が患者のニーズに対して適切であったかどうかを確認するために重要なものです。評価の結果、看護過程のそれぞれの段階で修正が必要なところがあれば、その段階に戻って再度看護過程を展開していくこととなります。

第108回　　午後問題17	解答はP355

[問題3] 看護師が行う看護過程で適切なのはどれか。

　1．問題解決思考である。

　2．医師の指示の下で計画を立てる。

　3．看護師の価値に基づいてゴールを設定する。

　4．アセスメント、計画立案、評価の3段階で構成される。

180. 情報収集、アセスメント

出題基準番号 Ⅳ-13-B

情報収集

　対象者の全体像を把握するために具体的な情報を収集します。

（まずは相手のことを知りましょう）

　情報は**主観的情報**と**客観的情報**に分けられます。主観的情報とは、患者自身による言葉の訴え、意見、考えなどを、客観的情報とは、観察結果（身体的・心理的・社会的側面）、測定値、検査値などをさしています。特に薬物に関しては、適切で安全な治療を行うためにアレルギーの有無や併用薬などの情報収集が重要です。

　次に、対象の健康に関する看護上の問題を明確化していくために得られた情報を分析します。情報分析により、さらに必要な情報があれば、その情報をさらに収集していくこととなります。このように情報収集と情報の分析の過程がアセスメントです。アセスメントでは、医学や看護の専門的な知識やさまざまな看護理論が活用されます。そしてアセスメントにより対象者の看護上の問題点を明確にしていきます。

　情報収集、アセスメント、看護問題の明確化の過程

1．**情報収集**　（主観的情報・客観的情報）

2．**情報の分析・解釈**　（情報分析）

　情報の中で問題となる情報を選別していきます。　　　｝　**アセスメント**

3．**看護上の問題の把握**　（看護診断）

　看護師が解決・緩和・予防できる問題の原因や誘因を判断して、結論づけていきましょう。

4．**看護問題の明確化**

　看護問題の種類・程度を明らかにして、優先順位を決めましょう。

　①生命に影響する問題を優先しましょう。

　②対象者の主観的な苦痛・家族の訴えを尊重しましょう。

③健康回復のための生活機能を妨げているものを優先しましょう。

④長期的なものより短期目標を優先しましょう。

出たよ

| 第110回 | 午前問題18 | 解答はP355 |

[問題4]患者の主観的情報はどれか。

1．苦悶様の顔貌　　2．息苦しさの訴え　　3．飲水量　　4．脈拍数

Check!
出題基準番号 N-13-B
181. 計画立案

アセスメントに基づき明確化された看護問題を解決するために、具体的な看護援助の計画を立案します。

1．看護目標の設定

看護問題の解決目標を設定します。看護目標は、対象者にもたらされる結果が測定・評価できるように設定します。

2．行動計画立案

看護目標に到達するための具体的な（いつ、誰が、何を、なぜ、どこで、どのような方法で）看護方法を示します。対象者やその家族の意見も取り入れ、個別的な部分も含め、誰もが同じ行動ができるように立案していきます。

3．不適当な看護計画の変更

対象者の問題の変化、見落としによる新たな問題の発見などの場合はただちに修正します。

4．計画の記述方法

看護計画は、計画の内容ごとにまとめて記述します。

観察計画：O（Observational）－Plan

援助計画：T（Treatment）－Plan

教育計画：E（Educational）－Plan

クリニカルパス

対象者に実施される検査、処置、看護などの計画が標準化できる疾患で、入院時から退院までに行われる内容が時系列に記載してあるものをクリニカルパスといいます。クリニカルパスは医療の質を確保するために多くの施設で取り入れられています。しかし、標準化できる疾患であったとしても、全員が同じ経過をたどるとは限りません。標準から外れた場合には（バリアンスといいます）個別的な対応が必要となります。

出たよ

| 第101回 | 午後問題18 | 解答はP355 |

[問題5]治療・ケアが疾患別に時系列で示されているのはどれか。

1．熱型表　　　　　　　　2．クリニカルパス

3．問題志向型叙述記録　　4．フォーカスチャーティング

182. 実 施

Check! 出題基準番号 Ⅳ-13-B

看護目標を達成するため、看護計画に沿って実際にケアを提供することです。

1. 看護の実施

患者の状態を把握して優先度の確認を行い、看護計画に沿って実施します。対象者に十分な説明を行い、同意を得て安全・安楽を考慮し自立に向けた援助を行います。対象者の状態・反応をみながら、対象者が主体的に計画に参加できるように援助します。

2. 実施記録

実践した看護行為や対象者の反応を正確に記録します。POS（問題志向型システム）による、S（主観的情報）、O（客観的情報）、A（分析・判断・評価）、P（計画）を使って看護問題ごとに系統的に記載していきます。

183. 評 価

Check! 出題基準番号 Ⅳ-13-B

看護目標の達成度を検討・評価し、必要に応じて看護計画の変更、修正を行います。

1. 看護過程展開の評価

①看護目標達成度の判断をします。

②目標達成度に影響した要因を明らかにします。

2. 再計画

①看護目標達成度の結果から看護計画を修正します。

②新たな看護問題は、看護過程の各段階でその都度修正します。

フィジカルアセスメント

フィジカルアセスメントの流れ

フィジカルアセスメントは、患者に身体的な負担の少ないものから行うという原則に基づいて、一般的に問診、視診、触診、聴診、打診の流れで行います。ただし、患者の状態やアセスメントをする部位により、この流れは変更する場合もあります。

問診…患者に質問して、状態を確認します。

視診…顔色、チアノーゼ、発赤、むくみなど、視覚だけでなく聴覚や嗅覚からの情報も含めて確認します。

触診…直接手で触れて、皮膚、浮腫、**リンパ節の腫脹**などを確認します。

聴診…聴診器を用いて、呼吸音、心音、蠕動音などを確認します。

打診…指を用いて痛みや腫れを軽くたたいて状態を確認します。

第110回	午後問題19	解答はP355

[問題6] フィジカルアセスメントにおいて触診で有無を判断するのはどれか。

1. 腱反射　　2. 瞳孔反射　　3. 腸蠕動運動　　4. リンパ節の腫脹

184. バイタルサインの観察

バイタルサインは人間が生きていくこと、生きていくために必要な機能を保持していることを示す徴候です。生きていれば心臓が鼓動して血圧が一定以上に保たれ、呼吸をし、体温を維持し、排尿や排便をし、意識が保たれ、かつ脳波は特定のパターンを示します。通常バイタルサインは体温・呼吸・脈拍・血圧の所見をさします。

体温

体温とは、身体の温度のことで、人の体温は、外界の温度の影響を受けます。その影響の大きさは外界との接触度合いによるため、体表面の温度（外殻温度）は、影響を受けやすく、身体内部の温度（中心温、核心温、深部温などといわれます）は受けにくくなります。

体温は、飲食・運動・入浴・室温・着衣などの測定時の状態、測定時間、性別、年齢、個人差によっても異なるので、**測定する際は、患者の平熱を把握した上で、一定の条件のもとで測定していきましょう。**

腋窩での測定が一般的ですが、部位によって口腔用、鼓膜用、腋窩用、直腸用などの体温計を使用します。この中では、**直腸温は外界からの影響が最も少ないため深部体温に近いもので、最も高値となります。**

直腸温 ＞ 口腔温・鼓膜温 ＞ 腋窩温

《腋窩の測定方法》

腋窩の汗を軽く拭いて、腋窩中央深部にある**腋窩動脈**に体温計の先端をあてるために前方から後上方に**45度の角度で体温計を挿入**します。側臥位になっている場合は、上になっている方で測定しましょう。もちろん、血流が阻害されている状況では正確な値が得られないため、**麻痺のある場合は健側で測定**します。実測式体温計（水銀計）は約10分、電子体温計は約１分測定します。一般的に成人の腋窩温は36〜37℃で、36℃未満を低温、37〜38℃未満を軽熱（微熱）、38〜39℃を中等熱、39℃以上を高熱とします。

《口腔の測定方法》

体温計を口唇の中央から挿入し、**舌下中央付近**（体温計の先端が舌小帯の左右の中央部どちらか）にあて、噛まないように口を閉じます。舌小帯にあたると痛みを生じるので注意して挿入します。実測式体温計では約５分、電子体温計は約１分測定します。

※口腔内に疾患がある、乳児、呼吸障害・意識障害・精神障害などを伴う場合は、危険を伴うため禁忌です。

疾患によっては、特徴的な熱型（126. 高体温、低体温「熱型の種類」参照）になります。

血圧

血圧は血液が血管壁に作用する内圧のことで、通常は動脈内圧のことをさします。心臓が収縮し、心室から血液が駆出された瞬間、全身の動脈系の血管壁には最大の圧がかかります。このときの圧力を**収縮期血圧**（最高血圧）といいます。押し出された血液は、左心で体循環、右心で肺循環とよばれる回路を一巡し、また心臓に戻ってきます。心臓が次に

駆出する血液を最大にためて拡張した瞬間、動脈壁にかかる圧力は最小となります、このときの血圧が**拡張期血圧**（最低血圧）です。

血圧は血液の**拍出量**、**血管壁の弾力性**、**末梢血管抵抗**、**血管内血液量**、**血液の粘度**で決定されます。疾患を明確にするには全身の観察が必要となります。

高血圧の基準は以下のとおりです。

成人における血圧値の分類

分類	収縮期血圧（mmHg）		拡張期血圧（mmHg）
正常血圧	＜120	かつ	＜80
正常高値血圧	120〜129	かつ	＜80
高値血圧	130〜139	かつ/または	80〜89
Ⅰ度高血圧	140〜159	かつ/または	90〜99
Ⅱ度高血圧	160〜179	かつ/または	100〜109
Ⅲ度高血圧	≧180	かつ/または	≧110
（孤立性）収縮期高血圧	≧140	かつ	＜90

（資料）日本高血圧学会「高血圧治療ガイドライン2019」

血圧の測定には血圧計を使用します。**マンシェットの幅と長さは年齢や体格によって異**なります。

マンシェットの幅と長さの目安（上腕用）

		幅（cm）	長さ（cm）
生後3か月未満		3	15
生後3か月〜3歳未満		5	20
3歳〜6歳未満		7	20
6歳〜9歳未満		9	25
成人用	標準	12〜13	22〜24
	太い腕	16〜17	30〜32
	細い腕	9〜11	18〜20

※上腕の2/3を覆うものが適切である。

またマンシェットの巻き方や測定方法によっては正確な値が出ない場合があります。たとえば、マンシェットの**巻き方がゆるい**、**幅が狭い**、**測定部位が心臓より低い**、**減圧速度が遅い**場合は血圧値が高く出てしまいます。逆に、**マンシェットの巻き方がきつい**、**幅が広い**、**測定部位が心臓より高い**、**減圧測定が速い**場合は血圧が低く出てしまうことがあるので注意しましょう。

脈拍

脈拍を測定することで**脈拍数**や**脈圧**、**緊張度**、**リズム**などを観察することができ、循環器系の状態がわかり、異常の早期発見につながります。

安静時の正常な脈拍数は成人60〜90/分、**100/分以上を頻脈**、60/分未満を徐脈といいます。新生児は120〜140/分、乳児は110〜130/分、幼児は90〜110/分、学童80〜100/分、な

お、老年では減少して50～70/分程度となります。

　一般に測定部位は**橈骨動脈**がよく用いられます。測定方法は図を参照してください。

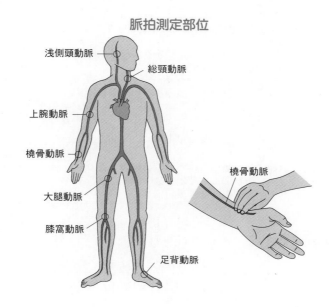

脈拍測定部位

浅側頭動脈
総頸動脈
上腕動脈
橈骨動脈
大腿動脈
膝窩動脈
足背動脈
橈骨動脈

心音

Ⅰ音：心室収縮の始まり　僧帽弁と三尖弁が閉じ、動脈弁が開く音。
Ⅱ音：拡張期の始まり　　動脈弁が閉じる音で、高く短い音。

聴取部位

　①僧帽弁……心尖部
　②三尖弁……左第4肋間
　③大動脈弁…右第2肋間
　④肺動脈弁…左第2肋間

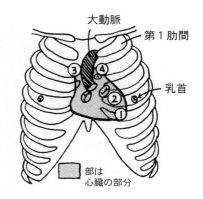

大動脈
第1肋間
乳首
部は
心臓の部分

呼吸

　安静時の自然な**呼吸数**と呼吸パターンを測定します。**小児のバイタルサインの測定は呼吸から行います**（泣くと正しい呼吸測定が困難になる）。呼吸数の目安は新生児30～50/分（早期新生児は40～50/分）、乳児30～40/分、幼児20～30/分、学童18～20/分です。成人の場合は12～20/分くらいです。測定の際には患者に気づかれないように胸郭の動きを測定します。必ず1分間測定します。異常な呼吸なども判断できるようにしておきましょう。

Ⅳ
看護技術に関する基本的な知識を問う

異常な呼吸

回数	頻呼吸	1分間に24回以上で深さは変化しない	心不全、発熱時などの場合
	徐呼吸	1分間に12回以下で深さは変化しない	脳圧亢進時の場合
深さ	過呼吸	1回換気量は増加するが呼吸数は変化なし	貧血、甲状腺機能亢進等の場合
	減呼吸	1回換気量は減少するが呼吸数は変化なし	睡眠時、モルヒネ中毒の場合
周期性呼吸	チェーン・ストークス呼吸	無呼吸から徐々に深い呼吸となり、再び弱まって次の無呼吸期に移行する周期的な呼吸	脳出血、腎不全、危篤時等の場合
	クスマウル呼吸	いびきのような深く大きな呼吸	糖尿病性昏睡や尿毒症によるアシドーシスの場合
	ビオー呼吸（失調性呼吸）	深く速い呼吸が突然無呼吸となり、またもとの呼吸に戻る周期性はなく不規則である	脳腫瘍、髄膜炎、頭部外傷など

＊努力呼吸…鼻翼呼吸・下顎呼吸・口すぼめ呼吸・陥没呼吸

出たよ

第112回　　午後問題17	解答はP355

[問題7] 上腕動脈で行う聴診法による血圧測定で適切なのはどれか。

1. 成人では9～10cm幅のマンシェットを用いる。
2. マンシェットの下端と肘窩が重なるように巻く。
3. マンシェットの装着部位と心臓が同じ高さになるようにする。
4. マンシェットと腕の間に指が3、4本入る程度の強さで巻く。

Check!
出題基準番号
Ⅳ-13-C

185. 意識レベルの評価

意識障害は中枢神経系（脳）の異常だけではなく、全身性の疾患でも起こります。たとえば、糖尿病の患者さんも血糖値のコントロール不良により意識障害を起こします。その他にも、意識障害を生じる疾患はたくさんあります。

その意識障害を客観的に評価するために、日本では以前からジャパン・コーマ・スケール（JCS：3-3-9度方式）を使っていましたが、国際化の流れでグラスゴー・コーマ・スケール（GCS）を使う傾向になってきました。

意識障害・意識レベルの評価

ジャパン・コーマ・スケール（ＪＣＳ：3-3-9度方式）

Ⅰ. 刺激しなくても覚醒している状態
  （1）だいたい清明だが、いまひとつはっきりしない。
  （2）見当識障害がある。
  （3）自分の名前・生年月日が言えない。

Ⅱ. 刺激すると覚醒し、刺激をやめると眠り込む状態
  （10）ふつうの呼びかけで開眼する。
  （20）大きな声、または体を揺さぶることにより開眼する。
  （30）痛み刺激を加え、呼びかけを繰り返すと、かろうじて開眼する。

Ⅲ. 刺激しても覚醒しない状態
  （100）痛み刺激に対して、払いのけるような動作をする。
  （200）痛み刺激で少し手足を動かしたり、顔をしかめたりする。
  （300）痛み刺激に反応しない。

グラスゴー・コーマ・スケール（ＧＣＳ）

観察項目	反応	スコア
開眼 （E）	自発的に開眼する	4
	呼びかけにより開眼する	3
	痛み刺激により開眼する	2
	まったく開眼しない	1
最良言語反応 （V）	見当識あり	5
	混乱した会話	4
	混乱した言葉	3
	理解不明の音声	2
	まったくなし	1
最良運動反応 （M）	命令に従う	6
	疼痛部を認識する	5
	痛みに対して逃避する	4
	異常屈曲	3
	伸展する	2
	まったくなし	1

出たよ

第109回　午後問題16	解答はP355

[問題8]意識レベルを評価するスケールはどれか。
  1．Borg〈ボルグ〉スケール　　2．フェイススケール　　3．ブリストルスケール
  4．グラスゴー・コーマ・スケール〈GCS〉

Check!
出題基準番号
Ⅳ-13-C

186. 呼吸状態の観察

　呼吸状態の観察は、呼吸数、呼吸音、副雑音の有無、呼吸パターンなどを確認します。
特に呼吸音の異常や、副雑音の有無の観察は、聴診器で胸部を聴診し、気道を空気が流れ

るときに生じる音を聴くことで、胸腔内で起きていることを推察します。

※呼吸数・呼吸パターンについては、「184. バイタルサインの観察」の呼吸の項目を参照してください。

呼吸音は、正常呼吸音と異常呼吸音とに大別され、異常のときに聴かれる音は「**副雑音**」といいます。

呼吸音の聴取には、聴診器の**膜面**の方を使います。膜面は比較的聴きやすい高音の聴取に適しています。聴診は、左右の呼吸音を比較するために、必ず**左右対称**に行います。

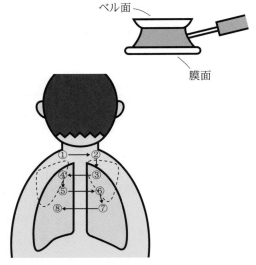

ベル面

膜面

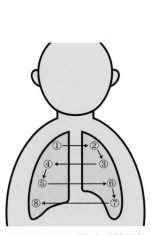

呼吸聴取の順序（前面）　　　呼吸聴取の順序（背面）

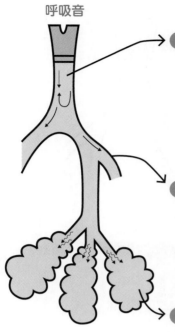

呼吸音

気管呼吸音

聴取部位＝頸部気管上

高調な音で吸気、呼気ともによく
聞こえる。

吸気と呼気との長さの割合は
約１：２である。

気管支肺胞音

聴取部位＝前胸部胸骨上、背部両肩甲骨間

音は気管音よりやや低い。

吸気、呼気ともに聞こえるが気管音よりやや小さい。

吸気と呼気との割合は１：１である。

肺胞音

肺野全体で聴取される。

最も低音、吸気時のはじめに聞こえるが音は小さく、

呼気時かすかな音で聴取できる。

吸気と呼気との割合は２：１である。

　副雑音は、連続している音（ピューやブーなど）と、断続的に聴かれる音（プツプツ…やブブブ…など）とに大別されます。それぞれ音の出る仕組みが違うので、聴かれる音によって、肺で起きている異常が推察できます。

副雑音の種類		発生機序　音の特徴	考えられる疾患・症状
連続性副雑音	高調性連続性副雑音 （**笛音・笛声音**）	・細い気道の狭窄があり、そこに空気が通過することで発生する。 ・高調な音で、笛を吹いたときの音に似ている。吸気・呼気ともに聞かれるが呼気のほうが強い。	・気管支喘息 ・腫瘍などによる気道の狭窄がある場合 ・心不全　など
	低調性連続性副雑音 （いびき音・類鼾音）	・太い気道の狭窄があり、そこに空気が通過することで発生する。 ・いびきのような低音で、呼気のほうが強い。	・気管支炎 ・気管支喘息
断続性副雑音	細かい断続性副雑音 （捻髪音）	・呼気時に閉塞していた気道が吸気によって開放する際に生じる。 ・高調でバリバリという音、吸気後半に聴取	・間質性肺炎 （肺線維症） ・肺炎初期 ・肺水腫初期　など
	粗い断続性副雑音 （水泡音）	・液体が多く貯留している末梢の気管を空気が通る際に生じる音 ・低音でブツブツという音 ・吸気・呼気ともに聴取	・肺うっ血 ・気管支拡張症 ・気管支炎 ・COPD　など

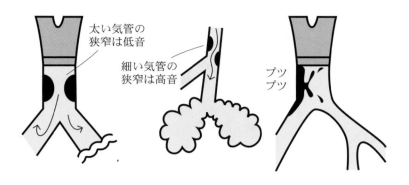

太い気管の
狭窄は低音

細い気管の
狭窄は高音

プッ
プッ

第107回	午前問題19	解答はP355

[問題9] 異常な呼吸音のうち高調性連続性副雑音はどれか。

1．笛のような音〈笛音〉　　2．いびきのような音〈類鼾音〉

3．耳元で髪をねじるような音〈捻髪音〉

4．ストローで水に空気を吹き込むような音〈水泡音〉

Check!
出題基準番号
Ⅳ-13-C

187. 腸蠕動音聴取

　聴診器の膜面を用いて、腸蠕動音を観察します。腸蠕動音は腸内容物と空気が腸内を動いている音でグル音とも呼ばれます。聴診する時間は1分程度とします。その間にグル、グウ、キュルキュル、グーなどの音が不規則に聴取できるかを確認します。動きの状況によって、腸蠕動音が減弱したり、消失したりします。また、逆に亢進する場合もあります。腹部を観察していく際には、順番が非常に大事になります。

　≪ 視診 → 聴診 → 打診 → 触診 ≫の順に行っていきます。

　聴診の前に打診や触診を行ってしまうと、腸への刺激となり腸蠕動音が増強してしまう可能性があるからです。しっかりとこの順番を覚えておきましょう。

　腹部の聴診には、膜型聴診器を腹壁にあて、左右の上下腹部の4領域で聴取していきます。

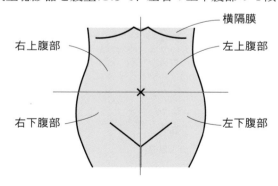

右上腹部　　　横隔膜　　左上腹部

右下腹部　　　　　　　　左下腹部

> 腸蠕動音　　　：通常１分間に５〜15秒の割合で聴取できる。
> 腸蠕動音消失：５分以上聴取できない場合。
> 腸蠕動音亢進：通常よりも音の回数が増加して聞こえる場合。

 出題基準番号 N-13-C

188.　運動機能の観察

ADL （Activities of Daily Living）

　日常生活動作のことを**ADL**（Activities of Daily Living）と呼んでいます。具体的な項目として、①**起居動作**、②**移動動作**、③**食事動作**、④**更衣動作**、⑤**整容動作**、⑥**トイレ動作**、⑦**入浴動作**、⑧**コミュニケーション**です。どの部分が不自由なのかを査定していき、目標や計画を立てて、動作獲得訓練を進めていきます。できないところを援助し、できるところは援助しないことで、残存能力低下を予防します。ADL状況を評価してから、患者とのかかわりを持ちましょう。

IADL （Instrumental Activity of Daily Living）

　手段的日常生活動作のことを**IADL**（Instrumental Activity of Daily Living）と呼んでいます。日常生活を送る上で必要な動作の中で、ADLよりもっと高次な動作のことをさします。

　項目として、①**家事（炊事、洗濯、掃除）**、②**買い物**、③**金銭管理**、④**電話**、⑤**薬の管理**、⑥**趣味活動**、⑦**公共の交通機関の利用**、⑧**車の運転**となります。

　高齢者の生活自立度を評価するときには、ADLだけではなくIADLも考慮することが大切です。

ROM （Range of Motion）

　関節可動域のことを**ROM**（Range of Motion）と呼んでいます。関節が動く範囲のことで、関節や筋肉の構造によって動く範囲や**角度**が決まっています。

MMT （Manual Mascle Test）

　徒手筋力テストのことで**MMT**（Manual Mascle Test）と呼んでいます。徒手的に、いわゆる手に何も持たずに簡単に行うことができる、筋力を把握するためのテストです。０から５の**全６段階**で評価します。

正常（normal）	5	健常者と同じ筋力を有する。
優（good）	4	正常より弱いが重力以上の抵抗を加えても運動ができる。
良（fair）	3	重力に抵抗して運動ができる。
可（poor）	2	重力を除くと運動ができる。
不可（trace）	1	筋収縮だけで運動ができない。
ゼロ（zero）	0	筋収縮をみない。

[問題10] 関節可動域〈ROM〉の単位はどれか。

1. 回　　2. 度　　3. kg　　4. cm

食　事

Check! 出題基準番号 N-14-A

189. 食事の環境整備、食事介助

　食事は患者にとっては身体を治すもとであり、楽しみの1つでもあります。食事のときの環境は、食事摂取量に大きな影響があることを留意しておく必要があります。

　食卓が汚れていたら、おいしいはずの食事が台無しです。また、手など身体が汚れていても同じです。臭いや部屋の明るさ・温度・湿度も食事量に大きく影響を与えます。患者が楽しく食事に集中できるように、快適な環境づくりを心がけます。

　食事介助をするときは患者のペースに合わせて、食べやすい量・スピードでゆったりとした雰囲気で行います。食事動作が1人でできない場合でも残存機能を活かし、自立レベルを低下させないように必要な部分だけを介助します。

　自力で食事の摂取が困難な患者に食事介助を行うときは、患者のセッティングから行います。まずはできるだけ坐位に近づけるようギャッジアップを行い、上半身を起こしましょう。次に、下顎は少し前屈（**頸部前屈位**）になるように枕などで調節して整え、誤嚥を予防します。患者が少しでも食事を楽しめるように、**食事の内容が見える位置に器を配置**します。このときに『クロックポジション』と言って、時計の文字盤の位置をイメージしながら患者に食事内容を説明すると理解しやすいと言われています。「9時の場所にごはん、3時の場所に焼き魚があります」のような感じで患者に伝えます。

　食事の準備ができれば、患者の口腔内の準備を行います。口腔内が乾燥していると嚥下しにくく誤嚥を引き起こしやすいので、まずはお茶などの飲み物で喉を潤し、嚥下しやすい状態に整えましょう。患者の好む食事を確認しながら介助します。1口量はティースプーン1杯くらいを目安とし、スプーンを平行に舌の中央まで入れ、患者が口を閉じたあと、まっすぐスプーンを抜きましょう。このとき、患者の下顎が上がらないように確認しながら介助を進めます。

　また、食後は歯磨きをして口の中を清潔に保ちます。ただし、胃食道逆流を防ぐため、すぐ横になるのは避け、食後30分から1時間程度は**坐位をとる**と良いでしょう。

　次の項目にある「誤嚥の予防」にもつながりますので、ぜひともポイントを押さえて覚えましょう。

嚥下のメカニズムと対応

	嚥下のメカニズム	対応
準備期	食物の認知	視覚や嗅覚を楽しませる工夫をする
	食物を口に運び入れる	片麻痺などで口が閉じないときは、手で下顎と口唇を押さえるとよい
口腔相	咀しゃくして食塊を咽頭へ送る	**30度以上、上半身を起こす** スプーンを使う場合は、スプーンを奥へ傾ける要領で舌の中央に挿入する
咽頭相	嚥下反射により喉頭蓋が閉鎖し、食道括約筋が弛緩	喉頭拳上を確認する うなずき嚥下などを繰り返す
食道相	食道の蠕動運動により胃内へ送る	食後30分から1時間程度は**座位**をとる

第110回	午後問題18	解答はP355

[**問題11**]自力での摂取が困難な成人患者の食事介助で適切なのはどれか。

1. 水分の少ない食べ物を準備する。　　2. 時間をかけずに次々と食物を口に入れる。
3. 患者に食事内容が見える位置に食器を配置する。
4. 患者の下顎が上がるよう高い位置からスプーンを操作する。

190. 誤嚥の予防

　誤嚥予防のためには、できるだけ**上半身を起こし**、患者のペースにあわせた量やスピードで、ゆったりとした環境の中で食事の援助を行っていきましょう。その上で食事形態を工夫することが重要です。特に、嚥下機能が低下している方は、水分による誤嚥も多いため、**とろみ**をつけるとよいでしょう。

　また1人で食べる食事より、家族みんなで食べると会話がはずみ、食事が楽しくなりますね。しかし、誤嚥を防ぐためには、タイミング良く話しかけることがポイントです。飲み込みを確認してから話しかけたり、次の食べ物を口に入れたりしましょう。

　食べ物を口の中に入れる際は、できるだけ舌の中央に入れることで、奥歯でしっかりと咀嚼することができます。またその際、1回量はティースプーン1杯分ぐらいを目安にしましょう。多すぎると嚥下しにくく、少なすぎると嚥下反射が起きにくいからです。

　食べ物は健側の口に入れることは基本ですね。麻痺側に食べ物が入ってしまうと咽頭部に食べ物を送り込めないので、口腔内に残りやすく誤嚥につながります。

　また、**頸部を前屈**することで飲み込みやすくなります。これは前頸部の筋肉が弛緩して嚥下しやすくなるからです。これとは反対に、頸部を後屈して唾を飲み込んでみると、いかに飲みづらいかわかるので試してみるといいでしょう。**むせ・咳き込み・喘鳴時**は、食事を中止することも覚えておきましょう。予防的に、**吸引器を準備**することも大切です。

　『**サイレントアスピレーション**』という言葉も、あわせて覚えておきましょう。日本語では、『**不顕性誤嚥**』と訳されていて、むせることなく誤嚥してしまうことです。本人は、気づかず、気管内に異物が入ってしまうことがあります。特に高齢者に多く、**誤嚥性肺炎**の原因になるため注意が必要です。

日常生活援助技術

出たよ

第109回　午前問題16　　　　　解答はP355

[問題12]誤嚥しやすい患者の食事の援助で適切なのはどれか。
1．食材は細かく刻む。　　2．水分の摂取を促す。　　3．粘りの強い食品を選ぶ。
4．頸部を前屈した体位をとる。

排　泄

Check!
出題基準番号
Ⅳ-14-B

191. 排泄の援助（床上、トイレ、ポータブルトイレ、おむつ）

　自分でトイレに行って排泄するのは当たり前のように考えられていますが、トイレまで1人では歩けないとなると、移動の介助を他者に依頼したり、ポータブルトイレを利用したりすることになってしまいます。また、動けない場合には、便器を使用しての床上排泄やおむつの着用とならざるを得ないこともあります。みなさんは、尿意や便意をどのくらい我慢することができますか。また、排泄行為を誰かに手伝ってもらわなければならないとしたらどんな気持ちになるでしょうか。排泄介助は、患者の気持ちに十分に配慮して、羞恥心を強く感じないように、また、快適であるように細部にわたって配慮していかなければなりません。そして、できるだけ患者の自尊心を尊重し、残存能力を維持するためにも適切な排泄介助方法を選択することが重要となります。

　※トイレやポータブルトイレへの移動の介助については、「197. 移動、移送」を参照してください。

尿器・便器をあてる際のアドバイス

尿器：女性の場合、会陰部に密着するように尿器をあてます。尿の飛散を防止するために、両膝をつけるようにしてトイレットペーパーで陰部を覆いましょう。

便器：腹圧をかけやすいように上半身を挙上（10～20度）しましょう。
　　　肛門部が便器の中央部になるように挿入して、なおかつ、男性の場合は一緒に尿器も用意しましょう。
　　・**和式差込便器**：便器は差し込みやすいのですが、お尻の接触面が狭く不安定で腹圧がかかりにくいタイプです。容量が少ないので尿・便量が多いときは、適しません。
　　・**洋式差込便器**：和式差込便器と比較すると厚く、金属製で固いタイプです。自力で腰を上げることが困難な方や痩せている方には不向きです。

286

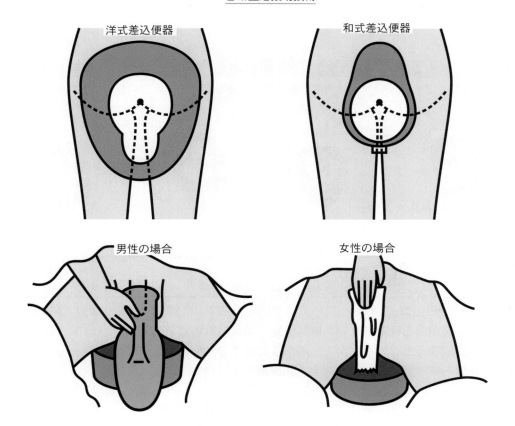

洋式差込便器　　　　　　　　　　和式差込便器

男性の場合　　　　　　　　　　女性の場合

　肛門は会陰部にあるものだけではありません。直腸癌などの手術後に、人工肛門（ストーマ）を造設している場合があります。

　ストーマに装着する袋型の装具（**パウチ**）は、患者の生活に合せた適切なものを選択し、下痢・便秘・ガスが発生する食材は避けるようにして、便通の調整を行いましょう。

　袋の中の便が1/3程度貯まったら、便を排出するようにしましょう。

　装具自体の交換は2〜3日に1回行い、皮膚についた便や接着剤をしっかりと落とし、清潔にして皮膚の観察を行いましょう。ポイントは、①周囲の**皮膚障害（発赤・びらんなど）の有無・程度**、②**ストーマの出血、脱出、狭窄の有無・程度**、③**排泄物の性状**などを観察することです。

　新しい装具を装着する際、板面（皮膚に接着させる部分）がストーマに触れると皮膚への粘着力が落ちて漏れの原因となるので、少し大きめに（ストーマよりも2〜3mm大きめに）カットしましょう。また、装着する際に腹部を膨らますことでしわを伸ばして貼付するといった方法もあります。

おむつ交換の際のアドバイス

　おむつを着用している患者には、排泄物でおむつが汚染していることを訴えることのできない人も多くいます。おむつの汚染された状態が長く続くと感染や褥瘡の原因となるので、排泄後には速やかに交換することが大切です。患者の排泄パターンを把握しておむつ交換をします。

第104回　午前問題19　　　　　解答はP355

[問題13]女性患者の床上排泄で洋式便器をあてる位置を図に示す。適切なのはどれか。

1.　　　　　　　　2.　　　　　　　　3.　　　　　　　　4.

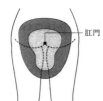
肛門
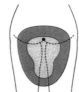
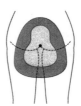
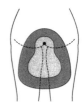

Check! 192. 導 尿
出題基準番号 Ⅳ-14-B

　導尿とは、膀胱内に尿が貯留しているにもかかわらず、自然排尿ができない（**尿閉**）、残尿を訴える、滅菌尿を採取したい、膀胱洗浄・膀胱検査の前処置等に行います。管を通して強制的に排尿を行うわけですから、羞恥心には十分な配慮が必要です。

　また、膀胱内は無菌ですので、確実な**無菌操作**を行います。

　ネラトンカテーテルは、英式6～8号・仏式12～15Frを使用します（成人）。

英式6号	フランス式12Fr
（号数＋2）÷2＝外径（mm）	Fr数÷3＝外径（mm）
↓	↓
（6＋2）÷2＝4mm	12Fr÷3＝4mm

女性の導尿方法	男性の導尿方法
仰臥位で、膝を曲げ足を開く。 外陰部を大きく開く。 外尿道口を露出させ、中央、左・右、中央の順で上から下に消毒する。 4～6cm挿入する。	仰臥位で下肢を伸展する。 陰茎を保持し、包皮・亀頭・外尿道口を消毒する。 陰茎が80～90度になるように保持し、約15cm挿入すると抵抗を感じるので、その後60度にして約5cm挿入する。合計で18～20cmとなる。

尿閉の際には、持続的導尿を実施することがあります。

膀胱留置カテーテル

フォーリーカテーテル・バルーンカテーテル

採尿バック、カテーテルがセットになっているものが一般的に使用されています。

・固定用バルーン内には、**滅菌蒸留水**を使用します。生理食塩水を用いると塩分が固まってしまい、カテーテルの内腔を閉塞させてしまうからです。

・固定部位
　女性：左右大腿内側部（腹側に固定すると会陰部に当たってしまう）
　男性：左右腹部（大腿部に固定すると、尿道に瘻孔を形成する可能性がある）
　採尿バックは、ルートの屈曲や閉塞に注意し、患者よりも低い位置でベッド柵に取り付けます。高い位置で固定すると、逆流を起こし尿路感染を生じやすいからです。

第107回	午後問題18	解答はP355

[問題14]男性に導尿を行う際、カテーテル挿入を開始するときの腹壁に対する挿入角度で最も適切なのはどれか。

　　1．30〜40度　　2．80〜90度　　3．120〜130度　　4．160〜170度

Check!
■■■
出題基準番号
N-14-B

193. 浣　腸

　浣腸とは、直腸内にカテーテルを挿入して液体を注入することで、結腸の洗浄や結腸を刺激して蠕動運動を亢進させて排便を促す目的のために使用します。浣腸の種類の中に代表的な催下浣腸がありますが、「催下」とは下から催す、つまり排便のことです。浣腸を実施するときには、いくつか気をつけなければならない点があります。

　浣腸液の温度は、**40℃前後**が適温です。温度が高すぎると、腸粘膜の炎症やびらんなどを起こす危険性があります。温度が低いと、毛細血管が収縮して血圧上昇を招くとともに、悪寒や腹痛を伴う可能性があります。

　浣腸液の量は、**50％グリセリン液**は80〜100mL、２％せっけん液・生理食塩水・微温湯は500〜1000mLです。

　カテーテル挿入の長さですが、現在10cmの挿入では腸管穿孔をきたす恐れがあるため**５cm**とされています。現在ではディスポーザブル型のグリセリン浣腸が多く用いられますが、大腸内視鏡検査のときは微温湯を用いた高圧浣腸を行うこともあります。その際のカテーテルの太さは、英式10号〜15号（成人）を使用して、イリゲーターの高さは肛門から50cmまでです。

　浣腸を施行する場合、体位は腸の走行にそって**左側臥位**にします。立位で行ってしまうと重力で腸が下がり、カテーテル挿入時に腸に穴を開けてしまう（腸管穿孔）恐れがあるので禁忌です（**立位での実施禁忌**）。

　挿入時は、腹圧をかけないようにリラックスしてもらうため、**口呼吸・深呼吸を促して全身の力を抜き、３〜10分間程度は、排便を我慢しておく**ことを事前に説明しておきましょう。

　浣腸を行なった後の観察として、排便の有無はもちろんのこと、排便行為は副交感神経が優位になり、血圧低下をきたしやすいので、血圧の変動には十分注意します。

第108回	午後問題18	解答はP355

[問題15]成人のグリセリン浣腸で肛門に挿入するチューブの深さはどれか。

　　1．２cm　　2．５cm　　3．12cm　　4．15cm

194. 摘　便

　便秘が続き、直腸内でかたい栓となって肛門をふさいでいる、主に硬便を指で取り出し排便させる方法です。体位は仰臥位か側臥位で行います。意外に苦しい処置ということは覚えておきましょう。また、行う際は禁忌の有無を確認します（頭蓋内圧亢進症状、血圧が異常に高い場合、痔核、肛門、直腸の病変、出血傾向など）。

実施時の要点

①事前に摘便の必要性を説明し、了承を得ます。また、処置中に痛みなどを感じたらすぐ訴えるよう説明しておきます。

②事前に排尿を済ませてもらいます。

③プライバシーの配慮・保温に注意します。

④処置中は患者に口呼吸を促します。

⑤潤滑剤を使い肛門から指を入れ、硬便を崩しながら少しずつかき出します。全部かき出そうとしてはいけません。

⑥終了時は声をかけ労をねぎらいます。

⑦換気を十分に行います。

195. 失禁のケア

尿失禁：**切迫性、反射性、腹圧性、溢流性、機能性**に分類されます。

切迫性尿失禁	切迫性尿失禁は急に尿がしたくなってしまう、尿意の感知と同時に排尿してしまう状態です。加齢や出産などによる非神経因性によるものや、脳血管障害など神経因性によるものがあります。
反射性尿失禁	脊髄損傷などでみられます。意志とは無関係に排尿筋が収縮して、尿が漏れる状態です。
腹圧性尿失禁	尿道括約筋や骨盤底筋群の機能が障害された状態で起こります。中年以降の女性で、せき、努責やくしゃみなど急に腹圧が加わった時に尿がもれます。
溢流性尿失禁（奇異性）	前立腺肥大症などによる尿閉によってみられます。膀胱にたまった尿が括約筋の限界をこえてあふれ出る状態です。
機能性尿失禁	認知症や運動障害などでみられます。排尿の機能自体には問題はないが、体動が不自由なためにトイレにたどり着く前に漏らしてしまう状態です。

排泄ケアの要点

①自尊心を傷つけない言動・態度に注意する。

②清潔の保持に心がける。

③不安・精神的苦痛の軽減を図る。

④状態により膀胱訓練・骨盤底筋群の強化、排便訓練など自立に向けて段階的に計画し、指導や援助をする。

⑤排泄時の環境を整える。

⑥導尿またはパットの装着を考慮する。

⑦安易におむつは使用しない。

| 第105回 | 午前問題18 | 解答はP355 |

[問題16]骨盤底筋訓練が最も有効なのはどれか。

1. 溢流性尿失禁
overflow incontinence of urine
2. 切迫性尿失禁
urge incontinence of urine
3. 反射性尿失禁
reflex incontinence of urine
4. 腹圧性尿失禁
stress incontinence of urine

活動と休息

▌罨法

活動や休息を妨げるものに身体の疼痛や苦痛があります。それらを緩和する方法のひとつに罨法があります。

▶罨法の種類と適応

温罨法	乾性 湯たんぽ、電気毛布など	適応 ・体温の低下している患者、悪寒・戦慄のある患者の保温 ・腹部膨満のある患者の腹部膨満感の緩和 ・**知覚神経の鎮静**による疼痛の緩和
	湿性 温湿布、ホットパックなど	
冷罨法	乾性 氷枕、氷囊など	適応 ・発熱患者の苦痛の緩和 ・止血の促進 ・炎症部の発赤・腫脹・熱感・疼痛の緩和
	湿性 冷湿布、**冷パップ**など	

| 第103回 | 午後問題22 | 解答はP355 |

[問題17]湿性罨法はどれか。

1. 氷 枕　　2. 冷パップ　　3. 湯たんぽ　　4. 電気あんか

▶温罨法

温罨法でよく使用されるのは湯たんぽです。湯たんぽには金属製、プラスチック製、ゴム製などがあり、金属製・プラスチック製は70～80℃、**ゴム製のものには60℃の湯**を用います。金属製・プラスチック製のものは湯を口もとまで入れ、**ゴム製のものは2/3～4/5**ほど入れます。**ゴム製のものは、栓を閉めるときに空気を抜くように注意します**。湯が栓から漏れないことを確認し、湯たんぽカバーに入れ、**身体から10cm程度離します**。

特に高齢者や麻痺のある患者などに用いる場合は、**低温熱傷**に注意し、実施後は皮膚の観察を行います。

IV

看護技術に関する基本的な知識を問う

第108回　午後問題23　　解答はP355

[問題18]温罨法の作用で正しいのはどれか。

1．平滑筋が緊張する。　　　2．局所の血管が収縮する。

3．還流血流量が減少する。　4．痛覚神経の興奮を鎮静する。

冷罨法

　冷罨法では、氷枕がよく使用されます。氷枕を作るときには、**氷枕の容量の1/2～2/3の氷を入れ**、氷と氷の隙間を埋めるために水も入れます。また、空気があると熱伝導が悪くなり、患者に冷たさが伝わりにくくなるため**空気を抜きます**。水が栓から漏れないことを確認し、**乾いた清潔なタオルで包んで**使用します。

第106回　午後問題23　　解答はP355

[問題19]氷枕の作り方で適切なのはどれか。

1．氷を隙間なく入れる。　　2．濡れたタオルで覆う。　　3．内部の空気は残しておく。

4．水漏れがないことを確認する。

Check! 出題基準番号 Ⅳ-14-C　196．体位、体位変換

　体位とは、身体の面や軸と重力の方向がどのような関係にあるのかを示す言葉です。体位には、基本体位と特殊体位があります。

　基本体位：患者が楽になるための姿勢

　特殊体位：処置・治療・手術を容易にするための姿勢

体　位　と　図	基底面のイメージ	要　点
半坐位（ファウラー位）		上半身を45度〜60度起こす。（セミファウラー位は上半身を30度くらい起こす）
膝胸位		膝と胸で身体を支える。大腿はベッドに垂直、両膝は軽く開く。・肛門、直腸の診察・月経痛の緩和
砕石位		仰臥位で大腿を挙上する。股関節を外転、外旋し膝関節を屈曲させ、膝を開く。・分娩のとき・肛門、直腸の診察および治療・子宮や腟の診察および治療
シムス位（半腹臥位）		左側を下にした半腹臥位をシムス位という。・肛門、腟、子宮の処置、手術時
骨盤高位（トレンデレンブルグの体位）		頭部を腹部（骨盤）と下肢より低くする。・骨盤内の手術のとき・ショック体位として行われている時期もあった

　長時間同一体位をとった場合圧迫による血流の低下から、疼痛やしびれ感、関節拘縮、褥瘡などのさまざまな弊害を起こしやすいといえます。全身衰弱、意識障害、運動麻痺、知覚障害などのある患者は、自力で体位変換を行うことが困難であるため、看護師は同一体位による苦痛を緩和し、身体的・精神的に安楽な体位の援助が必要となります。

> **体位変換の目的**
> ・同一体位による苦痛の緩和
> ・同一部位の圧迫による循環障害（静脈血栓症・浮腫・褥瘡）や神経障害の予防
> ・同一体位による関節の拘縮・変形の予防
> ・呼吸器合併症の予防

体位変換は次の点に留意して行います。
・**2時間以内に体位変換**をします。
・できるだけ多種類の姿勢をとるように実施します。
・身体の下になる上下肢の圧迫、循環障害に注意します。
・体位変換後、患者の身体がベッドの中央にくるように行います。
・体位は良肢位を考慮した上で、患者の要望・状態によって決定します。
・患者の全身状態・顔色・返答の有無などを観察しながら援助します。
・患者との共同作業という意識をもって同意・協力を得ながら援助します。

解答はP355

第106回　午後問題20

[問題20]体位を図に示す。Sims〈シムス〉位はどれか。

1.
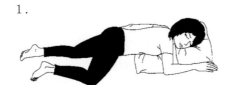

2.
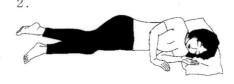

3.
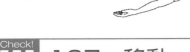

4.
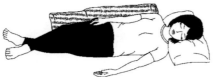

Check!
出題基準番号
Ⅳ-14-C

197. 移動、移送

　検査や診察などで患者を移動・移送する際には十分な注意が必要です。移動・移送の手段として、杖、車椅子、ストレッチャー、担架などを使用する場合は、整備状況をしっかり確認しましょう。

　特にストッパー、ブレーキなどは念入りに確認しておきましょう。移動中は保温に努め、患者に負担をかけないよう振動を最小限にして、ゆっくりした速度で、安全・安楽に配慮して移動しましょう。

移動

《ベッドから車イスへの移動のポイント》
・車イスへ移動する旨を説明し、承諾を得ます。
・ベッドの高さを患者の足底が床につくように調節します。
・車イスは**健側**に、自力移動の場合は20〜30度程度、全介助する場合は30度程度、部分介助する場合は45度程度に角度をつけます。このとき、ベッドと車イスが動かないように、ベッドのストッパーと車イスのストッパーが確実に止まっていることを確認します。
・患者を端坐位にし、履物を履いてもらいます。
・看護者は片足を患者の両足の間に置き、もう片方の足は車イスに向けておきます。患者にも看護者の首の後ろで手を組んでもらいます。
・看護者の腕を患者の背後で組み脇をしめて、患者に前傾姿勢をとらせます。患者の重心を受けながら、患者と共に立ち上がります。
・患者の腰を手前に引き、立位の姿勢で安定させます。そこから車イスの方に向けて回転させます。
・車イスに患者の腰を下ろします。

・看護者は患者の後ろに回り、患者の脇の下から手を回し、患者の身体を前傾させて腰を引き、体位を安定させます。

ベッドから車椅子への移動

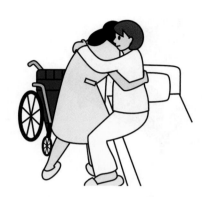
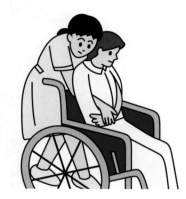

《ベッドからストレッチャーへの移動のポイント》

　現在は患者の安全のために移動の際にはスライディングシートを使用することが多いので、スライディングシートを用いた方法のポイントを説明します。

・ストレッチャーへ移動する旨を説明し、承諾を得ます。
・ベッド柵を下ろし患者が落下しないようにベッドの両側に看護師2名で立ちます。
・患者を側臥位にしてスライディングシートを背中に入れ込みます(次頁図版①)。患者が向いている方の看護師は患者が落下しないよう患者の体を支えます。
・患者の背中側の看護師はベッドに両側のサイドレールを下ろしたストレッチャーをつけます。ストレッチャーの高さはベッドの高さと合わせておきます。また、ベッドとストレッチャーが動かないようにベッドのストッパーとストレッチャーのブレーキが確実に止まっていることを確認します。
・スライディングシートをベッドとストレッチャーの間にまたがるように広げ、患者を仰臥位とします。
・患者をスライディングシートの上を滑らすようにしてストレッチャーの中央に身体を移動させます。このとき、ストレッチャー側の看護師は患者の肩峰部と大転子部を支えて、患者の身体が巻き込まれないように注意します（次頁図版②）。
・ストレッチャーの看護師側のサイドレールを上げます。
・ベッド側の看護師はスライディングシートを頭側から足元の方向へ静かに引き抜きます（次頁図版③）。
・ストレッチャー側の看護師は患者の身体を支えながらストレッチャーを移動させてベッド側のストレッチャーのサイドレールを上げます。このとき、患者を落下させないように、ストレッチャーとベッドの間はストレッチャーの柵が上がる最小の幅のみ移動させるようにします。

ベッドからストレッチャーへの移動

①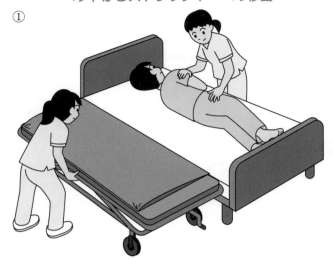

②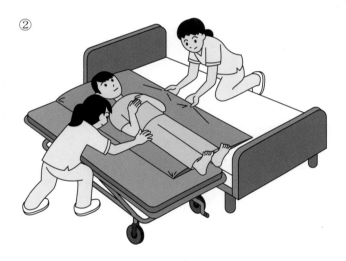

③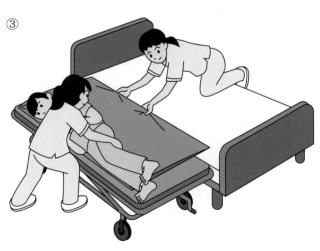

Ⅳ 看護技術に関する基本的な知識を問う

移送

《車椅子の場合》

・乗車前にブレーキを止め、フットレストを上げてから患者を移乗しましょう。

・移送中は手を出さないように、肘掛よりも内側に入れてもらいましょう。

・下り坂の移送は、蛇行もしくは、後ろ向きで走行しましょう。

・段差では、ティッピングレバーを踏み、前輪を浮かせて乗り越えましょう。

・エレベーターを利用するときは、原則、降りるときに前向きで降りることのできるように後ろ向きで乗り込みます。

《ストレッチャーの場合》

・ストッパーを止め、患者を安楽な体位に整え、サイドレールを上げて安全に移送しましょう。

・ストレッチャーは、援助者が**操作しやすい高さ**に調節しましょう。

・平らなところを移動する際は、患者の足側から進みます。

・斜面を移送する際は、患者の頭が高くなる方向で進みます。

　上り坂⇒頭部から進みます。

　下り坂⇒足元から進みます。

・エレベーターを利用するときは、降りる状態にして後ろ向きで乗り込みます。

・曲がり角では、頭が遠心力で大きく揺れないように頭を支点にして足側をゆっくりと回転させるようにして移送します。

第107回　午前問題20　　　解答はP355

[問題21]患者をベッドから車椅子へ移乗介助するときの車椅子の配置を図に示す。左片麻痺のある患者の介助で最も適切なのはどれか。

1. ①
2. ②
3. ③
4. ④

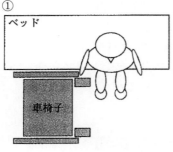

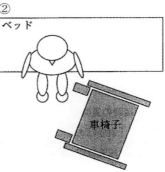

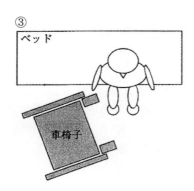

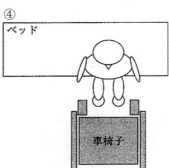

198. ボディメカニクス

体位変換を実施するにあたっては、**ボディメカニクス**を活用します。患者を安全・安楽に移動することはもちろんですが、私たち介助者の身体を守ることにもつながります。

・ベッドなどの作業面を介助者が楽な位置に合わせます。高すぎると首や肩へ、低すぎると背中や腰への負担が大きくなります。

・患者の身体を**小さくまとめ**、**摩擦を少なく**します。

・「押す・持ち上げる」のではなく、「引く・転がす」ことを取り入れます。

・介助者は**基底面を広くし**、重心が**基底面の中央**に近づくようにします。足は左右に開くだけでは不十分で、さらに**前後に開く**ことにより基底面は大きくなります。

・腰を落として膝を曲げ、**重心を低く**します。**大きな筋群**（広背筋や大殿筋など）を用いて行います。

・患者と介助者の重心をなるべく**近づけ**ます。

・患者への声かけを行い、患者の内力（無意識に入る力）も使います。

| 第108回 | 午前問題19 | 解答はP355 |

[問題22] 動作を安定させるために行うのはどれか。

1. 重心位置を低くする。
2. 足を閉じた姿勢にする。
3. 底が滑らかな素材の靴を履く。
4. 重心線を支持基底面の中心より遠くする。

199. 廃用症候群の予防

廃用症候群は、運動不足、**安静臥床**などにより、**筋力低下・筋萎縮・関節拘縮**などの二次的な機能低下・障害が生じた場合をさします。尖足や股関節の外旋は起こりやすいので、関節可動域訓練を行い良肢位を保ちます。

褥瘡も廃用症候群に含まれますので、2時間ごとの体位変換で予防します。水分は成人なら2,000mL/日を目標に摂取し、便秘なども予防します。患者が楽しみながらなるべく自力で行えるように、レクリエーションも取り入れながら行うと良いでしょう。

| 第112回 | 午後問題19 | 解答はP355 |

[問題23] 不活動状態が持続することで生じるのはどれか。

1. 廃用症候群
disuse syndrome
2. 緊張病症候群
catatonia syndrome
3. 慢性疲労症候群
chronic fatigue syndrome
4. シックハウス症候群
sick house syndrome

200. 睡　眠

睡眠は疲労や体力を回復するために必要です。就寝前に室内環境を整えます。就寝前に足浴や罨法などで、倦怠感や苦痛をやわらげると入眠しやすいです。空腹状態や、寝る前の飲食は睡眠の妨げになることを覚えておきましょう。コーヒーやお茶などカフェインの摂取は避けます。不眠が続く場合は医師の指示を受けましょう。

睡眠の種類はノンレム睡眠とレム睡眠の2つに大別されます。

ノンレム睡眠（non-REM）

睡眠の前半期にみられる脳の眠りです。脳波は徐波で、骨格筋の緊張はある程度保たれています。眼球は動きません。発汗が多いのが特徴です。

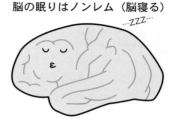

脳の眠りはノンレム（脳寝る）
…zzz…

レム睡眠（rapid eye movement）

睡眠の後半期にみられる眠りで、急速な眼球運動を行うのが特徴的です。レム睡眠では脳波上は覚醒しているようにみえますが、睡眠は継続しているため刺激を与えてもなかなか覚醒には至りません。全身の骨格筋は弛緩していて夢を見ているのもこの睡眠のときです。脳は起きているため、身体の眠りといわれます。脳波は起きているときと同様の速波で、眼球は細かく動きます。

年齢別レム睡眠の割合

新生児	全睡眠時間の約50%
幼　児	全睡眠時間の約20〜25%
成　人	全睡眠時間の約20%
老　人	全睡眠時間の約15%

清　潔

Check!
出題基準番号
N-14-D

201. 入浴、シャワー浴

入　浴

入浴は多くの患者が楽しみにしています。適温（40℃前後）のお湯につかれば、循環を促進して代謝を高める効果や心身のリラクゼーション効果があり、清潔になることで爽快感が得られます。熱い温度を好む患者もいますが、42℃以上の高温浴では交感神経が優位になってリラクゼーション効果が損なわれます。

看護者側にとっては全身の観察の機会にもなります。筋緊張が低下し浴槽内では浮力も働くので、四肢の運動がしやすくなり、リハビリにも適しています。

注意点は転倒の危険性があることや、長時間の入浴は疲労度が増すことです。食直後や空腹時の入浴は避けましょう。消化管の運動や消化液の分泌に影響が出て気分不快の原因になるからです。

入浴の3作用

①温熱作用　：**末梢血管が拡張**することで、循環血液量が増えます。筋肉の緊張がやわらぎ自律神経機能や慢性疼痛、疲労などの改善効果もあります。

②静水圧作用：湯につかることで水圧がかかり、末梢血管のマッサージ効果が得られます。しかし気をつけなければならないのが、頸部まで湯につかると胸郭が圧迫され、循環器や呼吸器に負担がかかります。循環器や呼吸器に疾

患がある場合は、半身浴などの工夫が必要です。

③浮力作用　：浮力によって体重の負荷が減り、筋肉への負担が軽減します。水中では、約1/10の体重になることから関節可動域訓練にも役立ちます。

実施の要点

1．入浴の準備を行う
　①物品の準備（着衣、下着など忘れ物が無いように）
　②一般状態の観察
　③脱衣所・浴室の室温は24±２℃（**脱衣所と浴室の温度差は小さくする**）、湿度は40～60％
　④湯温は**40℃前後**（42℃以上は避ける）

2．実施
　①転倒・転落には要注意
　②気管切開の患者は気管孔にお湯が入らないようにする
　③疲労を伴うため長時間の入浴を避け、５～10分くらいを目安にする

■ シャワー浴

　シャワー浴は、入浴による静水作用、浮力作用はなくなりますが、エネルギーの消耗は少なくして全身の清潔を図ることができます。

実施の要点

1．シャワー浴の準備を行う
　①物品の準備、一般状態の観察、脱衣所などの室温・湿度は入浴時と同様に行う。
　②浴室内の温度が下がらないようにするためや、気流があたって患者が寒さを感じないようにするためにシャワー浴中は入り口のドアや窓はきちんと閉めてすきま風が入らないようにする。
　③患者の状態に合わせて坐位や仰臥位で行う。坐位で行う場合にはシャワー椅子、仰臥位で行う場合にはシャワー用のストレッチャーを準備する。

2．実施
　①脱衣所、シャワー室への移動の際には転倒・転落に注意する。
　②シャワー椅子やシャワー用ストレッチャーはお湯をかけて温めておく。
　③シャワーの湯温は入浴時の湯温と同じ40℃前後とする。
　④シャワーのお湯をかけるときは患者にお湯をかけることを伝えて、足元からかける。
　⑤気管切開の患者は気管孔にシャワーのお湯がかからないようにする。
　⑥顔や目にシャワーのお湯がかからないようにシャワーのお湯は上から下に流れるようにかける。
　⑦介助中、陰部にはタオルをかけるなどして、患者の羞恥心には十分に配慮する。

第109回　午後問題20　　　　　　　　　　解答はP355

[問題24] 入浴の温熱作用はどれか。

1．筋緊張が増す。　　　2．末梢血管が拡張する。
3．慢性疼痛が増強する。　　4．循環血液量が減少する。

Check!
出題基準番号
Ⅳ-14-D

202. 清　拭

清拭も多くの患者が楽しみにしている援助のひとつです。全身の清潔を保つのはもちろん、爽快感も得ることができます。皮膚を刺激することにより血液循環を促進して、皮膚・粘膜のトラブルを予防します。コミュニケーションを図る機会になるほか、全身の観察をしたり、他動運動の機会になります。

プライバシーの保護や羞恥心への配慮を忘れないようにしましょう。

実施の要点

1．清拭の準備を行う
　①物品の準備（実施中患者のそばを離れないようにするため）
　②一般状態の観察
　③病室の室温は22〜24℃
　④バケツに準備するお湯の温度は60〜70℃、洗面器は50〜55℃
2．実施
　①四肢は血管の走行に沿って末梢から中枢に向かって拭く
　②筋肉の走行に沿って拭く
　③腹部は腸の走行に沿って拭く
3．注意点
　皮膚にあたるタオルの温度は、常に40〜45℃程度を維持するようにします。

第112回　午前問題19　　　　　　　　　　解答はP355

[問題25] 全身清拭時に皮膚に触れるタオルの温度で適切なのはどれか。

1．20〜22℃　　2．30〜32℃　　3．40〜42℃　　4．50〜52℃

Check!
出題基準番号
Ⅳ-14-D

203. 口腔ケア

みなさんも毎日歯みがきしてますか？　当たり前ですよね。もちろん患者だって、毎日したいですよね。

口腔ケアには、唾液分泌を促進させる作用があります。唾液に含まれる成分にはラクトフェリン、リゾチーム、IgA、ヒスタミンなど、口腔内の細菌増殖を抑える成分が含まれており、う歯を予防すると共に、高齢者や術後合併症である誤嚥性肺炎などの呼吸器疾患を予防する効果があります。

また、歯肉を刺激して循環を活発にし、歯肉を引き締める効果があり、嚥下機能のリハビリになるとともに、食欲も増進します。**口腔ケアは、義歯を使用している患者、人工呼吸器を装着している患者、出血傾向のある患者、歯肉出血している患者に対しても行います。**口腔ケアに使用するのは、歯ブラシだけでなく先端が柔らかくスポンジ状になったものなど、患者の状態に合わせて選択しましょう。

義歯取り扱いのポイント

- 総義歯を取り外す時は、**前歯を起点に**外しましょう。
- 取り外した義歯は、汚れを洗い流しブラッシングしましょう。この時、熱湯を用いると義歯の変形の原因となるのでやめましょう。
  （歯ブラシで磨くと傷をつけて細菌の溜まるスペースを作ってしまうため、ブラッシングの際は専用のものを使用します）
- **就寝時に取り外し、義歯が見えないような容器に入れて**（差恥心への配慮）**冷水またはぬるま湯**につけておきましょう。
- ティッシュに包んで保管してはいけません。乾燥して変形したり、ゴミと間違えて捨ててしまうことがあるからです。
- 義歯の置き場所を一定にし、患者自身が分かるようにしておきましょう。

出たよ

第111回	午前問題19	解答はP355

[問題26]高齢者の義歯の取り扱い方法で正しいのはどれか。

　1．就寝時に外す。　　2．熱湯で洗浄する。

　3．保管時は乾燥させる。　　4．総義歯は奥歯を起点に外す。

Check!
出題基準番号
Ⅳ-14-D

204. 洗　髪

　髪が臭うと気になりますね。多くの患者が洗髪を心待ちにしています。洗髪は、頭皮や毛髪の汚れを取り感染を予防するとともに、マッサージ効果により毛髪の成長を助け、リラックス効果が得られる援助です。患者の安静度によってベッド上で行う場合や、洗髪台に移動して行う場合などさまざまですが、洗髪に集中して患者の苦痛様表情を見逃さないようにしましょう。

実施の要点

　1．洗髪の準備

　　①38～41℃の湯を準備する。

　　②室温を22～24℃にする。

　2．実施

　　①体位や頭位を安楽にして安全な位置で施行する。

　　②洗髪できない場合は50％エチルアルコールやドライシャンプー剤などを用いる。

　　③頭皮を傷つけないように**指の腹で洗**う。

　　④目や耳に湯が入らないようにする。

（青梅綿で耳栓を行います。脱脂綿は吸水性があるため適しません）

3．注意点

①冷たく感じないように髪は十分乾かす。

②髪は毛先からとかす。

| 第110回 | 午後問題20 | 解答はP355 |

[問題27]患者の洗髪の介助方法で適切なのはどれか。

1．30℃の湯をかける。 2．脱脂綿で耳栓をする。

3．指の腹を使って洗う。 4．強い振動を加えて洗う。

205．手浴、足浴

出題基準番号 Ⅳ-14-D

手 浴

入浴に比べエネルギーの消耗と疲労感が少なく、リラックス効果が大きい援助です。手を洗浄することで感染予防や、浮腫を軽減する効果があります。

足 浴

疾患や治療状況により、入浴やシャワー浴ができない患者がいます。足浴はベッドサイドで行うことができるので、エネルギーの消耗や疲労感、負担が少ないことから行われることの多い援助です。清拭だけでは得られない爽快感を患者は得ることができます。また、足部を温めることにより、血液循環が促進され筋緊張の緩和や浮腫の軽減などの効果もあります。

足浴の目的として、①足部の清潔の保持と爽快感の提供、②温熱刺激による血液循環の促進と**不眠**や疼痛の緩和、③足部の外傷による感染や圧迫による壊疽の予防があります。

実施の要点

1．部分浴の準備を行う

①38～42℃の湯を準備する。

②室温を24±2℃にする。

2．実施・注意点

施行する体位によって疲労感を感じることの無いように、安楽な体位で行う。

| 第110回 | 午前問題20 | 解答はP355 |

[問題28]足浴に使用する湯の温度で最も適切なのはどれか。

1．26～28℃ 2．32～34℃ 3．38～40℃ 4．44～46℃

206．陰部洗浄

出題基準番号 Ⅳ-14-D

外陰部や会陰・肛門周囲を洗浄し、清潔に保つことで、爽快感や感染予防につながりま

す。不潔になりやすい部分なので、毎日行いましょう。羞恥心を伴うので、全身清拭の一貫として実施するとよいでしょう。しかし、汚染されたときはその都度行います。

実施の要点

1. 陰部洗浄の準備を行う
   ①38〜40℃の湯を準備する。
   ②室温を22〜24℃にする。

2. 実施・注意点
   ①羞恥心やプライバシーには十分配慮する。
   ②膀胱留置カテーテル留置中は、逆行性感染を予防するため毎日行う。
   ③粘膜部分はやさしく洗う。
   ④皮膚の二面接着面は汚れがたまりやすいため十分洗う。
   ⑤女性の場合は尿路感染や性器への感染を防ぐため、尿道口から肛門に向かって拭く。
   ⑥洗浄時は必ずゴム手袋を着用する。

| 第109回 | 午前問題17 | 解答はP355 |

[問題29]陰部洗浄に使用する湯の温度で最も適切なのはどれか。

1. 30〜31℃　　2. 34〜35℃　　3. 38〜39℃　　4. 42〜43℃

---

207. 整 容

出題基準番号 N-14-D

モーニングケアやイブニングケアなど、患者が清潔にしていれば本人も周囲の人もさわやかに過ごせます。顔の清拭は温めたタオルで、眼脂などの汚れをやさしく拭き取ります。眼の周囲は目頭から目尻に向かって、傷つけないように慎重に拭きましょう。

耳は耳介、外耳孔の順に拭きます。耳垢がたまっていたら綿棒で取り除きましょう。

爪は手浴や足浴の後が切りやすいです。長さは**指先に合わせ**、深爪にならないように慎重に切りましょう。切った後はヤスリでなめらかにします。

髭は頭髪より伸びるのが早いので、髭剃りは毎日行います。蒸しタオルで髭を温めてから行うと髭がやわらかくなり、皮膚もなめらかになるので剃りやすくなります。シェービングクリームや石けんなどですべりを良くして行いますが、剃った後も乾燥予防にクリームやローションを塗りましょう。

| 第102回 | 午前問題17 | 解答はP355 |

[問題30]爪の切り方の模式図を示す。爪のケアとして適切な切り方はどれか。

1.　　　　2.　　　　3.　　　　4.

208. 寝衣交換

出題基準番号 Ⅳ-14-D

　衣服の交換は、生活の中でも重要です。自分で行える患者は何の問題もないのですが、点滴をしている患者や、麻痺のある患者では、自分で着替えることもひと苦労です。

　点滴をしている方は、クレンメを閉じ、点滴をしていない腕から脱ぎ、次に点滴側を脱ぎます。着る場合は、点滴ボトルを襟側から袖を通して腕を通すように袖口から出します。その後に点滴側の腕を通します。次に点滴をしていない腕を通します。交換した後は、クレンメを開放し滴下速度を合わせましょう。

　点滴や麻痺のある患者は、動きやすい**健側から脱ぎ**、着るときは、動きづらい**患側から着用**します。『脱健着患（だっけんちゃっかん）』と四字熟語のように覚えると良いでしょう。

寝衣交換時のポイント

・素材は通気性の良いものを選び、糊付けはしません。糊付けすることで、汗の吸収率が落ちてしまいます。
・寝衣のしわは、十分に伸ばしましょう。しわは褥瘡の誘因になります。
・冷感を感じさせないように、また羞恥心を軽減するためにも不必要な露出は避けましょう。

第111回	午後問題20	解答はP355

[問題31]左片麻痺患者の上衣の交換で適切なのはどれか。
　1．左腕から脱がせ、左腕から着せる。　　2．左腕から脱がせ、右腕から着せる。
　3．右腕から脱がせ、左腕から着せる。　　4．右腕から脱がせ、右腕から着せる。

療養環境

209. 病室環境

出題基準番号 Ⅳ-15-A

ベッド

ベッドは周囲も含めて患者にとっての生活の場です。
医療機関で使用されるベッドの条件
　・患者の病態・症状に適しているもの。
　・患者の行動の変化に対応できるもの。
　・高さが調節でき、作業が効率良く行えるもの。
医療機関で使用されるベッド
　・高さ50〜70cm（医療者が作業しやすい高さは70cm）、長さ200cm、幅90cm、汚れを落としやすい加工がされているもの。
　・ストッパー付きのキャスターがあり、ベッドの高さや頭部や足部の挙上が可能なギャッチベッドが一般的。
　・介護用ベッドや体位変換用ベッド、回転式フレームベッド（体位交換ができ、食事・

排泄もできるベッド）がある。

患者が安全で快適な病床環境を過ごせるように環境の整備をします。病室内の気候の三要素は温度・湿度・気流の３つです。廊下などの外気温との差が５℃以上にならないように注意します。換気は３〜４時間毎に３分程度行います。

病室の環境

温　度（℃）	夏季：26（25〜27）		冬季：21（20〜22）
湿　度（％）	夏季：50（50〜60）		冬季：50（40〜50）
気　流	0.5〜１m/sec		
照　度 （ルクス）	病室	100〜200（昼間），１〜２（夜間）	
	廊下	150〜300（昼間），１〜２（夜間）	
	診察室，処置室，ナースステーション	300〜700	
	手術室	750〜1500　**手術野は20000以上**	
音	45〜50ホン以下が望ましい。80ホン以上では会話は不可能。 昼間は50デシベル以下，夜間は40デシベル以下とする。		
設備構造の基準	○病院の病室及び診療所の療養病床：患者１人につき6.4㎡以上 ○診療所の一般病床など：患者１人を入院させる病室：6.3㎡以上 　　　　　　　　　　　患者２人以上を入院させる病室：患者１人につき4.3㎡以上 ○小児は成人の規定面積の2/3以上で１室室を6.3㎡以下にしないこと 　（医療法に基づく） ○窓の面積＝床面積の1/7以上（建築基準法）		

出たよ

第111回　午後問題25　　　　　　　　　　　　　　解答はP355

[問題32]最も高い照度を必要とするのはどれか。

1．病　室　　2．手術野　　3．トイレ　　4．病棟の廊下

Check! 210. 共有スペース

出題基準番号 N-15-A

健康なときは、生活行動に合わせた快適な環境を心がけて日常生活を送ることができますが、療養生活を強いられると、行動量も活動範囲も制限されてしまうことが多いのです。ましてや入院となると、生活の空間も場所も大きな変更を余儀なくされます。

しかし治療上必要な環境の変化であっても、できる限りプライバシーやスペースの確保に気を配ることが重要となります。２人以上の病室の場合は個人の空間の調整が必要となります。特に音やにおいや採光などは個人の感じ方に相違があるため、闘病意欲を低下させないように環境を整えることが重要となります。

また、食堂や談話室などの共有スペースでは、思わぬ事故が発生することがあるので安全管理も怠ってはいけません。床にこぼしたものに気づかず転倒したり、病室を離れた複数の患者がいる場面では患者を間違えて与薬してしまう危険性が高まります。

211. 居住スペース

日本では療養生活において、快適な居住空間を確保することは非常に難しいです。しかし療養環境を整えることは、安全・安楽上だけではなくQOLを尊重する上からも重要なことです。風通しを良くしつつ、プライバシーの保護を十分考慮します。

また、日常用具の配置や医療器具は安全を考えた上で、本人だけではなく看護者や介護者の動作を考えながら、居住スペースに応じた寝具選びや採光、照明などを具体的に個別対応していくことが重要です。

騒音についての基準値は、**昼間50dB以下**、**夜間は40dB以下**となっています。

| 第106回 | 午前問題20 | 解答はP355 |

[問題33]療養施設、社会福祉施設等が集合して設置されている地域の昼間の騒音について、環境基本法に基づく環境基準で定められているのはどれか。

1. 20dB以下　　2. 50dB以下　　3. 80dB以下　　4. 110dB以下

医療安全対策

212. 転倒・転落の防止

転倒とは、自分の意志に反して、足底以外の身体の一部が床や地面につくことをいいます。また転落は高いところから落ちることをいいますが、両者は区別しないで用いることが多いようです。

1. 問題点

転倒・転落は、入院患者の高齢化に伴い、発生件数は増加傾向にあります。患者自身が動くことによって発生するので、それを制限すれば事故防止になります。しかし、同時に患者の回復やリハビリテーションの妨げとなる可能性があります。

2. リスクアセスメント

転倒・転落事故を起こす可能性のある患者に対しては、それを防ぐための対策を立てます。入院時や患者の経過に合わせて看護計画の立案、見直しを行います。転倒・転落の可能性が高い患者の特徴として、高齢者、小児、麻痺・視力障害・見当識障害がある、抑うつ状態、薬剤の使用（鎮痛薬、麻薬、睡眠導入剤、向精神薬、**降圧薬**、利尿薬、下剤）などがあげられます。

3. 転倒・転落の危険性の高い患者への対策

転倒・転落の危険性のある患者には個別性のある看護計画が必要となります。また、患者や家族にも、転倒の危険があることやその対策についての説明を行います。転倒・転落を防ぐために患者の活動を制限してはいけません。もしもの場合を考えて、転倒・転落した場合に、衝撃が緩和されるように衝撃マットを床に敷いたり、大腿骨頸部骨折予防のヒッププロテクターなどを患者に装着する方法もあります。

4．防止策

● 脱げにくく、滑りにくい安全な履物にします。

（スリッパは転倒する危険が高いため使用しない）

● 廊下・ベッド周囲の環境整備をします。

（物品を床に置かない、水滴は拭いておく、照明の整備）

● ベッドの高さは**端坐位で足底が床につく高さにします。**

● ベッド・車いすのストッパーを確認します。

● 患者に転倒・転落の危険性について十分説明します。

● 検査・手術時は踏み台の安定性・段差を少なくします。

● 患者に透視台が動くことなど、転落の危険性について十分説明します。

第111回	午後問題21		解答はP355

[問題34] 転倒・転落を起こすリスクを高める薬はどれか。

1．降圧薬　　2．抗凝固薬　　3．気管支拡張薬　　4．副腎皮質ステロイド薬

213．誤薬の防止

出題基準番号 Ⅳ-15-B

　看護師が医師の指示に基づき、薬剤を投与するということは、医師の責任で行われる治療の一部について、実施者として責任を持つことといえます。

　医療施設で報告されるインシデントレポートでは、与薬に関するものが最も多くなっています。与薬に関する間違いには、過剰投与や過少投与、薬剤間違い、投与時間の間違い、患者間違い、投与経路の間違いなどさまざまです。

　過剰投与の場合は、副作用が起きやすくなります。逆に過少投与では、目的とした効果が得られず、治療の遅延をもたらすことになります。特に速効性のある注射は細心の注意が必要です。

　誤薬は与薬業務のすべての過程で発生する可能性があります。安全に与薬するためには6つのRight〔（正しい患者 Right patient）、（正しい薬剤 Right drug）、（正しい目的 Right purposes）、（正しい量 Right dose）、（正しい方法・部位 Right route）、（正しい時刻・時間 Right time）〕をどの過程においても確認することが重要です。

1．誤薬の発生要因

　①指示、与薬方法の誤認

　②看護師間の指示変更時の伝達不足

　③薬物の管理体制不足

　④患者の誤認

　⑤患者・家族への説明不足

2．防止策

● ラベルは3回確認します。

　①薬剤を取り出すとき

　②薬剤を準備するとき

　③薬剤を戻すとき（または空アンプルを捨てるとき）

- ●処方変更内容を記録して引き継ぎをします。
- ●指示受けをした場合は、転記をできるだけ避けます。
- ●処方内容と薬物の一致を確認します。
- ●実施者は本人であることを確認します（患者自身にフルネームで名前を言ってもらいます）。
- ●服薬方法・服薬の確認をします。

214. 患者誤認の防止

出題基準番号 Ⅳ-15-B

　患者誤認防止のためには必ず本人確認を行います。患者自身から氏名を名乗ってもらったり、個別性に応じて呼び名だけではなく、患者名が確認できる他の手段（カルテ、**ネームバンド**）を用いて確認します。

手術室搬送の場合

　手術室看護師は、あらかじめ病室を訪室し、患者の確認を行い、当日の患者誤認を予防します。搬送は1人で行わず2人で行い、病棟看護師と手術室看護師が同時に患者氏名・術式を確認します。

　患者誤認が起こる状況には、複数の要因が関与していることが多く、主なものは以下のとおりです。

- ①同姓（同名）患者の間違い
- ②患者の氏名・外見・疾患名・治療内容など類似性や共通性
- ③複数患者へのケア、処置の並行
- ④患者の誤応答
- ⑤思い込み

第106回	午後問題7	解答はP355

[問題35]入院患者の与薬時に誤認を防止するために確認するのは患者の名前とどれか。
1．診察券　　2．お薬手帳　　3．健康保険証　　4．ネームバンド

215. 誤嚥・窒息の防止

出題基準番号 Ⅳ-15-B

誤嚥の考え方

摂食行動を3つのステップに分けます。

- ●最初に何をどのように食べるのか（認知期）
- ●食物を咀嚼し、唾液と混ぜ合わせ飲みこみやすい食塊に形成します（咀嚼期）
- ●食塊を口腔から咽頭へ送り、咽頭から食道、胃まで運びます（嚥下期）

※嚥下障害とは嚥下期の障害ですが、飲みこむ前の認知期、咀嚼期も含めてあらわします。

誤嚥防止：患者にどのような摂食、嚥下障害があるのかを評価します（病態、医師の診断など）。

誤嚥による肺炎、窒息防止：最小量の誤嚥にとどめます(誤嚥の早期発見と誤嚥物の吸引)。

窒息への応急処置：大きな食塊による窒息に対しては**ハイムリック法**の手技を習得します。

窒息防止

食物は食べやすい大きさにしてよく噛んで食べます。

乳幼児、高齢者の食事の際は、誰かそばについています。

注意が必要な食べ物

加熱してもやわらかくなりにくいもの（イカ、タコ、キノコ類）、硬いもの（ナッツ類）、厚みのないもの（海苔、レタス）、パサパサしたもの（パン、ふかし芋、茹で卵）です。その他、寒天、こんにゃくゼリー、丸い餅、ブドウ、プチトマトなどがあります。

出たよ

第112回	午後問題21	解答はP355

[問題36]成人の気道の異物除去を目的とするのはどれか。

1．胸骨圧迫　　2．人工呼吸　　3．頭部後屈顎先挙上法

4．腹部圧迫法〈Heimlich〈ハイムリック〉法〉

Check! 216. コミュニケーションエラーの防止

出題基準番号 IV-15-B

安全な看護を行う上で、医師、看護師、患者、家族などとの間で正確な情報の伝達、共有が行われることは不可欠です。そして、情報の伝達、共有にはさまざまなコミュニケーション方法を用いて行いますが、この方法が不適切、つまりコミュニケーションエラーが起こると医療事故につながるリスクが高くなります。したがって、コミュニケーションエラーが起こらないようにするための工夫が重要となります。特に、診療の指示の直接のやりとりをする医師と看護師間の情報伝達は正確に行われなければなりません。

医師から看護師への情報伝達

正しく診療の補助業務を行うため、まず医師から適切な指示が出なければなりません。与薬などは「誰に、何を、どのようにどれだけ与薬する」という指示が正確に発信されなければなりません。指示を出す方法には、記載指示と口頭指示がありますが、口頭指示では、言い間違いや聞き間違いなどで、情報伝達が不正確になりやすくなるため、指示を出す方法としては適切とはいえません。そのため口頭指示は緊急時などで記載する時間的な余裕がない場合などの最小限とします。また、口頭指示ではコミュニケーションエラーが起こりやすいということを認識して、お互いに確かめ合ったり、複数人でダブルチェックしたりして注意します。記載指示でも手書きの場合では、読みづらい字での誤読のリスクがあります。確認しにくい字の場合には内容の再確認をするなどして事故を未然に防ぐようにします。また、指示情報の他に、医療行為の背景にある患者の病態やその変化に関する情報が看護師に適切に伝達されることも、その指示内容の適切性を看護師が判断する上でも重要です。

看護師から医師への情報伝達

看護師から医師に伝達される情報には、治療方針にもかかわるさまざまな患者の情報があります。これらを正確に伝達することが大切です。

文字伝達による情報の共有

医療現場には、カルテ、看護記録などの保存期限が規定されたさまざまな文字情報が存在します。このような患者に関連する記述はチーム間の情報伝達・共有のツールとなりま

す。正確でわかりやすい用語で簡潔に記載するようにします。

感染防止対策

217. 標準予防策〈スタンダードプリコーション〉

スタンダードプリコーションとは、感染症の有無に関わらず、**すべての患者に対して標準的に行う感染予防対策**のことで、これによって院内感染を予防しています。

基本的な考え方は、**あらゆる患者の、分泌物（汗を除く）、体液、血液、排泄物、粘膜、傷のある皮膚**を感染性物質として取り扱うことです。

出たよ 🐾

第109回	午後問題21	解答はP355

[問題37] 標準予防策〈スタンダードプリコーション〉で感染源として取り扱うのはどれか。
 1．汗　　2．爪　　3．唾液　　4．頭髪

218. 感染経路別予防策

感染経路別予防策は、感染症の感染経路を断つことによって、他の人への感染を防ぐものです。感染経路別予防策には、空気感染予防策、飛沫感染予防策、接触感染予防策があります。

空気感染予防策

空気感染予防策は、麻疹、水痘、結核のように空気感染する感染症に対して行われます。空気感染は飛沫核として空気中を漂うウイルスや細菌を吸引することにより感染する感染経路です。したがって、感染源となる飛沫核が拡散しないようにすることや、それを吸引しないようにすることが必要となります。飛沫核が拡散しないようにするために患者は陰圧室に収容します。また、処置やケアのために患者に接触するときには、飛沫核を吸引しないようにするためN95マスクを着用します。

飛沫感染予防策

飛沫感染予防策は、インフルエンザ、風疹、マイコプラズマ肺炎などのように飛沫感染する感染症に対して行われます。飛沫感染は、患者の唾液や喀痰などに包まれたウイルスや細菌が咳やくしゃみなどにより飛沫となって拡散され、それを直接吸引することで感染する感染経路です。感染を予防するためには患者から排出されたそれらの飛沫を吸い込まないようにすることが必要となります。患者は個室に収容することが最も良いとされますが、難しい場合には患者と患者の間を２m以上離します。また、患者の２m以内に近づくときには、サージカルマスクを着用するようにします。

接触感染予防策

　接触感染予防策は、ノロウイルスなどの感染性胃腸炎や流行性角結膜炎、角化型疥癬などのように接触感染する感染症に対して行われます。接触感染は、患者の皮膚や粘膜、分泌物や排泄物などに含まれるウイルスや細菌などの病原体に接触することで感染する感染経路です。したがって、患者の分泌物や排泄物を拡散しないことや、患者に接触するときには直接その病原体に触れないようにすることが必要になります。そのためには、患者を個室に収容し、患者に接触するときには手袋やガウンを装着します。手袋やガウンなどの使用後は個室内の感染性廃棄物専用容器に廃棄して病室の外へ病原体が付着した物品を持ち出さないようにします。また、陰部洗浄などで、廃液のしぶきで眼が汚染されるリスクがある場合には、ゴーグルも着用するようにします。

第110回	午後問題21	解答はP355

　[問題38] 空気感染を予防するための医療者の個人防護具で適切なのはどれか。
　1．手　袋　　2．N95マスク　　3．シューズカバー　　4．フェイスシールド

Check! 出題基準番号 Ⅳ-15-C
219. 手指衛生

　手指衛生は、すべての医療行為の基本となり、感染対策の中で最も基本的な方法です。
　医療従事者の手指は感染の媒体となるため、正しい手指衛生の知識が必要です。また、目的にあった手指衛生を行えるようにします。

目に見える汚染があった場合

　すぐに流水と石けんによる手洗いをします。汚染が著しかった場合やその後のケアに必要があれば、アルコール製擦式手指消毒剤を用いて手指消毒をします。

血液・体液・分泌物・排泄物・これらに汚染されたものに触れた場合

　流水と抗菌性石けんによる手指洗浄消毒、あるいはアルコール製擦式手指消毒剤による手指消毒をします。

患者と接触する前や手袋をはずした直後

　アルコール製擦式手指消毒剤を使用します。また、同一患者の処置やケアの間にもアルコール製擦式手指消毒剤による手指消毒を行います。

手洗いの種類

手洗い法	目的・適応	方法
日常的手洗い法	目的：手指の汚れを落とす 適応：配膳・トイレなど日常行為の前後	石鹸または界面活性剤を用いて、10〜15秒間以上洗う。 ①手を流水で濡らし、洗浄剤を手に取り、**十分に泡立ててから手のひらになじませる。** ②10〜15秒間、両手をよくこすり合わせて洗う。 ③流水で流し、手を拭く。 ④手洗いの設備に自動センサーがついてない場合は、使用したペーパータオルで蛇口を閉める。
衛生学的手洗い法	目的：看護業務を通して一時的に付着した皮膚の通過菌の除去	手指消毒薬3〜5mLで10〜15秒間以上、手指をこすり洗う。 ※手順は日常的手洗い①〜④と同じ。 必要な抗菌作用を得るには、手指消毒剤との十分な接触時間が必要。
擦式手指消毒 ※衛生学的手洗い法の1つ	目的：看護業務を通して一時的に付着した皮膚の通過菌の除去 適応：手指に著しい汚染がない時看護行為、医療処置（注射・ガーゼ交換など）の前後	擦式手指消毒剤を片手に規定量とり、手指全体に広げる。
手術的手洗い法	目的：皮膚の通過菌の除去、常在菌の低減 適応：手術、侵襲的医療処置に関わるとき	①指輪、時計をはずし、爪の間の汚れは取り除く。 ②両手を流水で濡らす。 ③手指消毒薬を片手に規定量とる。 ④手指消毒薬が手指全体にいきわたるようにブラシやスポンジを用いて、15秒以上時間をかけて洗う。 ⑤手指を交差させて指間を洗う。 ⑥手背を洗う。 ⑦母指を洗う。 ⑧手首〜肘頭まで洗う。 ⑨手指から肘頭へ水が流れるようにして消毒薬を流す。 ⑩②〜⑧を繰り返す。 ⑪ペーパータオルで完全に乾かす。 ⑫手洗いの設備に自動センサーがついてない場合は、使用したペーパータオルで蛇口を閉める。

※手指に存在する微生物は、消毒薬でも除去しきれない皮膚常在菌と、石けんや流水によってほとんど除去できる皮膚通過菌に分けられます。

第110回	午前問題21	解答はP355

[問題39]感染予防のための手指衛生で正しいのはどれか。

1．石けんは十分に泡立てる。　　2．洗面器に溜めた水で洗う。
3．水分を拭きとるタオルを共用にする。
4．塗布したアルコール消毒液は紙で拭き取る。

220. 必要な防護用具（手袋、マスク、ガウン、ゴーグル）の選択・着脱

出題基準番号 Ⅳ-15-C

　防護用具には、手袋、マスク、エプロン・ガウン、ゴーグルなどがあります。標準予防策や感染経路別予防策に応じて、防護用具を適切に使用することで感染防止を確実に行うようにします。表にそれぞれの使用方法について記載します。

標準予防策

手　袋	汗以外の体液、血液、分泌物、排泄物、粘膜、健常ではない皮膚に接触する際に使用する
マスク	血液や体液との接触が考えられるときに着用する
エプロン ガウン	皮膚や衣類に血液や体液がつく可能性のある処置や介助をするときに着用する
ゴーグル	眼が血液や体液で汚染される可能性のある処置や介助をするときに着用する

感染経路別予防策

	空気感染予防策	飛沫感染予防策	接触感染予防策
手　袋	標準予防策に準ずる		患者の部屋に入室する前に手袋を装着し、退室するときには病室内の感染性廃棄物専用容器に廃棄する
マスク	病室に入る前にN95マスクを着用する	患者の2m以内に近づくときはサージカルマスクを着用する	標準予防策に準ずる
エプロン ガウン	標準予防策に準ずる		衣類の汚染が考えられるときには患者の部屋に入室する前に着用し、退室するときには病室内の感染性廃棄物専用容器に廃棄する
ゴーグル（フェイスシールド）	標準予防策に準ずる		眼が血液や体液で汚染される可能性のある処置や介助をするときに着用する。ゴーグル（フェイスシールド）はできれば単回使用とし、使用後は病室内の感染性廃棄物専用容器に廃棄する。単回使用が難しい場合には、病室内から持ち出さず、その患者専用とし、使用後は洗浄、消毒する

防護用具の着脱

　防護用具の着用の目的は、病原体を拡散しない、自分の身を感染から守るということです。この目的を達成するための防護用具の着脱の順番については、脱ぐ順番とその理由から考えるとわかりやすくなります。

　防護用具を脱ぐ際には汚染されている部位から脱いでいきます。

　手袋⇒ガウン⇒ゴーグル（フェイスシールド）⇒マスクの順になります。

　そして最後に必ず手指衛生を行います。

　着用はこの逆です。

　（手指衛生⇒）マスク⇒ゴーグル（フェイスシールド）⇒ガウン⇒手袋

出たよ

第112回	午前問題20	解答はP355

[問題40]個人防護具の脱衣手順で最初に外すのはどれか。

　1．手　袋　　2．ガウン　　3．サージカルマスク　　4．フェイスシールド

221. 無菌操作

Check!
出題基準番号
Ⅳ-15-C

　滅菌された機器・衛生材料の滅菌状態を保ちながら取り扱うことを**無菌操作**といいます。感染を成立させる要素のうち、感染経路を遮断するための技術をいいます。患者に病原体を伝播させないために必要な技術で、手術では完全な無菌操作が要求されます。日常業務の中で無菌操作が必要なものを以下に示します。

1. 注射
2. **導尿**
3. **気管内吸引**
4. 創傷部の包帯（ガーゼ）交換

鉗子・鑷子

鉗子・鑷子の先端は必ず水平より低く保つ。

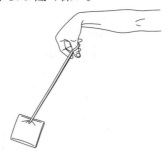

鑷子は利き手でつかみ、鑷子の先端を閉じたまま引き出す。

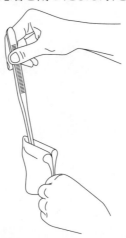

Ⅳ

看護技術に関する基本的な知識を問う

滅菌包装

滅菌パックは両手で左右に開く。

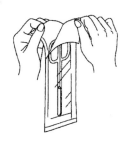

滅菌手袋の装着方法

①包装を左右に開いて内袋を取り出す。

②手袋の方向を確認して、内側に触れないように内袋を開く。

③折り返し部分を持って装着する。

④装着した手でもう一方の折り返しの中に手を入れて、その状態で装着する。

⑤手袋の内側や皮膚に触れないように折り返し部分を伸ばす。

⑥手を組みフィットさせて周囲に触れないようにする。

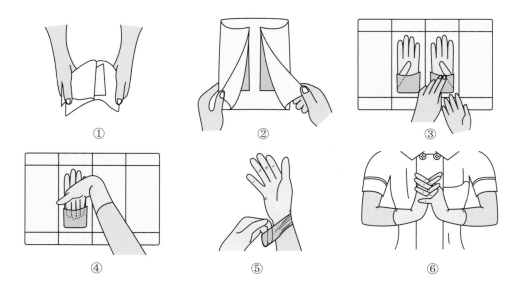

① ② ③

④ ⑤ ⑥

第109回	午前問題18	解答はP355

[問題41]滅菌物の取り扱いで正しいのはどれか。

1．鉗子の先端は水平より高く保つ。

2．鑷子の先端を閉じた状態で取り出す。

3．滅菌パックはハサミを用いて開封する。

4．滅菌包みは布の内側の端を手でつまんで開く。

222. 滅菌と消毒

　滅菌とは、細菌芽胞を含むすべての微生物を殺滅させることをいい、一方消毒とは、**細菌芽胞**を除くすべての、または多くの病原微生物を殺滅することをいいます。

主な滅菌方法

	滅菌の種類	滅菌器	主な条件	メリット	デメリット	主な滅菌対象
熱による滅菌	**高圧蒸気滅菌法**	オートクレーブ	121℃（2気圧）15～20分	滅菌後、速やかに使用できる。	耐熱性のないものは滅菌できない。	金属（器械・器具など）線維（ガーゼなど）ガラス器具
	乾熱滅菌法	乾熱滅菌器	160℃ 1時間	滅菌後、速やかに使用できる。	耐熱性のないものは滅菌できない。	金属（器械・器具など）線維（ガーゼなど）ガラス器具
	火災滅菌法	ブンゼンバーナー				細菌を取り扱う白金耳
ガス滅菌	エチレンオキサイドガス(EOG)滅菌	EOG滅菌器	エチレンオキサイドガス 温度60℃	耐熱性・耐水性が低いものにも使用できる。滅菌後の使用可能期間が長い。	残留ガスが人体に有害のためエアレーション（ガス抜き）を行わないと使用できない。	プラスチック製品 熱に弱い布製品
	過酸化水素プラズマ法	プラズマ滅菌器	滅菌対象物を器械内で減圧し、気化した過酸化水素水溶液を注入し、高周波エネルギーを加えることで発生した低温プラズマで滅菌する。	低温で滅菌できる。残留ガスは残らないので安全性が高い（最終的に水と酸素になる）。	減圧に耐えられないもの・過酸化水素水の吸着が大きいもの（紙・リネンなど）には使用できない。	金属・プラスチック製の器材 電子部品を含む機器 ※減圧に耐えられるものに限る
照射法	放射線	放射線発生装置	γ線照射がよく利用される。	透過力が大きいので、包装後にも滅菌が可能。	大がかりな装置が必要で、設備のあるところに限られる。	プラスチック製の医療器材

主な消毒薬

（三分類）消毒薬 [商品名]	濃度	対象	ポイント
（高）グルタルアルデヒド [ステリハイド]	20％	器具（金属・非金属）	皮膚粘膜刺激性あり。人体に使用しないこと。B型肝炎ウイルス、ノロウイルスに有効。毒性が強い。腐蝕性が比較的弱い。
（中）次亜塩素酸ナトリウム [ミルトン、ピューラックス]	6％	器具（金属・非金属）、環境	皮膚刺激性あり。金属を腐蝕させる。 B型肝炎ウイルス、ノロウイルスに有効。
（中）エタノール	70〜80％	手指、皮膚、器具（金属・非金属）	特異臭あり。揮発性。遮光した気密容器にて、火気を避けて保存する。
（中）イソプロパノール	50〜70％	手指、皮膚、器具（金属・非金属）	特異臭あり。燃えやすく、揮発性。 ゴム製品には適さない。
（中）ポビドンヨード [イソジン]	7.5〜10％	手指、皮膚、粘膜	甲状腺機能異常、ヨウ素過敏症の既往歴には禁忌。
	5％	腟、外陰部	
（低）グルコン酸クロルヘキシジン	0.2〜0.5％	手指、皮膚、環境	緑膿菌に抵抗力を持ち、増殖させることがあるので注意。
（低）塩化ベンザルコニウム [オスバン]	100〜1000倍に希釈	手指、皮膚、粘膜、器具（非金属）	別名：逆性石鹸

第112回　午前問題21　　　　　　解答はP355

[問題42]オートクレーブによる滅菌法はどれか。
 1．酸化エチレンガス滅菌　　2．高圧蒸気滅菌　　3．放射線滅菌　　4．乾熱滅菌

出題基準番号
Ⅳ-15-C

223. 針刺し・切創の防止

　使用後の針、メスなど鋭利な器材の取り扱いは、細心の注意をはらいます。針刺しの原因の大部分は注射針で発生しています。特に採血や点滴に使用した針による針刺しは、血液感染の危険性が高くなります。

　針刺し事故を防止するためには、使用後の注射針にリキャップをしないことが最も重要で、廃棄容器を使用することで予防に努めています。誤って針を刺してしまったことにより感染を起こす原因ウイルスとして、**B型肝炎ウイルス**、C型肝炎ウイルス、ヒト免疫不全ウイルス（HIV）があげられます。これらのウイルスは、血液を介して感染が起こるため、誤って針を刺してしまった場合は、流水と石けんで洗浄し、速やかに病棟管理者に報告します。

　また針やメスなど鋭利な器材の手渡しはせず、ニュートラルゾーン（中間地帯）を設けるなどします。

第106回　午後問題22　　　　　　　　　　　　　　　　　　解答はP355

[問題43] 針刺し事故によって感染するのはどれか。

1．RSウイルス　　2．B型肝炎ウイルス　　3．ヘルペスウイルス
4．サイトメガロウイルス

224. 感染性廃棄物の取り扱い

Check!
出題基準番号
Ⅳ-15-C

「廃棄物処理及び清掃に関する法律」において、**医療廃棄物**を「**特別管理廃棄物**」として扱います。

医療関係機関などから出されるものの中で、人が感染する、もしくは感染するおそれのある病原体が含まれていたり、付着している廃棄物や、その可能性がある物を感染性廃棄物といいます。

病院内では廃棄に専用の容器を使用し、運搬は専門業者が担当し、さらに専門業者が滅菌処理をして廃棄します。病院内の専用容器は感染性廃棄物であることを明示する**バイオハザードマーク**をつけ、さらに廃棄物の内容によって色分けをしています。

バイオハザードマーク

赤色：液状または泥状のもの（血液など）
橙色：固形物（血液の付着したガーゼ、血液汚染のチューブ類）
黄色：鋭利なもの（注射針、メス刃など）

第111回　午前問題20　　　　　　　　　　　　　　　　　　解答はP355

[問題44] 使用後の注射針を廃棄する容器のバイオハザードマークの色はどれか。

1．赤　　2．黄　　3．黒　　4．橙

栄養法

225. 経管・経腸栄養法

Check!
■■■
出題基準番号
Ⅳ-16-A

経管・経腸栄養とは、経口摂取が不可能、あるいは摂取が不十分な場合に、鼻や瘻孔（胃瘻、腸瘻など）からチューブを胃・十二指腸・空腸内に留置し、消化管に直接栄養物を注入する方法です。

経管・経腸栄養は、全身衰弱の患者、意識障害のある患者、上部消化管に通過障害のあ

る患者、麻痺などで咀嚼・嚥下運動障害のある患者などが適応となります。

チューブの挿入期間が4〜6週以内であれば、経鼻経管栄養法が選択され、それ以上の長期間になるときは経腸栄養法が選ばれることもあります。

経鼻経管栄養チューブの挿入方法

1. 患者に経鼻チューブを挿入することを説明し、同意を得る。
2. 手洗いをし、エプロン、手袋を装着し、患者の上半身を45度挙上する。
3. 経鼻チューブの先端に潤滑油を塗る。
4. 患者の鼻先を押し上げ、鼻からチューブを挿入する（頸部を後屈）。
   （挿入の長さは、目安として鼻孔から外耳孔までの長さ＋外耳孔から剣状突起までの長さ＝約45〜55cm）
5. 咽頭まで（10cmほど）挿入したら、患者に下を向いてもらうように声をかける（頸部を前屈）。
6. チューブの先端が咽頭に達した段階で、患者がチューブを「ごくん」と飲むタイミングに合わせて胃までチューブを挿入する。
   （咽頭部よりも先への挿入は、気管への誤挿入をさけるため頸部は前屈しておく）
7. チューブが胃に挿入されていることを確認する。
   確認の方法は、①気泡音の確認、②胃内容物の吸引、③腹部エックス線撮影。
8. チューブを固定する。

栄養剤の注入

1. 患者の姿勢は上体を起こした体位（30〜45度）とする。
2. チューブが胃内に入っているか確認する。
3. 栄養剤自体は温めても温度低下は避けられないが、下痢対策として加温する場合は湯煎する（37.5〜38.0℃程度）。
4. 速度は一般に100mL/30分程度とされている。
5. 注入中に、喘鳴が聴こえたら誤嚥の可能性を第一に考え、注入を中止する。

| 第110回 | 午前問題22 | 解答はP355 |

[問題45]経鼻胃管の先端が胃内に留置されていることを確認する方法で正しいのはどれか。
1. 腹部を打診する。　　2. 肺音の聴取を行う。　　3. 胃管に水を注入する。
4. 胃管からの吸引物が胃内容物であることを確認する。

226. 経静脈栄養法

中心静脈栄養法とは、**中心静脈**とよばれる上大静脈、下大静脈にカテーテルを留置し、高浸透圧（高濃度）の**高カロリー輸液**を行う栄養法です。高カロリー輸液は、細い末梢静脈

で流すと血管がれん縮してふさがったり、血管炎を引き起こすリスクがあります。そこで、四肢の静脈より太く、血流も豊富な中心静脈を使います。通常、右の鎖骨下静脈からアプローチし、上大静脈にカテーテルを留置します。

1．実施方法（鎖骨下静脈から穿刺する場合）

①患者と家族に、輸液の必要性や挿入方法、注意点について説明し、協力を得ます。

②鎖骨下静脈から穿刺する場合は、体幹に血液が集まるように下肢を挙上します。また、肩枕を入れて肩が伸展するように体位の工夫をします。

③患者の顔には滅菌シーツがかかって周りが見えなくなるので、声かけとタッチングなどで不安を軽減するように関わります。

④カテーテル留置後、穿刺部位が観察できるように透明なフィルム剤を使って固定します。

⑤処置後、カテーテルの先端が中心静脈にあることを確認するとともに、気胸の有無を観察するため、エックス線撮影を行います。

2．注意点

・鎖骨下静脈を穿刺するつもりが、胸腔内から肺を穿刺してしまい、「**気胸**」を起こすことがあります。**呼吸音の左右差**や、**胸郭の動きの左右差**、**皮下気腫の有無**などを刺入時から継続して観察しましょう。

・カテーテルの挿入時はもちろん、**フィルター交換時、輸液セットの交換時は無菌操作**で行います。接続部などを素手で触ることのないようにしましょう。

・輸液ボトルを穿刺部位より下げると血液が逆流して凝血し、閉塞の原因になります。穿刺部位より下げないようにしましょう。

・中心静脈カテーテルを使って採血や輸血を行ってはいけません。

・水分や電解質・ビタミン・低濃度の輸液では、基本的に末梢静脈栄養法を行います。末梢静脈を用いて栄養法が実施できない場合には、中心静脈カテーテルの挿入を考慮します。

・カテーテルには、三方活栓をつけてはいけません。

第108回	午後問題21	解答はP355

[問題46]中心静脈から投与しなければならないのはどれか。

　1．脂肪乳剤　　2．生理食塩液　　3．5％ブドウ糖液　　4．高カロリー輸液

薬物療法

227．与薬方法

　与薬方法は、患者の状態や薬効に応じて変えます。特に問題がない場合は、経口与薬が基本です。

　経口与薬は、内服するタイミングによって区別されています。

1．食前薬：食前30分

食前は空腹の状態です。食物や胃酸の影響を受けにくいため、一般的に薬は速く吸収され、速く効果をあらわします。短所は胃に対する刺激が強く、胃を荒らすことです。

食前薬には、経口糖尿病治療薬、制吐薬や食欲増進薬などがあります。食前は飲み忘れてしまうことが多いので気をつけます。

2．食後薬：食後30分

食直後は胃内に食物が多くある状態で、その消化のために胃酸が多く分泌されます。食後30分経つと、胃内の食物も少なくなり、胃壁への刺激が少ない状態になります。内服薬は通常この食後薬になりますが、食前薬に比べ胃壁への刺激が少なく、薬の飲み忘れが少ないという利点があります。

3．食間薬：食後120〜180分

食間は食事の最中ではなく食事と食事の間のことです。食間は胃が空の状態のため、胃酸の分泌が少なく、吸収も良好です。食間のことを「食後２時間」や「空腹時」とも表現します。

食間薬には、漢方薬や胃粘膜保護薬、食事の影響を受けやすい薬などがあります。

また、食間も飲み忘れが多いのですが、忘れたと気付いたときに飲みます。

4．食直前薬：食事直前（10分以内）

薬を服用したら、すぐ食事をするというタイミングです。αグルコシダーゼ阻害薬、速効型インスリン分泌促進薬が食直前服用です。

5．起床時薬：起きてすぐ服用します。

空腹時に服用すると吸収が良い薬などを起床時に服用します。早朝の発作や血圧上昇を予防する薬や骨粗鬆症の薬などがあります。

6．就寝前薬：就寝前

食前や食後の場合と違い、胃内の状態とは無関係です。寝る20〜30分前に飲むようにします。眠前薬やvds（ドイツ語で寝る前の省略形）とも呼ばれます。

就寝前薬には、睡眠薬や下剤などがあります。

7．頓服：必要に応じ、症状に合わせて服用します。

一時的に症状を改善する薬で、睡眠薬、便秘薬、下痢止め、制吐薬、鎮痛薬、解熱薬、鎮咳薬、ニトログリセリン舌下錠などがあります。

注射

経口与薬ができない場合は注射を検討します。注射する目的によって、場所・方法を変えます。通常、注射は皮膚から行います。皮膚は外側から表皮・真皮・皮下組織・(静脈)・筋肉です。

表皮と真皮の間に注射する「**皮内注射**」、皮下組織に注射する「**皮下注射**」、筋肉内に注射する「**筋肉内注射**」があります。また、直接静脈に薬を注入する「**静脈内注射**」もあります。

皮内注射

ツベルクリン反応やアレルゲンテストなど、主として診断目的で行われます。針の太さは**26〜27G**で、**皮膚に平行**に刺します（刺入角度０度）。薬液量は0.1〜0.2mL程度です。

皮下注射

インスリンや種々の予防接種に用います。薬は皮下の毛細血管から吸収されます。効果

発現までの時間は皮内注射より速いのですが、その他の方法より遅く、効果持続時間が長いことが特徴です。皮下脂肪が5mm以上の部位を選択します。さらに皮下組織はつまむと厚みが増すので、安全に確実に刺すことができます。針の太さは23〜25Gで、**刺入角度は10〜30度**です。薬液量は0.5〜2mL程度です。

筋肉内注射

　皮内や皮下は知覚組織の分布が多いので、刺激の強い薬や血管内に注入できない油剤を注射するときには、痛みの少ないこの方法で行います。作用発現までの時間は、皮下注射より速いのですが、静脈注射より遅く、効果持続時間は使用薬剤の種類によります。針の太さは22〜25G（油性薬剤の場合は21G）で、深くまで刺すので長い針を使います。刺入角度は**三角筋の場合45〜90度、中殿筋で90度**です。薬液量は5mL程度です。また、薬液を速やかに吸収させるために、注射部位はよくマッサージします。

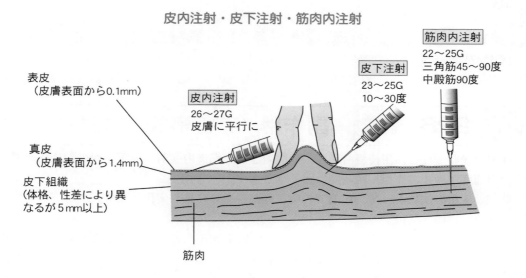

皮内注射・皮下注射・筋肉内注射

筋肉内注射
22〜25G
三角筋45〜90度
中殿筋90度

皮下注射
23〜25G
10〜30度

皮内注射
26〜27G
皮膚に平行に

表皮
（皮膚表面から0.1mm）

真皮
（皮膚表面から1.4mm）

皮下組織
（体格、性差により異なるが5mm以上）

筋肉

静脈内注射

　薬液を直接静脈内に注入する方法です。注射方法は2つあります。ワンショットといって薬液を1回で投与する方法と、静脈内に留置した針やカテーテルから薬液を持続的に注入する点滴静脈内注射があります。勢いよく注入すると針先が血管から外れてしまうので、ゆっくり患者の様子をみながら注入します。**効果発現までの時間は最も速く**なります。

　一般的には末梢の静脈に注入しますが、高カロリー輸液は中心静脈カテーテルを用いて注入します。針の太さは注入する薬液量が多ければ太く、少なければ細くても可能です。刺入角度は10〜20度です（浮腫や厚い皮下脂肪がある場合は角度を大きくすることもあります）。薬液量に制限はありません。

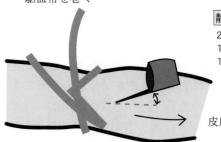

静脈内注射

注射部位より7〜10cm中枢側に
駆血帯を巻く

静脈内注射
21〜23G（翼状針）
18〜24G（静脈留置針）
10〜20度

皮膚を伸展させる

※マッサージをしたり、温めたり、腕を下げるなどすると
　血流量が増す。

出たよ

第111回	午後問題22	解答はP355

[問題47]注射針の刺入角度が45〜90度の注射法はどれか。
　　1．皮下注射　　2．皮内注射　　3．筋肉内注射　　4．静脈内注射

Check!
出題基準番号
IV-16-B

228. 薬効・副作用（有害事象）の観察

　注射の吸収速度と作用持続時間は、**静脈内注射＞筋肉内注射＞皮下注射**の順に作用発現までの速度が速く、作用持続時間は短くなります。

　薬剤の使用方法によって、体内での吸収経路や薬の効果が変化します。

1．塗布・塗擦・貼付

　表皮に塗ったり貼ったりして、真皮や皮下組織、筋肉組織に浸透・作用させる薬です。その後血中に移行し全身に作用する薬もあります。

　例）各種軟膏、湿布、ニトロールテープなど

2．内服薬

　胃で分解されるものとされないものがありますが、最終的に小腸で吸収され、門脈系に入り肝臓で代謝されます。これを**初回通過効果**といいます。代謝されずに残った分や代謝を受けて変化したものが、その後全身にまわって作用するので、代謝される分も含めて多めに飲む必要があります。

3．舌下錠

　代表的なものは、狭心症治療薬のニトログリセリンです。作用発現までの時間は1〜2分で10〜30分効果が持続します。口腔粘膜から吸収された薬は、静脈内に入って直接冠状動脈を拡張するので、狭心症の発作時に有効です。

4．バッカル錠

　バッカルは「頬側の」という意味です。奥歯と頬の間にはさんで、口腔粘膜からゆっくり吸収させるタイプの薬です。抗炎症薬や副腎皮質ステロイド薬の一部は、この与薬方法を使う場合があります。

5．徐放製剤

　1回の服用で長時間にわたり薬物が持続的に放出されるように工夫され、適切な薬の濃

度が長時間保たれます。癌性疼痛の治療に用いられるモルヒネ徐放製剤などがあります。服用時に錠剤を噛んだり、砕いたりしないよう、患者に説明します。

第112回	午前問題22	解答はP355

[問題48] 薬物の吸収速度が最も速いのはどれか。

　1．経口投与　　2．筋肉内注射　　3．静脈内注射　　4．直腸内投与

輸液・輸血管理

Check! 出題基準番号 Ⅳ-16-C
229. 刺入部位の観察

　静脈内注射時は、漏れたりアレルギーなどの原因で、刺入部が炎症を起こすことがあります。腫れたり、かゆみが出たり、**痛みが出る**などの異常がある場合は、ただちに**注入を中止**します。

　また、点滴の場合は固定が有効になされていなかったり、テープかぶれなどでかゆみが出ている場合がありますので、刺入部だけではなく、周囲の皮膚の観察も必要です。

第106回	午前問題22	解答はP355

[問題49] 点滴静脈内注射中の刺入部位の腫脹を確認したときに、最初に実施するのはどれか。

　1．体位を変える。　　　2．注入を中止する。　　　3．刺入部位を挙上する。
　4．周囲のマッサージを行う。

Check! 出題基準番号 Ⅳ-16-C
230. 点滴静脈内注射

　輸液は、安全・確実に行われなければなりません。管理上のポイントを押さえておきましょう。

1．輸液を実施する前に必要な情報を得る

　輸液の種類や速度、量を誤ると、命にかかわる場合があります。実施前に、全身状態やバイタルサイン、ADL、過去の副作用の有無などの情報を得ておきましょう。

　実施前に、何の薬を注入するのか、どのくらいの時間がかかるのかを説明した上で、排泄の確認をします。リラックスできるように、体位の工夫ができる物品も準備しておくとよいでしょう。

　注射部位は前腕の肘正中皮静脈、橈側皮静脈、尺側皮静脈、前腕正中皮静脈を選択します。関節付近は滴下不良や点滴漏れのリスクから避けます。

2．輸液ボトルを確認する

　危険なことは、患者や薬を間違えたときです。処方箋で、患者氏名、薬剤の内容をしっかり確認します。その上で異物の有無、色調変化の有無、容器の破損の有無などを確認します。

3．輸液ルート内を確認する

ルート内を輸液で満たし、異物や空気などが入っていないか確認します。

4．輸液ルートの管理

ルート、三方活栓、延長チューブ、留置針の接続部分に、ゆるみや漏れなどがないようにしっかりと接続します。

5．刺入部の観察

「229．刺入部位の観察」を参照してください。

6．その他、観察事項

滴下速度と滴下量の確認、薬の副作用の観察は、1時間に1回程度は訪室して行います。しっかり管理することで、患者も安心感が得られます。

7．滴下数計算

●一般用輸液セット（1mL≒20滴）の場合

　①1時間当たりの分量を出す。

　②①で出た分量を3で割る。

　と滴下数が出ます。

●微量用輸液セット（1mL≒60滴）の場合

　1時間当たりの分量＝滴下数

　です。

第110回	午後問題23	解答はP355

[問題50]成人の持続点滴静脈内注射のために選択される部位で最も適切なのはどれか。

　1．足　背　　2．鼠　径　　3．前腕内側　　4．肘関節付近

8．輸液ポンプによる管理

輸液ポンプは、主に微量で薬効が強く出てしまう薬剤や血中濃度を一定に保ちたい薬剤などを投与する場合に**輸液の速度をなるべく一定に調整する**目的で使用されます。

輸液ポンプの操作をする際は、使用上の注意点を十分理解しておきましょう。

輸液ポンプ取り扱いのポイント

　①使用する輸液セットの種類（小児用・成人用）によって事前に設定が必要な機種があるのでその確認をする。

　②バッテリー内蔵タイプでは、十分に充電されているか確認する。

　③ルート全体を見て空気が入っていないか確認する。

　④指示された液量（**1時間あたりの流量**）と予定量に設定されているか確認する。

　⑤アラームが正しく作動するか確認する。

　⑥輸液ポンプは5本足の点滴スタンドに取りつける。

第111回	午後問題23	解答はP355

[問題51]点滴静脈内注射で輸液ポンプを使用する際に設定する項目はどれか。

　1．薬剤名　　2．終了時間　　3．投与月日　　4．1時間あたりの流量

231. 輸 血

　輸血と聞くと、「血液を点滴のように体内に入れること」とイメージされる方が多いと思います。輸血とは、病気により血液が正常につくりだされないときや、事故やけがによる大量出血など、さまざまな理由で体内から血液成分が失われたときに、血液成分を補充する治療法のことをいいます。

　治療としてとても効果の高いものですが、反面、輸血事故や深刻な副作用を引き起こす危険性もあるため、実施時には十分な観察や注意が必要です。

輸血の目的

　1．循環血液量の維持および回復
　2．血液の酸素運搬能力の保持と組織の低酸素状態の改善
　3．出血傾向の改善
　4．血液の膠質浸透圧の維持

　輸血を実施する運びとなったら、まず最初に確認しなければならないことがあります。医師から患者への説明が十分になされ、同意が得られているかどうかです。輸血には重篤な副作用を起こす危険性があるため、看護師は実施前に、まず患者の理解状況と同意書の確認を行います。

　次に行うのが、輸血用血液製剤についての確認です。輸血事故で多いもののひとつが“人為的ミス”です。事故予防のために、①輸血伝票、②指示書、③輸血用血液製剤の種類・単位数、④輸血用血液製剤の患者氏名・血液型（ＡＢＯ型、Ｒｈ型）、⑤交差適合試験（クロスマッチ）結果、⑥輸血用血液製剤の製造番号・有効期限を、必ず複数の看護師でチェックします。①〜⑥の項目をしっかりと確認し実施することが、事故を防ぎ、患者を守ることにつながります。

　輸血用の血液製剤は、目的によって用いられる種類が異なります。輸血用血液製剤の種類については、表を参照してください。

ＩＶ

看護技術に関する基本的な知識を問う

輸血用血液製剤の種類・適応　※1〜4は供血者から採血した血液を製剤化したもの

種類		適応	有効期間	保存温度
1．全血製剤	人全血液−LR	・大量出血などの緊急時に用いられる ※それ以外には、ほとんど使用されない		2〜6℃
2．赤血球製剤	赤血球液−LR	・血液疾患にともなう貧血・消化管出血や外傷性の出血あるいは手術時などに用いられる	採血後21日間	
	照射赤血球液−LR	・適応は、赤血球液と同様 ※輸血よる移植片対宿主病を予防する目的で放射線が照射された製剤		
	洗浄赤血球液−LR	・適応は、赤血球液と同様 ※血漿成分などによる副作用を避ける場合に用いられる	製造後48時間	
3．血漿製剤	新鮮凍結人血漿−LR	・血液凝固因子活性の低下時、他に安全で効果的な血漿分画製剤や代替え可能な医療品がない場合に用いられる	採血後1年間	−20℃以下
4．血小板製剤	血小板製−LR	・血液疾患や免疫性疾患などにより、血小板数が減少し出血傾向を認める場合に用いられる	採血後4日間	20〜24℃ 要：振とう

※自己血輸血について
　同種血輸血（他人の血液から作られた血液製剤）以外に、自分の血液を輸血として使用する自己血輸血があります。自己血輸血の種類には、貯血式、希釈式、回収式があります。貯血式で血液を保存しておく場合は、保存する血液の種類により同種血輸血の血液製剤と同様の方法をとります。

輸血用血液製剤により起こりうる重篤な副作用についても知っておきましょう。

輸血用血液製剤による副作用

種類		病態・症状
即時型	ABO型不適合輸血（即時型溶血性反応）	輸血を開始した直後に血管内で溶血反応が起こる。重篤な副作用でショック状態となり死亡率も高い。 症状：血管痛、胸部不快感、発熱、血圧低下、動悸、頻脈、顔面紅潮から蒼白に移行、ショックに至る
	アナフィラキシー反応	輸血後、数分で症状の出現を認める。 症状：呼吸困難、胸部絞扼感、血圧低下、チアノーゼ、喘鳴など
	非溶血性反応	輸血開始後から輸血中に症状の出現を認める。 症状：発熱、蕁麻疹、顔面紅潮、悪寒、戦慄、発熱
遅発型	移植片対宿主病（GVHD）	輸血された血液に含まれる白血球が受血者を攻撃することにより起こる。輸血後10〜14日後に症状の出現を認める。 症状：発熱、紅斑、肝機能障害、下痢、下血、血球減少など ※予防のためには血液製剤に放射線照射を実施しておくこと！
	遅発型溶血性反応	輸血前の検査では検出できなかった不規則抗体や、輸血によって産生された抗体により起こる。輸血後数日〜数週間後に症状の出現を認める。 症状：発熱、黄疸、褐色尿、貧血など

輸血の実施

1. 実施前の必要物品

- 輸血指示書
- 輸血伝票
- 交差適合試験（クロスマッチ）結果報告書
- 血液製剤
- 輸血セット
- 注射針（16～22G）
- 血液加温器（必要時のみ）

〈血液製剤の適切な温度管理〉

①血液製剤は、40℃以上に加温されると、タンパク変性や溶血、凝固因子の低下などの変質を起こすことがあります。

②低温で保管されていた血液製剤は、血液加温器（37℃以下に設定）を用いて温めてから使用します。

③凍結血漿の場合は、30～37℃で融解し、融解後は直ちに使用します。

2. 血液製剤の確認

- 2名以上の看護師で確認をする。

確認内容

①輸血伝票と血液製剤本体の照合
- 患者氏名、血液型
- 血液製剤名、血液製剤の血液型、単位数、血液製造番号
- 交差適合試験（クロスマッチ）結果、放射線照射の有無

②血液製剤のバッグ自体の確認
- 血液バッグの破損の有無
- 血液バッグ内の血液の色調（黒色を呈しているなどの変化）
- 溶血、凝血塊の有無

3. 準備から実施

(1) 血液バッグを水平に置き、バッグを破らないように輸血セットを接続し、輸血セットの先まで血液製剤で満たす。

(2) 必要物品を持参し、ベッドサイドで準備をする。

①患者の確認（患者自身に名前を名乗ってもらう、もしくはネームバンドで確認）

②指示書と血液製剤、患者氏名を再度確認する。

③患者を安楽な体位に整える。

※針の刺入については、点滴静脈内注射の方法を参照。刺入は医師が行うので、看護師は的確に介助します。

④輸血開始から15分ほどは滴下速度をゆっくりとする。（1 mL/分）

輸血の準備

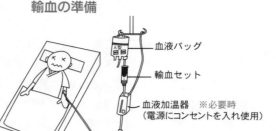

- 血液バッグ
- 輸血セット
- 血液加温器　※必要時（電源にコンセントを入れ使用）

輸血セット

点滴用の輸液セットとは構造が異なる

点滴筒の上に濾過筒・濾過網がある

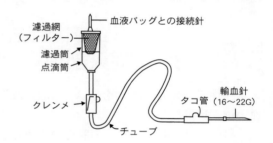

- 濾過網（フィルター）
- 血液バッグとの接続針
- 濾過筒
- 点滴筒
- クレンメ
- チューブ
- タコ管
- 輸血針（16～22G）

　ベッドサイドで血液型不適合による症状の観察を行う。

　（症状）血管痛、胸部圧迫感、不快感、顔面紅潮、血圧低下など

⑤副作用の出現がないことを確認し滴下速度を変更する。（5 mL/分）

　滴下速度を速めてからも、15〜20分ごとに患者の観察を行う。

⑥輸血終了後、抜針し**3分以上**圧迫し止血する。

　※太い針を使用しているため血管の穿刺孔が大きく、止血に時間がかかるため。

⑦輸血後は、血液バッグにある血液製造番号シールを輸血伝票に貼付する。

　患者の観察を行い副作用の出現がないか観察する。

第109回　　午後問題22	解答はP355

[**問題52**]赤血球製剤の保存温度で適切なのはどれか。

　1．−6〜−2℃　　2．2〜6℃　　3．12〜16℃　　4．22〜26℃

採　血

232. 刺入部位

出題基準番号 Ⅳ-16-D

　表在性で、弾力があり蛇行していない血管を選択し、必要量が1回で採取できそうな採血部位を選択します。

　一般的には、肘関節付近の**肘正中皮静脈**を選択します。

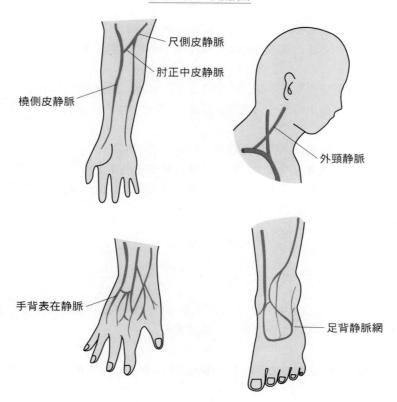

尺側皮静脈

肘正中皮静脈

橈側皮静脈

外頸静脈

手背表在静脈

足背静脈網

※採血を避ける部位

①麻痺側
②乳房切除側
③感染や皮膚炎がある部位
④輸液部位より中枢側
⑤透析の内シャント

第108回	午前問題22	解答はP355

[問題53] 成人の採血検査で最も用いられるのはどれか。

1. 外頸静脈　　2. 大腿静脈　　3. 大伏在静脈　　4. 肘正中皮静脈

233. 採血方法

出題基準番号
Ⅳ-16-D

　疾病の診断、あるいは予防のための検査として、静脈血の採取は頻繁に行います。また治療の効果を判定するために、重要な意味があります。基本的な技術ですが、感染対策など重要なポイントは押さえておきましょう。

　採血を行う部位は、両側の血管が同じような場合はきき腕を避けます。また、麻痺側、乳房切除術患側上肢、透析の内シャント造設側、感染や皮膚炎などのある部位、輸液部位の中枢側は避けます。通常は、前腕正中皮静脈、尺側皮静脈、橈側皮静脈、などが用いられ

ます。弾力性があり、怒張しやすい血管を選択します。

　シリンジによる採血方法と真空管による採血法があります。

必要物品

　処置用シーツ、針廃棄容器、手袋、試験管立て、肘枕、駆血帯、消毒綿、止血テープ、シリンジもしくは採血ホルダー（真空管採血）、スピッツ、注射針（21〜22G）

　採血を行う場合は、手洗い、手指の消毒を行い、清潔保持に努めます。採血目的によって使用されるスピッツは異なります。正しい検査結果を出すため、また再度の採血で患者の負担をかけないためにも、確実に準備します。採血時は、血液曝露を予防するため、必ずディスポーザブル手袋を装着します。

採血の手順

1）必要物品を準備する。

2）手洗い・手指消毒を行う。

3）患者確認と説明。

　（必ず患者本人からフルネームを告げてもらい、ネームバンドによって確認する）

4）手袋を装着し、患者の血管の走行を確認する。

5）駆血帯を巻く。

　（**刺入部位より中枢側の上7〜10cmの位置に巻く、駆血帯は1分以内を目安**とする）

6）患者に母指を中にして手を握ってもらう。

7）血管の走行を確認し、小の字を書くように消毒する。

8）針からキャップをはずし、シリンジを持っていない方の手で、刺入部位の皮膚を伸展させる。

9）採血針を刺入する血管の0.5〜1.5cm手前で針先の断面が上に、皮膚との角度は**約10〜30度**くらいになるようにして刺入する。

10）刺入直後にしびれがないか、逆流があるかを確認する。

11）シリンジを固定して内筒を引き、必要量を採血する。

＊駆血帯を外すタイミングは、穿刺直後に外す場合と十分な採血量を得てから外す場合があるが、いずれも**駆血帯を外してから抜針する**。真空採血管を用いる場合は、採血管が採血針に刺さった状態で駆血帯を外してしまうと、圧力の変動で、採血管から、体内に逆流する恐れが生じるため採血終了後、採血管を外してから駆血帯を外します。

12）消毒綿を刺入部に軽く当て、針を抜き、抜いたらすぐに消毒綿で押さえて揉まずに5分程度圧迫止血をする。

13）採血した血液をスピッツに入れる（振とうが必要なスピッツはよく振とうさせる）。

14）採血針の刺入部位や一般状態を確認する（止血を確認後消毒綿を外す）。

※血管が怒張しない場合は、温罨法を行うと血管が怒張しやすくなります。刺入時は、血管迷走神経反射に注意します。血管迷走神経反射とは、採血時などの急激な精神的ストレスや痛みなどから、一過性に意識が消失するものです。

出たよ🐈

| 第111回　　午前問題21 | 解答はP355 |

[問題54] 成人の静脈血採血で適切なのはどれか。

1．採血部位から2、3cm中枢側に駆血帯を巻く。
2．血管の走行に合わせ60度の角度で刺入する。
3．採血後は刺入部位を圧迫しながら抜針する。
4．刺入部位は5分以上圧迫し、止血する。

Ⅳ

看護技術に関する基本的な知識を問う

Check!☐☐☐
出題基準番号
Ⅳ-16-D

234. 採血後の観察内容、採血に関連する有害事象

　採血は、静脈に針を刺入して行いますので、身体への侵襲的処置のひとつです。そのために採血部位の異常や、採血に関連する有害事象の有無などを観察する必要があります。

採血後の観察内容

　採血後は、採血に関連する有害事象が起こっていないかどうかという視点で観察をします。採血に関する有害事象としては、神経損傷、血管迷走神経反射、感染症、皮下血腫・止血困難、アレルギー・過敏症などがあります。

神経損傷

　静脈経路と神経は一緒に走行していることが多いため、針の刺入時に針先で神経を傷つけてしまうことがあります。神経損傷を防止するために、刺入部位は表在性で視覚的に確認できる静脈を選択します。また、刺入時に、鋭い痛みがないか、手先がしびれたりすることはないかなどを確認します。このような症状が出現した場合には、すぐにその静脈での採血は中止しすみやかに針を抜きます。その後も痛みやしびれが続く場合には、医師に報告して診察を受けるように患者に伝えます。

血管迷走神経反射

　採血で針を刺入する際の過度の緊張によるストレスや痛みなどで、血圧低下や気分不快、めまい、意識消失といった血管迷走神経反射を起こす患者もいます。このようなことを防ぐために、採血する前には、過去の採血時に血管迷走神経反射を疑わせる症状がなかったかについて問診をしておくことが必要です。過去に血管迷走神経反射を疑わせるエピソードがあった場合には、転倒などを防止するために仰臥位で採血します。

感染症

　採血部位の消毒の不備、採血実施者の手指衛生の不備、採血物品の管理不十分や不適格な使用方法などにより採血部位の局所的な感染を引き起こす場合があります。また、このように採血を衛生的に行わないことで感染症が重篤化し、敗血症を引き起こす場合もあります。採血時は、採血部位を十分に消毒し、採血実施者は十分に手指消毒をして手袋を装着して行います。また、採血物品の使用期限や保管場所の衛生管理に注意し、単回使用物品はその使用方法を遵守します。

皮下血腫・止血困難

　採血後の刺入部位の圧迫が不適切であったり、患者に出血傾向があったりするなどして止血が不十分な場合、皮下血腫を形成したり、外出血が継続したりすることがあります。圧迫を解除する際には、刺入部位に腫脹や内出血はないか、止血しているかどうかを十分に

確認します。また、採血後の圧迫止血時間は通常５分間程度ですが、抗凝固薬や抗がん薬の投与中、血液疾患や肝臓疾患など、出血傾向があり止血困難が予測される患者の情報は採血前に把握し、確実に止血するまで圧迫を続けます。

アレルギー・過敏症

採血時の皮膚消毒に使用する消毒薬や、駆血帯や採血実施者が装着している手袋がラテックス素材であるときなどに、患者がこれらに対してアレルギーや過敏症を持っていると皮膚の炎症や掻痒感、重篤となるとショックを起こすことがあります。採血前には患者のアレルギーの有無を把握して、その原因となるような消毒薬や物品は使用しないように注意します。

呼吸管理

235. 酸素療法の原則

酸素吸入は、生体の低酸素血症に対して心肺機能を維持するために行う治療方法です。中央配管、もしくは酸素ボンベ（**黒色**）を用いて酸素供給します。必ず**火の気のないところ**で行います。

さらに、酸素の性質や、身体への作用、機器に関連する注意点なども理解する必要があります。酸素自体は燃えませんが、他の物を燃えさせる「**助燃性**」という性質があります。

酸素吸入の適応は、施設内では低酸素状態の患者に対し、医師の指示がある場合、在宅の場合は動脈血酸素分圧が55Torr以下や**60Torr以下**で、睡眠時や運動負荷時に著しい低酸素血症をきたし、医師が必要と認めた場合適応となります。

また加湿をする場合には**滅菌精製水**を用います。

CO₂ナルコーシス

慢性閉塞性肺疾患などにより、慢性的に高二酸化炭素血症にある患者に高濃度の酸素投与をすると、**CO₂ナルコーシス**を起こす危険があります。CO₂ナルコーシスとは、高二酸化炭素血症による呼吸性アシドーシスから**意識障害**を呈する病態で、頻脈、発汗などがみられ、しだいに**意識障害**、呼吸の減弱をきたします。この状態で不用意に高濃度の酸素を吸入させると、かえって呼吸停止などをきたすので、指示無く急激な酸素投与や濃度変更は危険です。

出たよ

第112回	午前問題23	解答はP355

[問題55]室内空気下での呼吸で、成人の一般的な酸素療法の適応の基準はどれか。

1. 動脈血酸素分圧〈PaO_2〉 60Torr以上
2. 動脈血酸素分圧〈PaO_2〉 60Torr未満
3. 動脈血二酸化炭素分圧〈$PaCO_2$〉 60Torr以上
4. 動脈血二酸化炭素分圧〈$PaCO_2$〉 60Torr未満

236. 酸素ボンベ

　酸素ボンベを用いる場合は、酸素ボンベに酸素調節器（圧力計・流量計）を用いてスパナで取りつけます。**酸素ボンベの残量は圧力計で確認**します。一般に医療施設で使用されている酸素ボンベは500Lのもので、充填された内圧は150kg/cm²です。

　　例題）500L酸素ボンベ（150kg/cm²）を使用していて、現在の内圧が90kg/cm²の
　　　　　場合の残量は？

　　式）　　$500L \times \dfrac{90kg}{150kg} = 500 \times \dfrac{3}{5} = 300$

　　答）　300L

⊂参考⊃

　ガスボンベの圧力の単位には、Kgf/cm²（重量キログラム毎平方センチメートル）やMPa（メガパスカル）が用いられます。ちなみに、1MPaはほぼ10Kgf/cm²に相当します。この関係を覚えておくと単位の換算の際に便利です。

　酸素ボンベは助燃性（物を燃えやすくする）、揮発性がある酸素を高圧で充填したものです。よって取り扱いには十分注意します。

　・**火気厳禁**

　・**直射日光は避けます。**

　・**固定して置きます。**（倒れないように、架台に立てて固定します）

ガスの種類によってボンベの色が異なります。

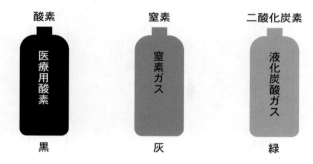

Ⅳ

看護技術に関する基本的な知識を問う

医療用酸素ボンベおよび酸素流量計の各部名称

①酸素ボンベの元栓
②流量計
③流量調節ハンドル
④酸素ボンベと調節器の取り付け部

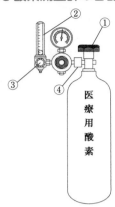

第107回　午前問題23　　　　　解答はP355

[問題56]充塡された酸素ボンベの保管方法で正しいのはどれか。

1．横に倒して保管する。　　2．保管場所は火気厳禁とする。
3．バルブを開放して保管する。　　4．日当たりの良い場所で保管する。

237. 酸素流量計

酸素流量計の目盛りは、フロートと目の高さを合わせて読みます。

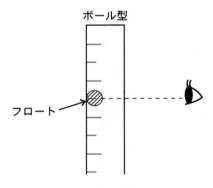

ボール型
フロート
フロートの中央と
目盛りを合わせる。

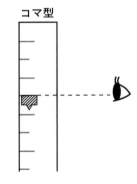

コマ型
フロートの上端と
目盛りを合わせる。

238. 鼻腔カニューラ

出題基準番号 IV-16-E

239. 酸素マスク

出題基準番号 IV-16-E

酸素吸入器具の特徴

酸素流量（1分あたり）と吸入酸素濃度		特　徴	
鼻腔カニューラ	1～6L：24～44%	・使用による不快感が少なく、食事や会話の妨げにならない。 ・取り扱いが簡易である。 ・口呼吸、鼻閉塞時では効果が得られない。 ・カニューラの刺激により、鼻腔粘膜にびらんを生じることがある。 ・在宅酸素療法で一般的に使われている。	
フェイスマスク	5～8L：40～60%	・取り扱いが簡単	・顔面に密着しているため圧迫感、不快感がある。 ・食事や会話に支障をきたす。 ・たんを喀出しにくい。 ・臭気がこもりやすい。 ・粘膜乾燥が防げる。
ベンチュリーマスク	ダイリューターは酸素濃度の違いにより、色分けされている。 2～12L：24～50%	・ダイリューターを交換することによって、患者の呼吸パターンに左右されず一定の酸素濃度が得られる。	
リザーバー付酸素マスク	5L：40% 6L：60% 7L：70% 8L：80% 9L：90% 10L：99%	・高濃度の酸素が得られる。	

1．鼻腔カニューラ

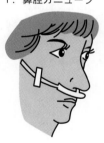

口呼吸では
効果減！

2．フェイスマスク

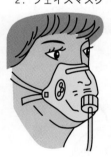

蛇管はない。

3．ベンチュリーマスク

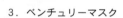

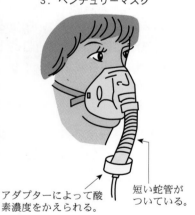

アダプターによって酸
素濃度をかえられる。

短い蛇管が
ついている。

⊏参考⊐ベンチュリーマスク

　吸入酸素濃度を調整するダイリューター（アダプター）は、色によって分けられています。

看護技術に関する基本的な知識を問う

第105回 **午前問題24**　　　　解答はP355

[問題57]ベンチュリーマスクの写真を示す。酸素流量の設定と併せて吸入酸素濃度を調節するのはどれか。

1. ①
2. ②
3. ③
4. ④

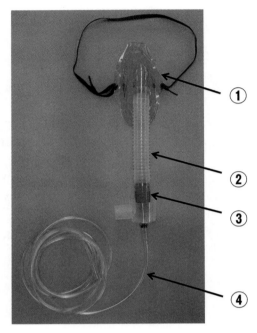

Check! 240. ネブライザー

出題基準番号 Ⅳ-16-E

　消炎、去痰、気管支拡張目的で薬液をエアロゾル状（液体と空気が混ざり、微粒子になって空気中に浮いている状態）にし、吸気とともに吸い込むことで、経気道的に薬剤を投与する方法です。ほかに気道の加湿を目的として行う場合もあります。

　ネブライザーには、超音波ネブライザーやコンプレッサー型ネブライザーなどがあります。

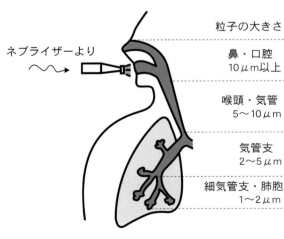

241. 口腔内・鼻腔内吸引

口腔吸引

　口腔より吸引カテーテルを挿入し、口腔から咽頭までに貯留した分泌物を除去する方法です。

必要物品

- ・マスク、エプロン、未滅菌グローブを装着します。
- ・吸引セット（吸引ビン、連結ホースを取り付け、中央配管に取り付ける）
- ・吸引カテーテル（通常成人では14Fr）
- ・通水用の水（吸引後に通水をして吸引カテーテルを洗浄するために水道水を使用する）
- ・聴診器（吸引前後に観察をするために用いる）
- ・パルスオキシメータ（酸素飽和度を確認する）

手順

- ・口腔吸引の実施にあたり、患者の状態をアセスメントします。
  （自力で痰の喀出ができない、口腔に唾液や痰の貯留がある、呼吸仕事量の増加がある、副雑音が頸部で聴取されるなど）
- ・準備を行います。
  患者への説明→衛生的手洗い→感染予防のためのマスク、エプロン、未滅菌グローブを装着する。
- ・**吸引圧の設定**
  口腔内：−20〜−52kPa（−150〜−400mmHg）
  鼻腔内：−20kPa（−150mmHg）以下
- ・吸引カテーテルを接続します。
- ・カテーテルを折り曲げて、陰圧がかからないようにして挿入します。
- ＊口腔吸引カテーテルの挿入の長さは、患者の体格や痰の貯留している位置によって異なります。吸引を行う場合は、口腔から咽頭までの長さや解剖学的構造を理解しておくことが必要です。
- ・吸引カテーテルを回転させながら吸引します。
  （患者の呼吸状態を観察しながら、すばやく行います。1回の吸引時間は10〜15秒が望ましい）
- ・呼吸状態、痰の量や性状などを観察します。
- ・吸引カテーテルに通水し、カテーテル内の汚れを流します。
- ・吸引カテーテルを破棄します。

鼻腔吸引

　鼻腔吸引は吸引カテーテルを鼻孔から挿入し、鼻腔から咽頭までに貯留した痰や分泌物を吸引する方法です。手順は口腔吸引と同様で、−20kPa（−150mmHg）程度で実施します。

　＊口腔・鼻腔吸引ともに無菌操作で行う必要はありません。

第110回　午前問題24　　　　　　　　　　　　　　解答はP355

[問題58] 1回の鼻腔内吸引時間の目安で適切なのはどれか。
　1．10〜15秒　　2．20〜25秒　　3．30〜35秒　　4．40〜45秒

Check! 242. 気管内吸引
出題基準番号 Ⅳ-16-E

　気管内吸引は、吸引カテーテルを用いて気管に貯留した気道内分泌物を除去し、気道の閉塞を防ぎ、有効な換気量を維持するために行います。

　気管内吸引が必要な患者は、痰（気道内分泌物）を除去することが困難なため、気道感染や閉塞を起こしやすい状況にあります。気管内吸引は**無菌操作**で行います。

　また、気管内吸引を行う場合は、陰圧をかけずに吸引カテーテルを挿入し、吸引時間は10秒以内（**長いと動脈血酸素飽和度の低下をきたす**）、吸引圧は−13〜−20kPa（−100〜−150mmHg)で、**低酸素に注意**しながら行います。

　有効な気管内吸引を行うためには、事前に貯留した気道分泌物を、中枢気道まで導く体位ドレナージを行ってから気管吸引を行うとより効果的です。

第111回　午前問題22　　　　　　　　　　　　　　解答はP355

[問題59] 1回の気管内吸引を30秒以上実施した場合に生じるのはどれか。
　1．嘔吐　　2．感染　　3．低酸素血症　　4．気道粘膜の損傷

Check! 243. 体位ドレナージ
出題基準番号 Ⅳ-16-E

　患者に一定の体位をとってもらい、重力を利用して、**痰などの気道内分泌物の除去**を行う排痰法です。気道内分泌物が貯留していることが前提となり、体位の可否については医師の指示によります。適応は自力で排痰ができない場合、慢性の呼吸器疾患で気道内分泌物が多い場合、術後合併症で無気肺を起こした場合、などです。

　体位ドレナージを行うことで、低酸素血症や不整脈などの合併症を生じることがあるため、血行動態が不安定な患者、喘息重積発作、肺出血、肺梗塞等の場合は禁忌となります。

　体位ドレナージを施行する際には、気道内分泌物がどのあたりに、どのくらい貯留しているかをアセスメントすることが重要となります。たとえば、右肺下葉のドレナージの場合は、左側臥位・前方傾斜・下半身挙上（通常15度程度）、右肺中葉の場合は、左側臥位・下肢挙上、左下肺の場合は、右側臥位・前方傾斜・下肢挙上を行います。

第104回　午前問題24　　　　　　　　　　　　　　解答はP355

[問題60] 体位ドレナージの直接の目的はどれか。
　1．痛みの軽減　　2．睡眠の導入　　3．排痰の促進　　4．廃用症候群の予防
disuse syndrome

救命救急処置

応急処置とは、患者や傷病者などに対してのさしあたっての手当のことをいいます。

傷病者を発見したら

↓

患者の生命を脅かしている病態を把握します。

（意識レベル、呼吸状態、循環状態、体温など）

↓

系統的に全身の観察を行います。

（頭部、顔面、胸部、腹部、骨盤、四肢、背部など）

例）気道に異物があり、舌根沈下している場合…気道の確保

呼吸異常…呼吸の改善（酸素投与、換気の補助）

循環に異常をきたす出血…圧迫止血

低体温…保温

※医療施設であれば使用できるモニタリング機器、医療機器、人材の確保を行い、医療施設外であれば救急隊を要請し、到着まで応急手当を行います。

救急蘇生法

救急蘇生法とは、心停止や呼吸停止などの生死に関わる重篤な患者や、これらが切迫している患者を救命するための処置全般のことをいいます。

救急蘇生法の大きな分類として、一般の市民にも行えるAEDを使用した一次救命処置（BLS）と、医療従事者が薬剤や医療機器を用いて行う二次救命処置（ALS）があります。

JRC蘇生ガイドライン

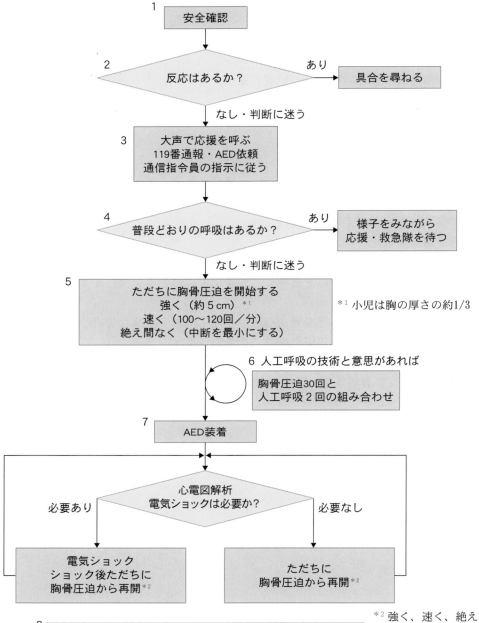

1　安全確認

2　反応はあるか？ → あり → 具合を尋ねる

なし・判断に迷う

3　大声で応援を呼ぶ
119番通報・AED依頼
通信指令員の指示に従う

4　普段どおりの呼吸はあるか？ → あり → 様子をみながら
応援・救急隊を待つ

なし・判断に迷う

5　ただちに胸骨圧迫を開始する
強く（約5cm）*1
速く（100～120回／分）
絶え間なく（中断を最小にする）

*1 小児は胸の厚さの約1/3

6　人工呼吸の技術と意思があれば

胸骨圧迫30回と
人工呼吸2回の組み合わせ

7　AED装着

心電図解析
電気ショックは必要か？

必要あり　　　　　　　　　必要なし

電気ショック
ショック後ただちに
胸骨圧迫から再開*2

ただちに
胸骨圧迫から再開*2

*2 強く、速く、絶え間なく
胸骨圧迫を！

8　救急隊に引き継ぐまで, または傷病者に普段どおりの呼吸や
目的のある仕草が認められるまで続ける

（参考資料）一般社団法人日本蘇生協議会「JRC蘇生ガイドライン2020 オンライン」

回復体位

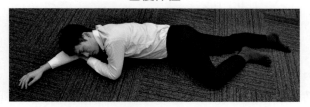

救急時の搬送・移送

・患者に、痛みがある部位を確認し、その場所を保護しながらストレッチャーに移動します。

・頸椎に損傷が考えられる場合は、頸椎の保護を行いながら移動します。

・腹痛や腹部外傷では、膝の下に枕を入れ両膝を曲げ腹部の緊張をとります。

・循環血液量減少性ショックの場合は、下肢を上げショック体位をとらせます。

・心不全や気管支喘息で起坐呼吸をとる患者は、坐位のままで移送する場合が多いです。

第107回	午後問題23	解答はP355

[問題61] 呼びかけに反応はないが正常な呼吸がみられる傷病者に対して、まず行うべき対応はどれか。

　1．下肢を挙上する。　　　2．胸骨圧迫を行う。　　　3．回復体位をとる。

　4．自動体外式除細動器〈AED〉を装着する。

Check! 出題基準番号 N-16-F 244. 気道の確保

　訓練を受けている場合は、気道の確保を行うことができます。受けていなければ、省略しても構いません。

　気道が確保できたら、呼吸状態を観察します。呼吸の有無が確認できなかった場合、最優先に行う救急処置が気道の確保でしたが、最近は心臓マッサージを優先する方向です。病院内では、気道確保のための道具「エアウェイ（経口用・経鼻用）」があります。気管内チューブもあるので、気管内挿管をすればより高い蘇生率が望めます。

　気管内挿管ができるのは、一般に医師や救急救命士です。病院でも同様に、心臓マッサージを優先します。

　意識障害のある患者を発見した場合は、循環の有無を確認し、頸動脈が触れない・著しい徐脈（30回/分以下）などの場合は心臓マッサージを行いますが、それ以外の場合はやはり**気道の確保**が優先されます。

第104回	午後問題12	解答はP355

[問題62] 意識障害がある患者への救命救急処置で最も優先されるのはどれか。

　1．保　温　　2．輸　液　　3．酸素吸入　　4．気道確保

245. 人工呼吸

人工呼吸

　人工呼吸とは、気道確保した状態で、気道に陽圧を加えて、人工的に肺に空気を送り込み、ガスを交換させる方法をいいます。

　心停止した患者の場合、多くは血中に酸素が存在しているため、まずは胸骨圧迫を行い、全身に酸素が含まれた血液を運びます。胸骨圧迫のみでは血中の酸素が消費されてしまうので、患者の口を通して肺、そして血液に酸素を供給します。

　呼気を吹き込む場合は、口対口で行う方法やバッグバルブマスクを使用する方法があります。

バッグバルブマスク（BVM）

　バッグバルブマスク（BVM）は人工呼吸を行うための器具で、効率よく換気を行うことができます。通常は、救急カートに常備されているので、緊急時はすぐに使えるようにしておきましょう。

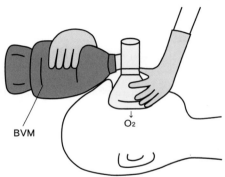

246. 胸骨圧迫

　心停止の患者に対して、胸骨圧迫によって心臓の機能を補う方法が心臓マッサージです。

①患者をまっすぐ仰臥位とし、衣服をとって胸部を露出します。

②患者がベッドや布団の上にいる場合は、背板を背部に挿入するか、なければ硬い床に移動します。

③患者の胸部中心（中央）、胸骨の下半分、乳頭間の位置が圧迫部位です。

④両手を重ねて、肘を伸ばし、真上からまっすぐ下に向けて、**5cm沈む**ように圧迫しますが、**6cmを超えない**ようにします。

⑤圧迫と圧迫の間は、押しっぱなしにせず、しっかりと**胸を元に戻して**、再度圧迫します。

⑥マッサージのリズムは、**100～120/分**のテンポで行います。

⑦胸骨圧迫の**中断が10秒を超えない**ようにします。

⑧呼吸の確認に迷ったら胸骨圧迫をしましょう。

　　※胸骨圧迫と人工呼吸の比率は、成人の場合は30：2とし、小児の場合は1人で行う場合は30：2で、2人で行う場合は15：2とします。

AED電極パッドの貼り方

・電極パッドと体表の間に隙間があると熱傷の原因となるため、密着させます。

・水は電気を通すため、傷病者が濡れている場合には、傷病者に電流が流れ熱傷の可能性があるため、胸部の水を拭き取ってから電極パッドを装着します。

・経皮的貼付薬の上に電極パッドを装着すると、心臓への通電効果が遮断され、熱傷を起こす可能性があるため、経皮的貼付薬は除去します。

・植え込み型ペースメーカーや植え込み型除細動器がある場合は、胸部の皮下に硬いコブのような出っ張りがあります。そこから2～3cm離れたところに電極パッドを装着します。

装着～施行

①AEDの電源を入れます。

②電極パッドを装着します。

③心電図の解析（AED）の指示に従い、傷病者から離れます。

④AEDの指示に従い、「除細動適応」の判定の場合には傷病者に触れていないことを確認し、SHOCK（通電）ボタンを押します。

⑤CPRを再開します。

⑥救急隊または医師に引き継ぎます。

出たよ

第112回	午後問題24	解答はP355

[問題63]成人の一次救命処置〈BLS〉における胸骨圧迫の速さ（回数）で正しいのはどれか。

　　1．40～60回/分　　　2．70～90回/分　　　3．100～120回/分　　　4．130～150回/分

Check!
出題基準番号
Ⅳ-16-F

247. 直流除細動器

心肺停止状態の中で、無脈性心室頻拍、心室細動の心電図が認められた場合は、心電図の波形を解析しながら医師が実施します。速やかに除細動することで救命率を上げることが可能となります。

目　的

致死的な不整脈に対し、電気的刺激を与えて**洞調律を回復**させることが目的です。

適　応

①心室細動（VF）、②無脈性心室頻拍（PulselessVT）、③無脈性電気活動（PEA）、④心静止（asystole）のうち、①と②が除細動の適応となります。

除細動施行時のポイント

●実施者は手袋を装着します。

●放電の際は実施者以外はベッドから離れます。

●除細動器に心電図波形を描出し、除細動の適応の有無を確認します。

●パドルは胸骨右縁1～3肋間と心尖部におき、心臓を挟むように当てます。

●放電の前には、感電や引火などの事故が起きないように、十分周囲の安全確認を行います。

●除細動の実施後はその効果を確認します。

（必ず心電図波形を見ながら頸動脈の触知を行い、心停止の有無、再度除細動が必要かどうか、適応波形の有無を確認する）

第109回　午前問題19　　　　　　　　　　　　　　　　　　解答はP355

[問題64]直流除細動器の使用目的はどれか。

1．血圧の上昇　　2．呼吸の促進　　3．洞調律の回復　　4．意識レベルの回復

248. 自動体外式除細動器〈AED〉

出題基準番号 Ⅳ-16-F

心肺蘇生の目的は、傷病者を発見し、心停止やそれに近い状態のときに人工呼吸と心臓マッサージで循環を助けることです。また、AEDは医師の指示なしで使用できるもので、心室細動に対する救急処置です。AEDを装着すると機械が除細動の必要性を判断するので速やかに装着することが大事になります。それにより心肺再開の確率が高まります。

> 傷病者発生→安全確認→意識レベルの観察
> ↓
> 反応なし
> ↓
> 大きな声で周囲に知らせ、人を集める
> 119番通報・AED用意
> ↓
> 気道確保・呼吸確認
> 呼吸が確認できなければ人口呼吸＋胸骨圧迫
> ↓
> AED装着

手順

①AEDの電源を入れ、電極パッドとケーブルが接続されていることを確認し、電極パッドを胸骨右縁上方と左乳頭下部に、**心臓を挟むように**装着する。（図を参照）

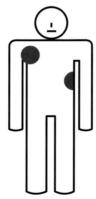

②AEDの音声に従う。

③傷病者から離れ、心電図の解析を待ち、メッセージに従ってショックボタンを押す。周囲の人々にも患者から離れることを伝える。

④通電後、または除細動の適応なしとメッセージがあれば、胸骨圧迫を開始する。

注意事項

①特に溺水など、身体が濡れている場合は拭きとる。

②胸毛など体毛が多い場合は、除毛パッドなどで除毛する。

③ペースメーカーの埋め込みを確認し、その場合は電極パッドを2.5cm以上離れたところに貼る。

第110回	午後問題24		解答はP355

[問題65] 自動体外式除細動器〈AED〉の電極パッドの貼付位置を図に示す。

適切なのはどれか。

1.
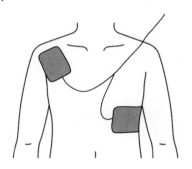

2.
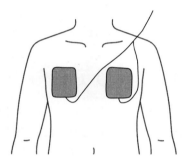

3.
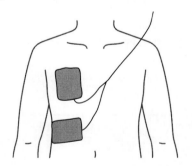

4.
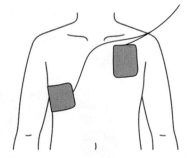

Check!
出題基準番号
N-16-F

249. 止血法

出血している場合に行う処置です。圧迫止血のような一時的止血法と、血管結紮のような永久的止血法に分けられます。一時的止血法は、さらに直接圧迫止血法、止血帯法、間接圧迫止血法に分けられます。

どの場合にも当てはまる止血の大前提は、**出血部位は心臓より高くなるようにすること**です。

直接圧迫止血法：出血部位を、手指やガーゼで直接圧迫して止血する方法です。最初の5
分間はしっかり圧迫し、少し圧迫を弱めて合計20分後に止血を確認しま

す。

止血帯法：出血部位より約5〜8cm中枢側を止血帯によって強く締めることで止血する方法です。四肢の動脈性出血で用いられる方法です。

間接圧迫止血法：動脈性の出血に対して、出血部位より中枢側（心臓側）の動脈を圧迫して止血する方法です。例えば、上腕から出血がみられる場合には、**腋窩動脈**を圧迫します。最初の10分間はしっかり圧迫します。指で圧迫する指圧法や、止血帯を使って圧迫する緊縛法があります。動脈性の出血は簡単には止まらないので、基本的には処置直前まで圧迫し続けることになりますが、緊縛法の場合、神経麻痺や壊死を防ぐため、定期的に5〜10分間緩める必要があります。

| 第111回 | 午前問題23 | 解答はP355 |

[問題66] 上腕出血時の間接圧迫止血の部位はどれか。

1．腋窩動脈　　2．尺骨動脈　　3．大腿動脈　　4．橈骨動脈

250. トリアージ

Check! 出題基準番号 Ⅳ-16-F

トリアージは、傷病者が多数発生した場合に、限りある医療資源を有効に活用し、傷病者の重症度と緊急度に応じて**治療順位**を決めていくことです。

まず災害が起きたら、現場では決定権を持つトリアージオフィサーを決めます。場所や状況によりますが、医師、看護師、救急救命士がそれにあたります。傷病者の状態により、トリアージタッグを発行していきます。トリアージタッグとは、多数の傷病者が発生した場合に、医師、看護師、救急隊が重症度と優先順位を決定して、効率よく搬送、収容するための判断認識カードです。つける場所の優先順位は、**右手首**→左手首→右足首→左足首→首の順です。

トリアージカテゴリー

順位	分類	識別色	傷病状態および病態	具体的事例
第1順位	**最優先治療群**（重症群）	赤色	生命の危機的状況で緊急治療を要する	気道閉塞、呼吸困難、意識障害、ショック、大量の外出血、腹腔内出血、広範囲熱傷、気道熱傷、クラッシュ・シンドローム　など
第2順位	待機的治療群（中等症群）	黄色	2〜3時間処置を遅らせても悪化しない準緊急治療群で入院加療が必要なケース	脊髄損傷、四肢長管骨骨折、中等度熱傷　など
第3順位	保留群（軽症群）	緑色	自力歩行可能で通院できる軽症群	通院処置が可能な以下の傷病者 脱臼、打撲、捻挫、擦過傷、軽度熱傷、過換気症候群　など
第4順位	死亡群	黒色	心肺蘇生を施しても蘇生の可能性がないもの	心肺停止状態の傷病者

[問題67]赤色のトリアージタグが意味するのはどれか。

　　1．死亡群　　　2．保留群　　　3．最優先治療群　　　4．待機的治療群

こころのケア

　災害直後の精神的な動揺や心身の症状の多くは、ひどいショックを受けたときに誰にでも起こる反応です。大部分の被災者は、家族や友人などの身近な人の援助や自身の対処行動により、多くの場合は1か月以内で回復します。

主な身体反応と時期

発災からのおおよその時期		身体反応
急性期	直後～2日	※DMATなどが救助を行う時期で、統計的に正確なデータを取りにくい時期であるが、下記3～7日のような反応がみられる時期でもある
	3日～7日	心拍数の増加、血圧上昇、頻呼吸、異常発汗など
反応期	1週間～6週間	頭痛、腰痛、睡眠障害など
修復期	1か月～6か月	※徐々に反応は弱まっていくが、1か月以上続くと心的外傷後ストレス障害（PTSD）とされ、フラッシュバックや感情鈍麻なども起こる
復興期	6か月以降	※PTSDを発症していなければ、他のストレスにも対応できる状態となる

被災者の地域における心理過程

①茫然自失期（災害直後）

　恐怖体験のため無感覚、感情の欠如、茫然自失状態となります。

　自分や家族・近隣の人々の命や財産を守るために、危険を顧みず行動的となる人もいます。

②ハネムーン期

　劇的な災害の体験を共有し、くぐり抜けてきたことで、被災者同士が強い連帯感で結ばれます。被災地全体が暖かいムードにつつまれます。

③幻滅期

　災害直後の混乱がおさまり始め、復旧に入る時期です。

　被災者の忍耐力が限界に達し、援助の遅れや行政の失策への不満が噴出します。人々はやり場のない怒りにかられ、けんかなどのトラブルも起こりやすくなります。また、飲酒問題なども出現します。

④再建期

　復旧が進み、生活の目処が立ち始める頃です。

　地域づくりに積極的に参加することで、生活や再建への自信が向上します。

　ただし、復興から取り残された人や精神的支えを失った人は、ストレスの多い生活が続きます。

支援者としての基本的な心構えは以下のものがあります。

- ・支援に向かう前に、自らの状況を整えます。
- ・対象地域のさまざまな情報を知っておきましょう。
- ・支援者は二次受傷者となることがあります。
- ・災害によるストレスについて正しい知識を持つことが必要です。
- ・出向いて行って、働きかけることも大切です。
- ・専門用語は使用しないようにします。
- ・必要に応じて、専門家への橋渡しを行います。
- ・被災者が自己決定できるよう被災者の考えを尊重します。
- ・二次被害の防止に努めます。

第105回　午前問題25　　　　　　　　　　　　解答はP355

[問題68] 災害による心理的ストレスが身体反応として最も強く現れる時期はどれか。

1. 発災後3〜7日　　2. 発災後2週〜1か月　　3. 発災後半年〜3年
4. 発災後4年目以降

皮膚・創傷の管理

　私たちの皮膚の表面は強い角質層で覆われており、ほとんどの微生物は皮膚から侵入することはできません。また、皮膚表面から分泌されている皮脂は酸性で、ほとんどの細菌は酸性に弱いので、皮膚表面に定着したり増殖したりしにくい環境となっています。しかし、皮膚のこのような生体防御機構は、創傷を負ったり、生理的機能を低下させたりするような疾患にかかったり、循環障害などが起こったりすると機能が低下し病原体が体に侵入するリスクが高くなります。

　このような状態とならないようにするためには、皮膚や創傷の管理が重要となります。

　創傷を負った皮膚の保護を行う方法のひとつとしてガーゼや包帯でその部分を覆う方法があります。最近では創傷保護のために、さまざまなドレッシング剤が改良され使用されていますが、ドレッシング剤は傷を密封するタイプのものが多いため、感染を伴ってしまった場合には使用ができないこともあります。看護技術のひとつとしてガーゼで傷を保護し、そのガーゼを固定する方法としての包帯の巻き方と注意点なども覚えておきましょう。

包帯の巻き方の種類

種　類	巻き方・使用する部位など
環行帯	同じ太さの部位の創傷を保護する。巻軸帯の始めと終わりに用いる。
螺旋帯	巻軸帯の幅1/2〜1/3を重ねながら、末梢から中枢へ螺旋状に巻く。
蛇行帯	ガーゼ、副子などが患部からずれないように固定する。
折転帯	前腕や下腿など太さの違う部位の創傷を保護する。巻軸帯の途中を折り返しながら巻く。
麦穂帯	肩関節や足関節の創傷を保護する。
亀甲帯	肘関節や膝関節を保護する。

包帯を巻くときのポイント

- ・末梢から中枢に向けて巻く。
- ・関節を巻くときには良肢位を保つようにする。
- ・循環障害が起こらないように強く巻きすぎない（巻き終わった後や包帯を装着している間には、末梢側の冷感や皮膚の色、疼痛・しびれの有無などに注意する）。
- ・**使用部位によって包帯の種類（幅・長さ・伸縮性など）と巻き方を使い分ける。**

第109回　午前問題22　　　　　　　　　解答はP355

[問題69]包帯の巻き方を示す。

環行帯の巻き方で正しいのはどれか。

1. A
2. B
3. C
4. D

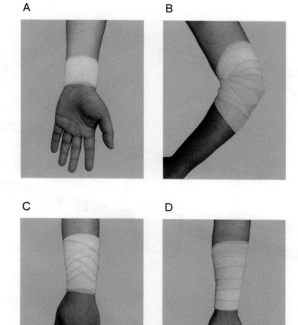

Check! 251. 創傷管理

出題基準番号 Ⅳ-16-G

　創傷は、感染しないように、治癒しやすい環境をつくるための管理が必要です。まず、感染源を除去するために壊死組織や異物、淡赤色の不良肉芽を除去（デブリードマン）し、**洗浄**を行い、適切な軟膏を塗布して発赤や熱感などの感染徴候を観察します。**感染徴候がなければ**ドレッシング材で湿潤環境を保つように密閉します（乾燥させない）。創傷は湿潤環境下で良好な肉芽が形成されます。

感染のない創部は主に**洗浄**によって残留物を除去することが適切です。

ドレーン

創傷の下に死腔（臓器の一部を切り取った後の生理的機能を持たない空間）や感染、縫合不全の可能性がある場合や、血液・膿・消化液・体液の排出、洗浄、薬剤注入の目的がある場合は、ドレーンが挿入されます。

重要となるのが固定方法です。自己抜去、もしくは看護師のミスによる抜去がないよう、通常は皮膚と縫合して固定しています。また、テープを貼付して抜けないように２か所以上は固定しておきましょう。テープは、発汗や体動により剥がれやすいので、毎日新しいものに貼り替えましょう。同一部位に貼付せずに位置を変えて貼付します。またその際、皮膚の観察も忘れずに行います。

ドレーン管理

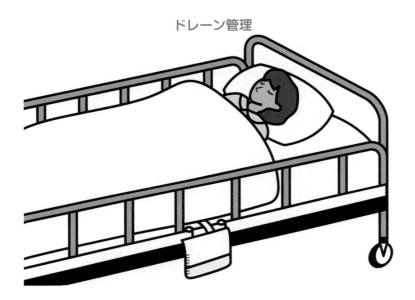

ドレーンの排液バッグは、逆流による感染を防止するため、**挿入部位より下に固定**します。さらに排液バッグが床に接してしまうと不衛生になるので気をつけましょう。

また、ドレーンの接続部位や、ねじれ・屈曲によるドレーン内の閉塞が生じないよう、ドレーンの挿入部から排液バッグまでの観察を怠らないようにします。

出たよ

| 第108回 | 午前問題23 | 解答はP355 |

[問題70]感染を伴わない創傷の治癒を促進させる方法で適切なのはどれか。

　1.乾　燥　　2.消　毒　　3.洗　浄　　4.ガーゼ保護

Check!
出題基準番号
Ⅳ-16-G
252. 褥瘡の予防・処置

褥瘡は、俗に「床ずれ」とも呼ばれます。発生要因は下記を参照してください。軽度のものから重度のものまで４段階に分けられます。特に有名な分類法がNPUAP分類です。

1．褥瘡の発生要因

（1）局所の強い圧迫や強い摩擦による循環障害

（2）同一体位による長時間の臥床

（3）知覚障害や血液循環障害のある患者

（4）全身衰弱が著しい患者

（5）貧血のある患者

（6）栄養状態が著しく低下している患者

（7）失禁患者

（8）やせて骨が突出している患者

褥瘡の分類（NPUAP分類）

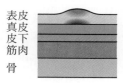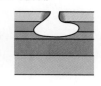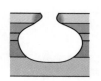

表皮　真皮　皮下　筋肉　骨

ステージⅠ　　ステージⅡ　　ステージⅢ　　ステージⅣ

2．褥瘡の分類（NPUAP分類）

皮膚の損傷程度から見た分類が一般的です。

ステージⅠ：**発赤**があり、皮膚の損傷がないものです。

ステージⅡ：びらんや**水疱**・潰瘍を形成したものです。損傷は真皮に達します。

ステージⅢ：皮膚は全層が損傷され、潰瘍が皮下組織にまで及ぶものです。壊死組織や感染がみられ、悪臭がします。

ステージⅣ：損傷が筋肉や骨まで達したものです。組織の欠損が深いものです。

3．褥瘡の好発部位

骨が皮膚表面に突出している部位にみられます。

褥瘡の好発部位

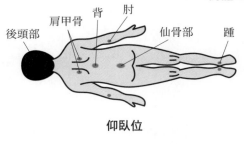

後頭部　肩甲骨　背　肘　仙骨部　踵

仰臥位

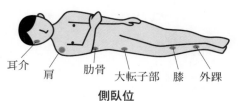

耳介　肩　肋骨　大転子部　膝　外踝

側臥位

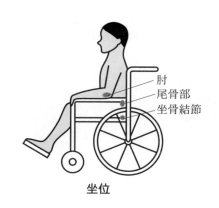

肘　尾骨部　坐骨結節

坐位

4．褥瘡のケア

予防に勝る治療法はありません。

創部の圧迫やマッサージは血行障害をもたらし、かえって創傷の治癒を妨げるため、行ってはなりません。

予防方法

①アセスメント

褥瘡予防の評価のために、**ブレーデンスケール**を使う方法が一般的です。23点満点で病院では14点以下、施設や在宅では17点以下が褥瘡ハイリスク状態とされています。

②予防的ケア

アセスメントの結果、褥瘡のハイリスクと判断されれば、積極的に予防策を講じましょう。

2時間以内の体位変換（30度ルール厳守）やエアマットレスやフローテーションパッド、クッションなどの体圧分散寝具・用具を使った除圧（円座は禁止）、皮膚の清潔と適度な湿潤、シーツ・衣類のしわの除去などを徹底的に行います。栄養状態を整えることも重要です。

褥瘡処置

①第Ⅰ度の褥瘡の場合

発赤部をウレタンフォームで被うとともに、体動の援助と活動性をそこなわない**体圧分散寝具**などの予防用具を用います。発赤部のマッサージは禁忌です。ここでケアできれば治癒も速いです。

②第Ⅱ度の褥瘡の場合

まず創の状態（サイズ・進行の程度）を観察します。水疱ができていたら、ポリウレタンフィルムドレッシング材で被い、そのまま保護します。絶対に破ってはいけません。破れていたらハイドロコロイドドレッシング材を使います。ゲル状の液が漏れなければ、交換は3〜5日に1回程度です。創の消毒はしません。ドレッシング材を貼る前に、微温湯または**生理食塩液**できれいに洗い流します。

③第Ⅲ度の褥瘡の場合

ハイドロコロイドドレッシング材を使うか、ハイドロジェル、アルギン酸塩や外科的切除などで、創部の壊死組織を除去します。どの方法にするかは、医師に相談し指示を受けましょう。

④第Ⅳ度の褥瘡の場合

医師による治療が必要です。壊死組織の除去は手術として行い、皮膚移植を行う場合もあります。

第111回　　午後問題24	解答はP355

[問題71] 褥瘡の深達度分類で水疱形成のステージはどれか。

1．Ⅰ　　2．Ⅱ　　3．Ⅲ　　4．Ⅳ

問題1	1	問題2	4	問題3	1	問題4	2	問題5	2	問題6	4	問題7	3	問題8	4
問題9	1	問題10	2	問題11	3	問題12	4	問題13	1	問題14	2	問題15	2	問題16	4
問題17	2	問題18	4	問題19	4	問題20	1	問題21	3	問題22	1	問題23	1	問題24	2
問題25	3	問題26	1	問題27	3	問題28	3	問題29	3	問題30	2	問題31	3	問題32	2
問題33	2	問題34	1	問題35	4	問題36	4	問題37	3	問題38	2	問題39	1	問題40	1
問題41	2	問題42	2	問題43	2	問題44	2	問題45	4	問題46	4	問題47	3	問題48	3
問題49	2	問題50	3	問題51	4	問題52	2	問題53	4	問題54	4	問題55	2	問題56	2
問題57	3	問題58	1	問題59	3	問題60	3	問題61	3	問題62	4	問題63	3	問題64	3
問題65	1	問題66	1	問題67	3	問題68	1	問題69	1	問題70	3	問題71	2		

IV

看護技術に関する基本的な知識を問う

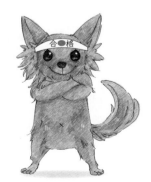

赤本を作っているプロ講師たちによる講義を聴いてみませんか？

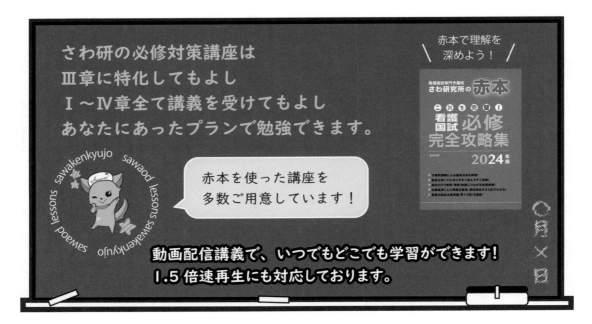

さわ研の必修対策講座は
Ⅲ章に特化してもよし
Ⅰ～Ⅳ章全て講義を受けてもよし
あなたにあったプランで勉強できます。

赤本で理解を
深めよう！

赤本を使った講座を
多数ご用意しています！

動画配信講義で、いつでもどこでも学習ができます！
1.5倍速再生にも対応しております。

その他！ 「解剖特訓講座」「解剖と疾患と看護がつながる」
「一般状況設定対策講座」「夏期講習」「冬期講習」などの
大人気講座を多数ご用意しております！

赤本を使って知識の理解を深めた後は、
青本で**過去問トレーニング**をすれば完璧に仕上がります。

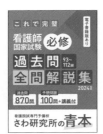

看護師国家試験必修過去問全問解説集（通称：青本）

✓ 必修の学習に必要な問題をすべて掲載
✓ 出題基準通りの項目立て
✓ 統計、法律などは受験年度用に変更済み
✓ 予想問題を100問掲載＋全問解説講義（動画）付き

さわ研究所ホームページよりご購入ください。
（書店での取り扱いはございません）

詳しくはさわ研究所ホームページをご覧ください。

さわ研究所の
講義動画見放題プラン

こんなお悩みは……

- 自分に必要な講座を効率的に受講したい
- 分かりやすい講義で継続的に知識をインプットしたい
- 数多くの講座をできるだけ安く受講したい

▷ **さわ研究所**が
解決します！

| 国試を知り尽くした
プロの講師陣が
分かりやすく丁寧に講義 | 知識の土台となる
解剖生理学から
国試予想問題まで
幅広く取り扱い | 領域ごとに特化した講義で
学習したい内容を
ピンポイントで受講可能 |

国試対策は
「**理解と知識の定着**」 ⇒

動画だからできる！
- 理解できるまでじっくり動画を視聴できる
- 繰り返し視聴や倍速視聴で効率的に知識が定着する

こちらの講座が全て見放題！ ※動画講義（SAWA OD）に限ります。

○解剖特訓講座　　　　　　　　○夏期講習　各種
○解剖と疾患と看護がつながる　○冬期講習　各種
○必修対策講座　　　　　　　　○超直前講座　各種
○一般状況設定対策講座

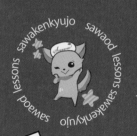

講義動画は全ていつでもどこでも視聴し放題！
さわ研究所と一緒に国家試験合格を目指して
頑張りましょう！

▶ 受講料のお支払いは月々のご負担が少ない「月払いプラン」
とお得な「一括支払いプラン」をご用意しています。
詳しくはさわ研究所ホームページをご覧ください。

■執筆・編集

さわ研究所
国試対策編集部

さわ研究所
〒100-0006
東京都千代田区有楽町2-10-1
東京交通会館5階
電話 03-6810-0538
FAX 03-6206-3841
https://www.sawa-kenkyujo.com/

これで完璧！　●2024年版●
看護国試必修完全攻略集

定価：本体3273円＋税　　2023年5月20日発行

編　者●さわ研究所

発行所
東京都文京区本郷1-11-16
株式会社 啓明書房
電話　03-3811-2772
FAX 03-3811-2698
発行者●青木　一彦

印刷・製本●株式会社晃陽社

ISBN978-4-7671-1311-1 C3047 ¥3273E